A MODERNA CIÊNCIA DO
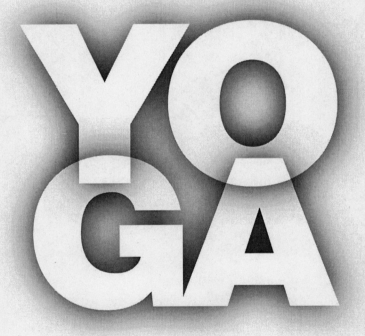

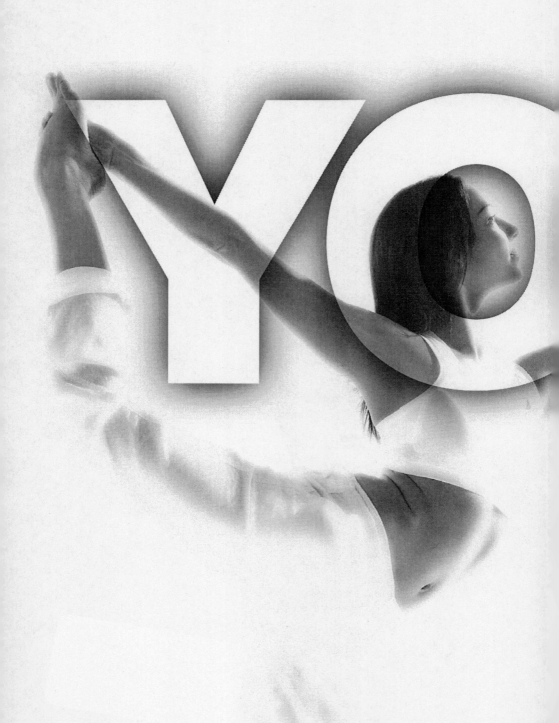

William J. Broad

A MODERNA CIÊNCIA DO

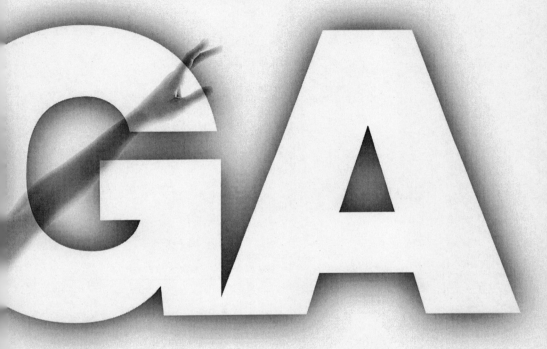

Os Riscos e as Recompensas

Ilustrações
Bobby Clennell

Tradução
Mônica Maia

Revisão Técnica
Paulo Murilo Rosas

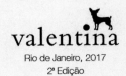

Rio de Janeiro, 2017
2ª Edição

Copyright © 2012 by William J. Broad

TÍTULO ORIGINAL
The Science of Yoga

CAPA
Silvana Mattievich

FOTO DE CAPA
Dougal Waters/Getty Images

FOTO DO AUTOR
Della Bass

DIAGRAMAÇÃO
editoriarte

Impresso no Brasil
Printed in Brazil
2017

CIP-BRASIL. CATALOGAÇÃO NA FONTE
SINDICATO NACIONAL DOS EDITORES DE LIVROS, RJ

B88m
2ª ed.
Broad, William J.
    A moderna ciência do yoga: os riscos e as recompensas / William J. Broad; tradução Mônica Maia; ilustrações Bobby Clennell. – 2. ed. – Rio de Janeiro: Valentina, 2017.
    288p.: il.; 23 cm.

Tradução de: The science of yoga

ISBN 978-85-65859-02-8

1. Ioga. 2. Corpo e mente. 3. Qualidade de vida. I. Título.

12-6841
CDD: 613.7046
CDU: 613.72

Todos os livros da Editora Valentina estão em conformidade com o novo Acordo Ortográfico da Língua Portuguesa.

Todos os direitos desta edição reservados à
EDITORA VALENTINA
Rua Santa Clara 50/1107 – Copacabana
Rio de Janeiro – 22041-012
Tel/Fax: (21) 3208-8777
www.editoravalentina.com.br

Para Nancy
In Memoriam

Não há assunto que esteja tão envolvido em mistério
e que sobre o qual alguém possa escrever o que quiser sem
risco algum de ser contestado.

— *I.K. Taimni, químico, professor e pesquisador indiano,*
sobre a obscuridade do yoga

Sumário

	Lista de Ilustrações	11
	Personalidades Principais	13
	Estilos de Yoga	21
	Cronologia	23
	Prólogo	31
1	**Saúde**	45
2	**Aptidão Física Total**	81
3	**Disposição e Humor**	115
4	**O Risco de se Machucar**	145
5	**Cura**	183
6	**Sexo Divino**	211
7	**Inspiração**	247
	Epílogo	269
	Agradecimentos	278

Lista de Ilustrações

Postura Invertida sobre a Cabeça, *Shírshásana*	60
Postura do Triângulo Lateral Estendido, *Utthita Párshvakonásana*	64
Postura do Triângulo, *Utthita Trikonásana*	66
Postura do Gafanhoto, *Shalabhásana*	72
Saudação ao Sol, *Súrya Namaskár*	93
Anteflexão em Pé, *Padáhastásana*	109
Postura do Cadáver, *Shavásana*	120
Postura da Vela, *Sarvángásana*	132
Postura do Cachorro de Cabeça para Baixo, *Adho Mukha Svánásana*	151
Postura do Diamante, *Vajrásana*	153
Postura da Pinça, *Paschimottánásana*	154
Postura da Cobra, *Bhujangásana*	159
Postura da Ponte (ou Arco Elevado), *Úrdhva Dhanurásana*	161
Postura da Mão Estendida para o Dedão do Pé, *Utthita Pádángusthásana*	169
Postura do Arado, *Halásana*	171
Postura da Montanha, *Tadásana*	193
Postura do Guerreiro, *Vírabhadrásana*	195
Torção (ou Meia-postura do Senhor dos Peixes), *Ardha Matsyendrásana*	216
Postura do Arco, *Dhanurásana*	217
Postura da Cabeça no Joelho, *Jánushírshásana*	259

Personalidades Principais

EZRA A. AMSTERDAM (1936) • Cardiologista na Escola de Medicina da Universidade da Califórnia em Davis. Conduziu uma pesquisa de 2001, concluindo que o yoga melhora a capacidade aeróbica.

BASU KUMAR BAGCHI (1895-1977) • Cientista da Universidade de Michigan nascido na Índia. Descobriu que os yogis em estágio avançado podem diminuir, mas não parar os batimentos cardíacos.

KOVOOR T. BEHANAN (1902-1960) • Psicólogo da Universidade de Yale nascido na Índia. Escreveu, em 1937: *Yoga: A Scientific Evaluation*.

HERBERT BENSON (1935) • Cardiologista na Escola de Medicina de Harvard. Verificou que os praticantes da meditação reduziram o esforço de respiração, o índice de batimentos cardíacos e de consumo de oxigênio. Publicou *A resposta do relaxamento* em 1975.

T.K. BERA (1949) • Diretor de pesquisa em Kaivalyadhama, o ashram de estudos e investigações científicas de Gune, nas montanhas ao sul de Bombaim. Descobriu que yogis em nível avançado têm a habilidade de reduzir o metabolismo.

GLENN BLACK (1949) • Professor de yoga e de terapias corporais. Formado no Omega Institute, em Rhinebeck, Nova York. Fala abertamente sobre danos e lesões provenientes da prática do yoga.

THÉRÈSE BROSSE (1902-1991) • Cardiologista francesa. Mostrou que yogis avançados podem diminuir o ritmo dos seus batimentos cardíacos e o fluxo sanguíneo.

LORI A. BROTTO (1975) • Pesquisador em sexologia na Universidade da Colúmbia Britânica. Relatou em 2002 e em 2009 que a respiração acelerada pode levar à excitação sexual.

A MODERNA CIÊNCIA DO YOGA

MAYASANDRA S. CHAYA (1953) • Fisiologista indiana. Dirigiu a equipe que relatou, em 2006, que o yoga reduz a taxa metabólica de repouso de praticantes, sendo duas vezes mais eficaz em mulheres do que em homens.

BIKRAM S. CHOUDHURY (1946) • Empreendedor yogi. Nascido em Calcutá e radicado em Los Angeles. Criador do *Bikram Hot Yoga*. Instituiu e licenciou franquias de centenas de estúdios e cursos de *Bikram* em todo o mundo.

CAROLYN C. CLAY (1980) • Cientista da área de esportes na Universidade Texas State. Em 2005, liderou uma pesquisa relatando o fato de que o yoga apresenta poucos benefícios cardiovasculares.

KENNETH H. COOPER (1931) • Médico que cunhou o termo *aeróbica* e defende a prática de esportes vigorosos. Relatou poucos benefícios cardiovasculares dos exercícios de ginástica calistênica, exercícios isométricos e de baixo impacto.

JAMES C. CORBY (1945) • Médico da Escola de Medicina da Universidade de Stanford. Líder de uma equipe de pesquisadores que anunciaram, em 1978, que os praticantes de meditação tântrica experimentavam séries de ocorrências de excitação sexual.

INDRA DEVI (1899-2002) • Atriz que se tornou yogini. Estudou com Gune e Krishnamacharya. Lecionou em Hollywood, na Rússia e na Argentina. Popularizou o yoga em 1953 em seu livro *Forever Young, Forever Healthy*.

VIKAS DHIKAV (1974) • Médico do Ram Manohar Lohia Hospital, em Nova Déli. Líder de uma equipe que anunciou, em 2010, que homens e mulheres que praticam yoga desfrutam de extensos benefícios na vida sexual.

CTIBOR DOSTÁLEK (1928-2011) • Neurofisiologista tcheco. Estudou os yogis de nível avançado e concluiu que o cérebro deles exibia ondas de excitação indistinguíveis daquelas dos amantes.

GEORG FEUERSTEIN (1947) • Alemão, especialista em indologia. Autor e coautor de mais de trinta livros, inclusive *Yoga para leigos*. Foi editor do *International Journal of Yoga Therapy*.

PERSONALIDADES PRINCIPAIS

LOREN FISHMAN (1940) • **Yogi e médico em Nova York**, especializado em medicina da reabilitação. Empregou o yoga e escreveu livros sobre artrite, dor nas costas e outras moléstias.

JASON K.Y. FONG (1962) • **Neurologista no Queen Mary Hospital**, em Hong Kong. Liderou uma equipe que reportava, em 1993, que um praticante de yoga sofreu um AVC. Alertou que posturas exaustivas podem aleijar ou matar.

MAKRAND M. GORE (1960) • **Pesquisador sênior em Kaivalyadhama**, o ashram de estudos e investigações científicas de Gune, ao sul de Bombaim. Estudou quanto tempo yogis de nível avançado podem suportar a suspensão total da respiração.

ELMER GREEN (1917) • **Psicólogo na Menninger Foundation.** Estudou como o *swami* Rama usou apenas a própria mente para redirecionar o fluxo sanguíneo e como estudantes utilizam o relaxamento para promover estados de devaneio criativo.

JAGANNATH G. GUNE (1883-1966) • **Yogi e educador indiano.** Iniciou o que é considerado o maior estudo experimental do yoga em 1924, em seu ashram ao sul de Bombaim. Conduziu o desenvolvimento desse campo por décadas.

MARSHALL HAGINS (1957) • **Terapeuta corporal na Universidade de Long Island.** Em 2007, participou de uma pesquisa, concluindo que o yoga é insuficiente para atender as prescrições mínimas de atividades aeróbicas recomendadas pelas instituições médicas e governamentais.

STEVEN H. HANUS (1954) • **Médico da Escola de Medicina da Universidade de Northwestern.** Em 1977, conduziu um relatório de uma equipe de pesquisadores sobre o AVC sofrido por um praticante de yoga depois de fazer a Postura da Vela.

B.K.S. IYENGAR (1918) • **Inovador do yoga.** Estudou com Krishnamacharya. Em 1965, escreveu o livro *A luz da ioga*, um best-seller global. Deu origem a um estilo de precisão postural praticado em todo o mundo.

A MODERNA CIÊNCIA DO YOGA

EDMUND JACOBSON (1888-1983) • Médico da Universidade de Chicago. Ensinou os pacientes como desfazer a tensão muscular como forma de melhorar o humor e promover a cura. Em 1929, escreveu o livro *Relax, como vencer as tensões*.

VIRGINIA E. JOHNSON (1925) • Pesquisadora da sexualidade na Universidade de Washington em Saint Louis. Coautora de *Human Sexual Response*, de 1966. Documentou orgasmos extensos em mulheres.

K. PATTABHI JOIS (1915-2009) • Inovador do yoga. Estudou com Krishnamacharya. Criou o estilo conhecido como Ashtanga, conforme as oito regras de vivência espiritual nos *Yoga Sutras*★ de Patanjáli.

CARL JUNG (1875-1961) • Psiquiatra suíço e criador da psicologia analítica. Pioneiro do estudo acadêmico da kundaliní, um estágio yogi caracterizado por fortes fluxos corporais, especialmente ao longo da coluna vertebral. Em 1938, alertou que essa experiência pode resultar em loucura.

SAT BIR KHALSA (1951) • Yogi e neurofisiologista na Escola de Medicina da Universidade de Harvard. Dirigiu muitas pesquisas sobre o yoga, inclusive a propriedade de facilitar o sono e reduzir a fobia de palco em músicos.

BARRY KOMISARUK (1941) • Pesquisador na área da sexualidade na Universidade de Rutgers. Estudou a natureza do orgasmo humano e das mulheres que podem se imaginar em estados de êxtase.

GOPI KRISHNA (1903-1984) • Místico da Caxemira. Falou e escreveu abertamente sobre o despertar da kundaliní. Caracterizou a experiência como de natureza sexual e uma fonte de criatividade.

★ Tipo de comunicação literária em sânscrito que visa facilitar a memorização de um tema complexo. Concisos, os sutras apresentam o assunto de forma linear, em que cada aforismo decorre do anterior. Ainda que facilite a memorização, essa abordagem em pouquíssimas palavras torna a leitura complexa. Por isso são frequentemente acompanhados por comentários detalhados, produzidos por mestres de várias épocas. Os *Yoga Sutras*, ou aforismos do yoga, são o texto clássico no qual se acha codificado o conhecimento tradicional, escrito por Patanjáli. (*N. da T.*)

PERSONALIDADES PRINCIPAIS

TIRUMALAI KRISHNAMACHARYA (1888-1989) • O guru dos modernos gurus. Lecionou yoga em Mysore, Índia. Treinou vários alunos talentosos que propagaram o yoga modernizado ao redor do mundo.

WILLIAM H. MASTERS (1915-2001) • Pesquisador da sexualidade na Universidade de Washington em Saint Louis. Coautor do livro *Human Sexual Response*, de 1966. Provou que a respiração rápida é elemento da excitação sexual.

TIMOTHY MCCALL (1956) • Doutor em medicina e editor médico do *Yoga Journal*. Autor de *Yoga as Medicine*, publicado em 2007. Recomendou que a postura *Shirshásana* seja evitada em aulas de yoga para não especialistas devido ao risco de o praticante se machucar.

RINAD MINVALEEV (1965) • Fisiologista russo do Hospital da Universidade Estadual de São Petersburgo. Liderou o relatório de uma equipe que concluiu, em 2004, que a Postura da Cobra aumenta os níveis de testosterona, um hormônio sexual primário, em homens e mulheres.

WILLIBALD NAGLER (1929) • Médico em Manhattan, no Weill Medical College, na Universidade de Cornell. Em 1973, descreveu um estudo de caso no qual uma postura estressante resultou em AVC.

ANDREW NEWBERG (1966) • Neurocientista no Centro Médico da Universidade da Pensilvânia. Em 2009, relatou que o yoga ativa o lado direito do cérebro — associado à criatividade.

DEAN ORNISH (1953) • Médico conhecido por promover as mudanças de estilo de vida para combater doenças do coração. Em 2008, apresentou provas de que o yoga pode aumentar a extensão da vida celular, deduzindo que pode combater o envelhecimento.

PATANJÁLI (c. 400 d.C.) • Yogi da Antiguidade. Compilou os *Yoga Sutras*, uma coletânea de aforismos. Recomendava a higiene, a boa postura, o controle da respiração, a prudência ética, a concentração e a meditação.

A MODERNA CIÊNCIA DO YOGA

N.C. PAUL (c. 1820-1880) • Médico indiano, Ph.D., formado em Calcutá. Fez o que é considerado o primeiro estudo científico do yoga. Autor do livro *A Treatise on the Yoga Philosophy*, de 1851.

LARRY PAYNE (1944) • Professor de yoga e terapeuta em Los Angeles. Atuou como presidente fundador da International Association of Yoga Therapists. Coautor do livro *Yoga para leigos*.

DALE POND (1955) • Especialista em serviços de saúde e pesquisador da área mística. Colaborador na fundação do Institute for Consciousness Research, um grupo canadense que estudava a kundaliní como fonte de criatividade.

PAUL POND (1944) • Médico que se tornou pesquisador da área mística. Colaborador na fundação do Institute for Consciousness Research.

JOHN P. PORCARI (1955) • Fisiologista da Universidade de Wisconsin. Em 2005, participou de uma pesquisa que confirmou como modalidades vigorosas do yoga produziam poucos benefícios aeróbicos.

SWAMI RAMA (1925-1996) • Considerado celebridade do yoga. Chegou aos Estados Unidos em 1969. Submeteu-se a testes científicos em 1970 na Menninger Foundation e demonstrou domínio mental sobre o fluxo sanguíneo.

RAMAKRISHNA (1836-1886) • Místico hindu. Descreveu as sensações físicas do fluxo da kundaliní em sua espinha dorsal.

MEL ROBIN (1934) • Cientista yogi. Trabalhou por décadas no Bell Telephone Laboratories, antes de estudar a ciência do yoga. Escreveu livros em 2002 e 2009 sobre as repercussões fisiológicas da prática do yoga.

W. RITCHIE RUSSELL (1903-1980) • Neurologista britânico da Universidade de Oxford. Em 1972, alertou que a flexão excessiva do pescoço em posturas vigorosas pode resultar em lesões debilitantes.

LEE SANNELLA (1916-2010) • Psiquiatra de São Francisco. Autor de um livro de 1976 argumentando que a kundaliní leva à Iluminação, e não à loucura. Colaborou na fundação da Kundalini Crisis Clinic.

PERSONALIDADES PRINCIPAIS

BETH SHAW (1966) • Empresária de Los Angeles. Criadora do YogaFit — um estilo vigoroso que combina flexões, abdominais e outros exercícios repetitivos com posturas do yoga.

RANJIT SINGH (1780-1839) • Marajá do Punjab. Patrocinou o enterro de um yogi vivo em 1837, que se tornou um estudo de caso pioneiro para a ciência do yoga.

SWAMI SHIVANANDA (1887-1963) • Guru dos gurus modernos. Instruiu o *swami* Vishnudevananda, que escreveu *The Complete Illustrated Book of Yoga* e popularizou o estilo Shivananda.

TARA STILES (1981) • Modelo profissional que se tornou instrutora de yoga. Abriu o estúdio Strala, em Manhattan. Autora do livro *Slim Calm Sexy Yoga*.

CHRIS C. STREETER (1957) • Psiquiatra e neurologista na Escola de Medicina da Universidade de Boston. Em 2007 e 2010, conduziu pesquisas demonstrando que o cérebro dos yogis apresenta aumento de um neurotransmissor que age como antidepressivo.

JILL BOLTE TAYLOR (1959) • Neurocientista na Escola de Medicina da Universidade de Indiana. Experienciou a euforia do lado direito do cérebro depois de um AVC no lado esquerdo, conforme relatado em seu livro *My Stroke of Insight*, de 2008.

PATRICIA TAYLOR (1953) • Gerente financeira que se tornou terapeuta sexual. Estudou Tantra e escreveu *Expanded Orgasm*, em 2002.

SHIRLEY TELLES (1962) • Médica indiana e pesquisadora. Em 2011, liderou uma equipe relatando que o yoga pode aliviar a artrite reumatoide, uma inflamação das juntas.

KEVIN J. TRACEY (1957) • Imunologista do Hospital na Universidade de North Shore, em Long Island. Em 2002, anunciou que o nervo vago — um dos principais alvos da estimulação yogi — exerce controle sobre o sistema imunológico.

A MODERNA CIÊNCIA DO YOGA

AUREN VON TÖRÖK (1842-1912) • Diretor do Museu Antropológico de Budapeste. Em 1896, liderou uma pesquisa com dois yogis que afirmavam ter entrado em transes semelhantes à morte.

KATIL UDUPA (1920-1992) • Pesquisador médico, Ph.D., na Universidade de Benares. Em 1974, relatou que o yoga pode aumentar a produção de testosterona.

RICHARD USATINE (1956) • Médico americano. Ajudou na direção do programa de Clínica da Família na Escola de Medicina da UCLA (Universidade da Califórnia, Los Angeles) e coautor de *Yoga Rx*, de 2002.

AMY WEINTRAUB (1951) • Professora de yoga radicada em Tucson. Autora de *Yoga for Depression*, de 2004. Fundou a LifeForce Yoga, estilo criado para o controle do humor.

CARL VON WEIZSÄCKER (1912-2007) • Físico alemão que averiguou de que forma brilham grandes estrelas, como o Sol. Atestado por Gopi Krishna como um místico genuíno e defensor de estudos da kundaliní.

DAVID GORDON WHITE (1953) • Professor de religião na Universidade da Califórnia, em Santa Bárbara. Argumentava que os antigos yogis buscavam um estado mental correspondente ao êxtase do orgasmo sexual.

NAN WISE (1957) • Pesquisadora da sexualidade na Universidade de Rutgers. Usou tomografias cerebrais de mulheres em estado de êxtase.

YOGANANDA (1893-1952) • Yogi notório. Em 1920, mudou-se da Índia para os Estados Unidos. Em 1946, escreveu *Autobiografia de um iogue*, uma história repleta de feitos sobrenaturais e sobre-humanos.

PUNJAB YOGI (c. 1837) • Showman místico. Foi enterrado vivo em 1837, diante da corte de Ranjit Singh, o marajá do Punjab. A façanha tornou-se um estudo de caso pioneiro na ciência do yoga.

Estilos de Yoga

ANUSARA • Leve. Enfatiza o alinhamento dos braços e das pernas e uma filosofia otimista. Utiliza acessórios para sustentar as posturas.

ASHTANGA • Avançado. Caracterizado por posturas interligadas que fluem em conjunto de forma dinâmica, assim como na Saudação ao Sol. Entrelaça a respiração ao fluxo de posturas. Exigente do ponto de vista físico.

BIKRAM • Quente e suado. O aquecimento promove o relaxamento muscular e das articulações. Caracterizado por 26 posturas e dois exercícios de respiração. Desafiante.

FLOW • Gracioso. Nomenclatura comum para estilos que envolvem posturas interligadas.

HATHA • Ancestral. O precursor de todos os tipos de yoga da Índia medieval. As modalidades modernas tendem a ser suaves.

IYENGAR • Preciso e popular. Focado no alinhamento e em posturas estáticas. Utiliza blocos, cinturões e cobertores para aperfeiçoar as posturas e evitar lesões. O treinamento dos instrutores dura pelo menos dois anos, em contraposição às semanas usuais da duração do treinamento de vários estilos.

KRIPALU • Introspectivo. Enfatiza a introdução gradual de posturas mais desafiantes e da habilidade em sustentá-las por uma extensão de tempo maior.

A MODERNA CIÊNCIA DO YOGA

KUNDALINÍ • Intensa. Mais focada na respiração, entoação de mantras e meditação do que nas posturas. Procura despertar a kundaliní, na base da coluna vertebral.

POWER • Ashtanga com esteroides. Muitas variações.

SHIVANANDA • Completo. Promove um estilo de posturas moderadas, respiração, relaxamento, dieta vegetariana e uma atitude de contentamento e alegria.

VINIYOGA • Suave. Enfatiza as Saudações ao Sol como aquecimento para alongamentos mais vigorosos.

VINYÁSA • Fluido. Interconecta os movimentos corporais com a respiração em um fluxo contínuo. Um balé do yoga.

YOGAFIT • Atlético. Dirigido a academias de ginástica e centros esportivos. Combina posturas com abdominais, flexões e outros exercícios.

Cronologia

a.C.

c. 2500 — Peças arqueológicas de argila da civilização do vale do Indo retratam pessoas em poses que alguns acadêmicos consideram os primeiros precursores conhecidos do yoga. Tais representações mostram posturas sentadas nas quais os pés parecem ocultos debaixo do tronco, próximos ao genital. Os indivíduos retratados são tidos como se estivessem procurando aquecimento interno para poderes mágicos.

438 — Atenas consagra o Partenon.

d.C.

c. 400 — Patanjáli escreve os *Yoga Sutras*, uma série de aforismos sobre a Iluminação. Descreve o valor de se sentar confortavelmente para a meditação, mas nada menciona sobre torções e reorganização corporais, apesar de ser referido com frequência como o documento que estabeleceu os alicerces do yoga postural.

c. 600 — O Tantra surge na Índia e começa a se espalhar pela Ásia. Celebra divindades femininas e baseia suas cerimônias na sexualidade humana, busca os poderes sobrenaturais visando a ganhos materiais e mantém seus rituais em sigilo.

c. 950 — Esculturas eróticas do templo de Lakshmana em Khajuraho, na Índia central, retratam orgias ecoando temas tântricos.

c. 1200 — Gorakhnath, um asceta hindu do Oeste da Índia, funde tradições do Tantra e da disciplina física no Hatha Yoga. O objetivo é acelerar a Iluminação.

1288	Marco Polo visita a Índia.
c. 1400	Swatmarama escreve o *Hatha Yoga Pradípiká*, texto que sobreviveu até os nossos dias. Descreve 15 posturas e várias técnicas de despertar fisiológico.
1588	Um texto tântrico detalha o ritual mágico destinado a fazer o homem seduzir a mulher contra a vontade dela.
c. 1650	O *Yoni Tantra* aconselha os yogis a reverenciarem o órgão sexual feminino e dedicarem-se ao intercurso sexual vigoroso. As candidatas sugeridas incluem irmãs, atrizes e prostitutas.
1687	Isaac Newton propõe a gravitação universal e as três leis da mecânica.
c. 1700	O *Gheranda Samhitá*, um texto Hatha, descreve 32 posturas e várias técnicas de despertar fisiológico.
1772	Calcutá se torna a capital da Índia Britânica.
1837	Um yogi errante é enterrado vivo na corte de Ranjit Singh, o marajá do Punjab. O sepultamento dura quarenta dias e se torna um milagre lendário.
1849	Thoreau conta a um amigo que se considera um yogi — é a primeira ocorrência de um ocidental a fazer essa reivindicação.
1851	N.C. Paul escreve *A Treatise on the Yoga Philosophy*, considerado o primeiro estudo científico do yoga. Procura explicar como os yogis mantêm aquilo que a medicina indiana chama de estados de "hibernação humana" e vê a respiração yogi como pista para a redução da atividade metabólica.
1859	Charles Darwin publica *A origem das espécies*.
1896	Cientistas estudam dois yogis que parecem entrar em transes que simulam a morte na Exposição do Milênio em Budapeste.

CRONOLOGIA

1918 Carl Jung trata uma paciente com espasmos do despertar da kundaliní — um fluxo de energia física que corre do períneo ao útero até o topo da cabeça. A fascinação dele com esse estado, fundamental no yoga avançado, marca o início do debate ocidental sobre os resultados disso na loucura ou na Iluminação.

1922 Gandhi é preso por incitação de motim durante sua campanha da não cooperação com os britânicos.

1924 Jagannath G. Gune funda um ashram ao sul de Bombaim e envolve-se em um importante estudo experimental do yoga como parte de um empenho abrangente para melhorar a imagem da prática.

1926 Gune relata que a Postura da Vela e a Postura Invertida sobre a Cabeça favorecem a circulação do sangue, mas não a pressão alta, dispondo tais posturas como uma forma suave de renovação física.

1927 Gune aconselha Gandhi acerca da maneira de tratar a pressão alta.

1929 Edmund Jacobson, um médico de Chicago, publica *Progressive Relaxation*, que descreve como o relaxamento dos músculos pode tratar das dores de cabeça à depressão, repercutindo as técnicas do yoga.

1931 Gune publica *Ásanas*, o termo para as posturas do yoga. O livro omite qualquer referência a proezas sobrenaturais ou rituais tântricos; em vez disso, focaliza a saúde e o preparo físico.

1932 Kovoor T. Behanan, psicólogo de Yale, chega ao ashram de Gune para estudar yoga.

1932 Cientistas realizam a fissão nuclear dos átomos.

1933	O marajá de Mysore, no Sul da Índia, contrata Tirumalai Krishnamacharya para dirigir o estúdio de yoga do palácio. Em tempo, seus alunos tornam-se os mais influentes gurus do yoga.
1934	O palácio de Mysore envia Krishnamacharya para estudar os métodos de Gune.
1937	Behanan, de Yale, faz relatos sobre experimentos de respiração yogi que produzem "uma desaceleração das funções mentais".
1938	Jung chama a kundaliní uma "indução deliberada ao estado psicótico" que pode resultar em "psicose real".
1945	Explode a primeira bomba atômica.
1946	Em *Autobiografia de um iogue*, Yogananda relata super-homens místicos que podem ler pensamentos, ver através de paredes e ressuscitar mortos.
1947	A Índia se torna um Estado independente.
1953	Indra Devi publica *Forever Young, Forever Healthy*, o primeiro livro de yoga com o objetivo de popularizar a busca da saúde perfeita em larga escala.
1957	Basu Kumar Bagchi, cientista da Universidade de Michigan e antigo confidente de Yogananda, informa que os yogis podem alcançar "redução extrema" de funções vitais, como a respiração e o ritmo dos batimentos cardíacos.
1961	Bagchi relata que yogis avançados podem reduzir, mas não parar o coração — uma descoberta que contradiz eras de reivindicações de milagres.
1962	Cientistas no ashram de Gune descobrem que os yogis em suspensão da respiração podem suportar sepultamentos em vida por horas, mas não por semanas.

CRONOLOGIA

1965   B.K.S. Iyengar escreve *Light on Yoga*, que se torna um best-seller mundial. Utiliza linguagem médica e promove um alinhamento do yoga com a ciência.

1969   Os astronautas chegam à Lua.

1970   Em laboratório, *swami* Rama prova o controle mental sobre a circulação sanguínea por meio das palmas de suas mãos com o aquecimento e resfriamento dos diferentes lados.

1972   W. Ritchie Russell, cientista e médico britânico, alerta que a flexão pronunciada do pescoço no yoga pode causar AVCs e incapacidades físicas debilitantes.

1973   Cientistas reportam o que se tornaram os primeiros relatos de AVCs ocasionados pelo yoga.

1974   Cientistas da Universidade de Benares descobrem que o yoga induz aumentos nos níveis de testosterona — a primeira prova de um laboratório clínico de que o yoga pode intensificar a sexualidade.

1975   Herbert Benson, médico em Harvard, relata que os praticantes da meditação podem diminuir o índice respiratório, o ritmo cardíaco, a pressão sanguínea e o consumo de oxigênio. Ele chama o estado de relaxamento de *hipometabolismo*.

1976   Lee Sannella, psiquiatra de São Francisco, escreve um livro sobre o despertar da kundaliní e, a partir de estudos de caso, conclui que isso promove elevação espiritual, em vez de psicose.

1976   Lee Sannella inaugura a Kundalini Crisis Clinic.

1977   A *Voyager 1* decola para Júpiter e Saturno.

1978   Cientistas da Universidade de Stanford anunciam que durante a meditação tântrica os praticantes passam por vários episódios de excitação fisiológica — o inverso da habitual promoção de calma e serenidade proporcionada por meio do yoga.

A MODERNA CIÊNCIA DO YOGA

1983   Cientistas suecos descobrem que os yogis de nível avançado em respiração acelerada podem fazer isso sem atingir a iluminação proporcionada pelo esvaziamento da consciência ou alçançar o estado de inconsciência.

1985   Cientistas tchecos relatam que posturas tântricas podem gerar sobretensão das ondas cerebrais semelhante àquelas dos amantes.

1987   A Spiritual Emergency Network descobre que o típico usuário desse serviço de ajuda é o de uma mulher com questões sobre a kundaliní.

1991   Termina a Guerra Fria.

1992   Cientistas da Universidade de Rutgers relatam que algumas mulheres podem se imaginar em estado de êxtase sexual — uma habilidade clinicamente conhecida como *orgasmo espontâneo* e popularmente conhecida como *thinking off*.★

1998   O National Institutes of Health começa a aplicar fundos públicos na pesquisa sobre o yoga, dando início a uma onda que aumenta progressivamente na direção da abordagem de doenças como diabetes, artrite, insônia, depressão e dores crônicas.

2001   Cientistas italianos relatam que a repetição de mantras reduz a frequência respiratória à metade, acalmando a mente.

2001   Uma equipe de pesquisadores da Universidade da Califórnia descobre que o yoga desenvolve o condicionamento aeróbico e cumpre as "recomendações correntes que têm o objetivo de melhorar o condicionamento físico e a saúde" — alegação que os estabelecimentos esportivos colocam em dúvida e por fim tentam refutar.

★ Trocadilho intraduzível com um cruzamento das expressões idiomáticas inglesas *take-off*, decolar, e *think of*, pensar sobre alguém, sobre algo, ou levar algo em consideração. (N. da T.)

CRONOLOGIA

2002   Cientistas da Universidade da Colúmbia Britânica, no Canadá, anunciam que a respiração acelerada pode levar à excitação sexual.

2002   A Consumer Product Safety Commission detecta um aumento agudo em danos físicos causados pelo yoga.

2003   Yogani, um americano adepto do tantrismo, estreia na internet e conquista milhares de adeptos para seus métodos do despertar da kundaliní.

2004   Yogani elege a palavra *kundaliní* como um código para sexo.

2004   Cientistas russos descobrem que a Postura da Cobra eleva o nível de testosterona.

2004   Médicos relatam que a respiração acelerada do yoga rompeu o pulmão de uma mulher.

2005   Analistas na Universidade da Virgínia revisam setenta estudos e descobrem que o yoga promove a saúde cardiovascular.

2006   Cientistas indianos reportam que o yoga interrompe o ritmo do metabolismo basal em 13%, ameaçando os alunos com "ganho de peso e acúmulo de depósitos de gordura". A descoberta contradiz a tradicional asserção de emagrecimento de praticantes do yoga.

2006   Graduados da Universidade de More, na Califórnia, reportam experiências nas quais uma mulher ficou em estado orgástico por 11 horas.

2007   Cientistas nas universidades de Colúmbia e de Long Island reportam que o yoga vigoroso fracassa em atender as recomendações aeróbicas mínimas dispostas por instituições médicas e pelo governo.

2007   Equipes nas universidades de Boston e Harvard descobrem que o cérebro dos praticantes de yoga exibe aumento de neurotransmissores que agem como antidepressivos.

A MODERNA CIÊNCIA DO YOGA

2008	Uma equipe baseada na Universidade da Califórnia, em São Francisco, descobre que o yoga aumenta a produção de telomerase — enzima relacionada à longevidade celular.
2009	A descoberta da telomerase e seu papel no corpo humano ganha o Prêmio Nobel.
2009	Pesquisadores da Universidade da Pensilvânia comunicam que o yoga pode reduzir a hipertensão e seus predecessores — fatores relacionados aos AVCs e doenças cardiovasculares.
2009	Cientistas na Filadélfia informam que o yoga ativa o lado direito do cérebro — a área que governa a criatividade.
2009	Uma equipe da Universidade da Colúmbia Britânica, no Canadá, prova que a respiração acelerada pode aumentar a excitação sexual em mulheres saudáveis assim como naquelas que têm o instinto sexual diminuído.
2010	Pesquisadores da Universidade de Maryland revisam mais de oitenta estudos e concluem que o yoga se equipara ou supera outros exercícios via redução do estresse, na melhora do equilíbrio, diminuição do cansaço, redução da ansiedade, na promoção do bom humor e da qualidade do sono.
2010	Cientistas indianos anunciam que homens e mulheres que adotam a prática do yoga melhoram a vida sexual, incluindo mais excitação, desejo, satisfação e intimidade emocional com os parceiros.
2011	Médicos em Taiwan descobrem que a prática do yoga resulta em decréscimo da incidência de deterioração da coluna.
2011	Cientistas indianos relatam que o yoga pode aliviar o trauma da artrite reumatoide, uma inflamação dolorosa das articulações que atinge milhões de pessoas.
2011	Pesquisadores de Connecticut descobrem que mulheres idosas praticantes do yoga desenvolvem o equilíbrio físico.

Prólogo

O yoga está em toda parte entre os instruídos e os abastados. A flexibilidade, o alongamento e a respiração profunda se tornaram uma espécie de oxigênio para o espírito moderno, como uma volta pelos bairros nobres pode rapidamente comprovar. A área construída dos novos condomínios prevê até estúdios de yoga como atrativos. Os cruzeiros marítimos procuram angariar instrutores de yoga, assim como os resorts tropicais. Centros para a terceira idade e museus para crianças* oferecem alongamento como um benefício a mais — *Olá, papais e mamães, entrar em forma pode ser divertido*. Estrelas de Hollywood e atletas profissionais fazem juras de amor. Médicos o prescrevem como terapia natural. Hospitais oferecem aulas para iniciantes, como também muitas escolas de ensino médio e faculdades. Psicólogos clínicos recomendam aos pacientes tentar o yoga contra a depressão. Gestantes o praticam (com muita cautela) como uma forma de cuidados pré-natais. Os coordenadores de workshops de pintura e redação criativa colocam seus discípulos para fazer yoga com o objetivo de lhes provocar o espírito criativo. As escolas de teatro também. Músicos utilizam o yoga para se acalmarem antes de entrar no palco.

Isso sem mencionar as aulas regulares. Em Nova York, onde trabalho, parece que um estúdio de yoga é aberto a cada quarteirão. Você também pode fazer aulas em Des Moines e em Dushanbe, no Tajiquistão.

Antes uma prática esotérica dirigida a poucos, o yoga se tornou um fenômeno global e também um ícone de serenidade, algo que repercute profundamente as tensões urbanas. Em 2010, a cidade de Cambridge, em Massachusetts, começou a estampar em seus tíquetes de estacionamento uma série de posturas tranquilizantes de yoga.

---

* Há um nicho de museus nos Estados Unidos devotados exclusivamente às crianças, e centenas deles em todo o mundo. Existem 200 museus focados em programas de educação e entretenimento infantil que recebem mais de 30 milhões de crianças e pais anualmente. (*N. da T.*)

A MODERNA CIÊNCIA DO YOGA

A popularidade do yoga aumenta não só por causa de sua aptidão para eliminar o estresse, mas porque as suas tradições representam um atraente contraponto à vida moderna. É natural e descolado, centrado e antigo — uma espécie de pílula anticivilização que pode neutralizar a influência dissipadora da internet e o fluxo de informações que todos nós enfrentamos. A serenidade antiga que nos oferece um novo tipo de consolo.

Um indício da ascendência social do yoga é o quanto os seus espaçosos centros têm sido instalados em locais antes ocupados por igrejas, mosteiros e seminários, em cenários frequentemente campestres e inspiradores. Kripalu, em mais de 1,2 km² das Berkshires, no oeste de Massachusetts, era um seminário jesuíta. Cada ano a escola de yoga nesse centro forma centenas de novos professores. E eles produzem milhares de yogis e yoginis.

Até a Casa Branca adotou o yoga. Michelle Obama fez disso parte do *Let's Move* — seu programa nacional com exercícios para crianças, que procura combater a obesidade. A primeira-dama fala sobre o yoga em visitas escolares e destaca a disciplina no Easter Egg Roll anual, o maior evento público do calendário da Casa Branca. Iniciado em 2009, o Egg Roll tem apresentado repetidamente o Yoga Garden, um Jardim do Yoga, com coloridos *mats*, os "tapetinhos" utilizados para a prática do yoga, e professores prestativos. As sessões começam cedo e se prolongam ao longo de um dia inteiro.

Em 2010, nos gramados da Casa Branca, um adulto vestido como *O gatola da cartola* — personagem do livro do Dr. Seuss — fez uma postura de pé na qual equilibrava-se sobre uma só perna. Uma demonstração mais ousada apresentava cinco yogis apoiados sobre a cabeça na postura Shirshásana. No evento de 2011, o Coelho da Páscoa fez uma complicada postura de equilíbrio. As crianças assistiram, brincaram e levaram para casa uma mensagem clara sobre aquilo que o presidente e a primeira-dama consideram uma maneira elegante de entrar em forma.

O yoga é uma das atividades de saúde e fitness que mais crescem no mundo. A Yoga Health Foundation, sediada na Califórnia, avalia o número atual de praticantes nos Estados Unidos em 20 milhões e mais de 250 milhões em todo o planeta. Muito mais pessoas manifestam algum interesse em experimentar o yoga. Como estratégia de divulgação, a fundação organiza o Mês do Yoga — uma celebração que ocorre em setembro

PRÓLOGO

que cobre os Estados Unidos com aulas de yoga gratuitas, atividades e feiras de saúde.

A prática é muito difundida, e seus adeptos ricos demais para que anunciantes e a mídia a ignorem. Revistas de beleza e saúde publicam matérias regularmente. O *New York Times*, onde trabalho, publicou centenas de artigos e em 2010 criou uma coluna regular chamada "Stretch". Ela aborda todos os assuntos relacionados desde os estúdios que oferecem Hot Yoga em salas superaquecidas até uma manifestação que reuniu milhares de praticantes no Central Park, que os organizadores consideraram a maior aula de yoga já registrada. Uma das atrações daquele evento foram os brindes corporativos. Os participantes ganharam *mats* de yoga da marca JetBlue, garrafinhas de água SmartWater e ChicoBags cheias de brindes. A fascinação foi tamanha que muita gente ficou nas filas antes que uma chuvarada mandasse todos embora.

Culturalmente, o yoga pode até ser um modismo. Mas evidentemente também é um grande negócio. Comerciantes vendem *mats*, revistas, livros, vídeos, excursões, cremes, produtos terapêuticos, calçados, lanches à base de soja e muitos acessórios que parecem ser vitais à prática — assim como as aulas. Os puristas consideram esse carnaval um complexo industrial do yoga. Grandes investidores têm subvertido o *ethos* tradicional. Bikram Choudhury, o criador do Bikram Yoga, conhecido como Hot Yoga, registrou o *copyright*, os direitos autorais de sua sequência das posturas do yoga, e os seus advogados enviaram centenas de notificações ameaçadoras que acusavam pequenos estúdios de infração. Ele não está sozinho. Nos Estados Unidos, empresários de yoga procuram aumentar a exclusividade deles registrando milhares de patentes, marcas registradas e *copyrights*.

Analistas de marketing identificam o yoga como parte de um setor de demografia conhecido como LOHAS — *Lifestyles of Health and Sustentainability*: Estilos de Vida Saudáveis e Sustentáveis. Indivíduos com alto nível educacional, desta faixa superior de mercado, são dirigidos a um estilo de vida sustentável e iniciativas ecológicas. Guiam carros híbridos, compram produtos naturais e buscam estilos de vida saudáveis. As *yoga moms*, as "mamães yoginis" (um sucessor demográfico das *soccer moms*), são um exemplo. De acordo com estudos de marketing, elas tendem a comprar roupas para os filhos em locais como o Mama's

Earth, confeccionadas com algodão orgânico, *hemp*★ e materiais recicláveis.

Um fator que distingue o yoga moderno de seus predecessores é sua transformação de vocação para estilo de vida *premium*. Outro é que as mulheres constituem a maioria de seus praticantes — fato que influencia radicalmente a natureza de sua inserção no mercado. As mulheres compram mais livros do que os homens, leem mais, gastam mais em bens de consumo e prestam mais atenção à saúde e à aparência.

O *Yoga Journal* — a revista líder na área, fundada em 1975 — alega ter 2 milhões de leitores, sendo 87% mulheres. Festeja a categorização delas ao citar os altos rendimentos, empregos qualificados e bom nível educacional. Uma brochura para potenciais anunciantes ressalta que mais de 90% frequentaram uma faculdade.

As páginas coloridas da revista oferecem um exemplo vívido da maneira como as empresas miram essa faixa de mercado. Centenas de anúncios promovem produtos de cuidados com a pele, sandálias, bijuterias, sabonetes naturais, vitaminas especiais e enzimas, terapias e sistemas de cura alternativos, gurus sorridentes e carros ecológicos. Cada número apresenta um índice de anunciantes. Um dos meus favoritos é o Hard Tail, uma linha de vestuário cuja propaganda mostra mulheres atraentes em poses impressionantes. "Para sempre" lê-se no slogan minimalista.

Outra é a Lululemon Athletica, uma festejada marca de roupas para yoga conhecida pela modelagem, e mais especialmente por sua característica de moldar e mostrar bumbuns em boa forma. Recentemente um analista de marketing identificou um item da grife Lulu como a calça Groove US$98: "Reforçada com nesgas especiais e costuras niveladas sem relevo para criar uma área glútea firmemente compacta quase perfeitamente redonda, como uma gota de água."

Tudo isso está relacionado com aquilo que o yoga (ao contrário de seus acessórios) faz pelo corpo e pela mente, ou, mais precisamente, com aquilo que os gurus, spas, livros, vídeos de instrução, comerciantes, programas de TV, revistas, resorts e *health clubs* prometem.

★ Cânhamo. Tecidos de fibras de *cannabis sativa*. (*N. da T.*)

PRÓLOGO

Sob esse aspecto é importante lembrar que o yoga não possui uma instituição de controle ou administração. Não há hierarquia oficial ou organizações destinadas a garantir a pureza e a fidelidade para acordos sobre séries de fatos ou posturas, regras e procedimentos, resultados e benefícios. Não é como a religião ou a medicina modernas, em que instrução rigorosa, licenciamento e conselhos procuram produzir um alto grau de conformidade. E esqueça sobre a supervisão do governo. Não há um órgão como a Consumer Product Safety Commission ou a Food and Drug Administration (FDA) para garantir que o yoga corresponda às expectativas de suas promessas. Ao contrário, é livre para todos — e sempre tem sido assim. Essa liberdade tem resultado em um rumor contínuo de reivindicações conflitantes ao longo das eras.

"O iniciante", observa I.K. Taimni, um acadêmico indiano, "é propenso a sentir-se rejeitado pela confusão e instruções exageradas". Taimni escreveu isso há meio século. Hoje a situação é pior. Por um motivo, a explosão de publicações — impressas e eletrônicas — tem amplificado o rumor em uma cacofonia. Outro fator é a motivação do lucro.

Bilhões de dólares estão agora em jogo em apresentações públicas do que o yoga pode fazer, e as tentações são férteis para fisgar declarações com tudo, desde o autoengano e impressões felizes até distorções propositais e gradações da verdade. Outra tentação é evitar qualquer menção do risco de se machucar ou de consequências adversas — um silêncio sempre enraizado em racionalizações econômicas. Por que contar toda a história se a divulgação geral pode afugentar clientes? Por que limitar o apelo de vendas? Por que não deixar a disciplina ser tudo para todas as pessoas?

Quem praticou yoga por algum tempo pode recitar de cor uma lista de benefícios: acalma e relaxa, reconforta e renova, energiza e alonga. De alguma forma, faz com que nos sintamos melhor.

Mas além desses fundamentos está um caldeirão fervilhante de garantias e reivindicações públicas, técnicas de venda e promessas New Age. Os tópicos incluem algumas das aspirações mais centrais da vida — saúde, atratividade, fitness, cura, sono, segurança, longevidade, paz, força de vontade, controle de peso, felicidade, amor, conhecimento, satisfação sexual, crescimento pessoal, realização e as longas fronteiras daquilo que significa ser humano, sem mencionar a Iluminação.

• • •

A MODERNA CIÊNCIA DO YOGA

Este livro não leva em conta a confusão em torno do yoga moderno e descreve aquilo que a ciência nos diz. Elucida mais de um século de pesquisas com o objetivo de discernir o que é verdadeiro e o que não é, o que ajuda e o que faz mal — e quase tão importante: por quê. Ilumina o funcionamento oculto do yoga, assim como a desconcertante realidade das falsas alegações e perigosas omissões. Em sua essência, elucida os riscos e as recompensas.

Muitos, verifica-se, são desconhecidos.

Cheguei a este livro como um diletante instruído. Em 1970, durante meu primeiro ano como calouro, fiquei encantado pelo yoga porque me fazia bem e parecia me deixar mental e fisicamente mais saudável. Meu primeiro professor disse que era importante praticar um pouco — mesmo que muito pouco — todos os dias. Esse sempre foi o meu objetivo, apesar da usual batalha com as boas intenções. O yoga tornou-se um grande amigo ao qual me volto não importa quão louca a minha vida se torne.

Comecei a minha pesquisa em 2006. Meu plano era simples. Eu seguiria as pistas do melhor em termos de ciência que pudesse encontrar e responderia a muitas questões que tenho acumulado ao longo das décadas, coisas sobre as quais conjecturava, mas nunca tive a chance de explorar.

Minha primeira surpresa foi como o yoga originou um confuso leque de estilos e marcas. Eu sabia o suficiente para entender que a origem de tudo era o Hatha Yoga — a variante centrada em posturas, respiração e exercícios que pretendem fortalecer o corpo e a mente (em oposição aos estilos de yoga ligados à ética e à filosofia religiosa). Hoje, o Hatha e sua prole são as formas de yoga mais praticadas no planeta, tendo produzido uma gama de variações que vão dos estilos locais em quase todos os países até onipresentes marcas globais, como Iyengar e Ashtanga.

Meu entusiasmo por academias de ginástica e natação também me deu uma razoável perspectiva de como o yoga difere dos exercícios comuns. Em geral (com exceções que estudaremos mais detidamente), flui mais lentamente, enfatizando posturas estáticas mais fluidas do que as velozes, vigorosas repetições do, digamos, spinning e da corrida. Sua natureza de baixo impacto confere menor tensão ao corpo do que os esportes tradicionais, aumentando assim o apelo tanto aos jovens quanto

PRÓLOGO

aos que entram na maturidade. Em termos de fisiologia, possui um apelo minimalista da queima de calorias, da contração muscular e da pressão sobre o sistema cardiovascular. Talvez mais distintamente, coloca grande ênfase no controle da respiração e na promoção da conscientização interna da postura corporal. O yoga avançado, por sua vez, vai além para encorajar a concentração e o fluxo sutil de energia. Especialmente comparado aos esportes e outras formas de exercícios ocidentais, o yoga dirige a atenção para o interior.

Comecei a examinar a literatura do yoga com cautela. Há algum tempo, ao trabalhar na Universidade de Wisconsin em um estudo da fisiologia da respiração, encontrei uma categórica contradição a um dos princípios centrais do yoga — que a respiração rápida inunda o corpo e o cérebro com oxigênio revitalizante. Em contraste, um livro que estava lendo à época dizia que o ritmo da respiração humana "pode diminuir à metade ou aumentar para mais de cem vezes que o normal sem influenciar apreciavelmente a quantidade de sangue oxigenado". Verifico agora que, em 1975, sublinhei aquela passagem enfaticamente.

Infelizmente, minha pesquisa confirmou as minhas expectativas mais rasas. Alguns livros e autores destacaram-se brilhantemente. Mas, no todo, achei a bibliografia chata, sem sentimento, asserções sem referências e um surpreendente número de inverdades óbvias. Queria dicas para encontrar pistas da boa ciência, mas, em vez disso, encontrei uma bagunça. A redação, nova e antiga, revelou-se curiosamente dogmática, e, na melhor das hipóteses, demonstrou um conhecimento científico apenas superficial. Muito daquilo se parecia com o que Richard Feynman, um fundador da física moderna, depreciava como *cargo-cult* — isto é, material que parece científico, mas de fato ressente-se de honestidade.

Em contrapartida, meu mergulho na literatura científica me animou. Funcionários públicos federais, no National Institutes of Health (NIH) — a maior organização mundial para pesquisa de saúde —, em Bethesda, Maryland, administram uma biblioteca eletrônica de relatórios médicos mundiais, um banco de dados conhecido como PubMed. A consulta mostrou que os cientistas redigiram quase mil artigos relacionados com o yoga — o número aumentou no início da década de 1970 e começou a disparar nos últimos anos com artigos acrescentados quase todos os dias.

A MODERNA CIÊNCIA DO YOGA

Os estudos vão dos não confiáveis e superficiais aos rigorosos e aprofundados. Entre os autores se incluem pesquisadores em Princeton e Duke, Harvard e Colúmbia. Além disso, o tema se tornou global. Cientistas na Suécia e em Hong Kong publicaram artigos rigorosos.

Mas à medida que olho mais de perto, mais eu julgo esse corpo de informações bem limitado. Alguns tópicos gerais têm sido cobertos razoavelmente bem — por exemplo, como o yoga pode relaxar e curar. Mas muitos outros são ignorados, e muito da ciência que é publicada revelou-se superficial. Por exemplo, pesquisas para aprovação de uma nova droga podem requerer a participação de centenas ou mesmo de milhares de voluntários para experiências científicas; a grande quantidade de pessoas aumenta a credibilidade das descobertas. Em oposição, muitas investigações sobre o yoga contaram com menos de uma dúzia de participantes. Algumas apresentam apenas um indivíduo.

A superficialidade revelou ter raízes bem óbvias. A pesquisa sobre o yoga sempre foi um hobby ou uma linha alternativa. Não tem patrocinadores de grandes corporações (não se esperam descobertas que possam levar a pílulas caras ou aparelhos médicos) e possui relativamente pouco apoio financeiro dos governos. Os centros federais tendem a se especializar em tipos avançados de pesquisa esotérica, assim como em temas prementes de saúde pública, com suas investigações previsivelmente desenvolvidas em institutos ou universidades. A ciência moderna parece pouco se importar.

A exceção veio a ser nas áreas em que o yoga tem uma interseção com outras disciplinas ou faz audaciosas e singulares reivindicações à sabedoria convencional. Tais cruzamentos provaram ser cientificamente ricos. Por exemplo, cientistas interessados em medicina do esporte e fisiologia do exercício têm despendido atenção nas alegações do yoga a respeito do fitness. Então os médicos concentraram a atenção na reputação do yoga a respeito da segurança.

As limitações da literatura corrente sobre o yoga me levaram a lançar uma ampla rede, e imediatamente peguei um peixe grande. Era um livro muito velho — *A Treatise on the Yoga Philosophy* —, escrito por um jovem médico indiano, publicado em 1851, em Benares (cidade agora conhecida como Varanasi), a antiga cidade no Ganges, marco central do hinduísmo. Tomei conhecimento da existência do tratado porque alguns poucos acadêmicos ocidentais fizeram menção a ele, de passagem.

PRÓLOGO

Tive sorte e descobri que o Google Books recentemente escaneou a cópia de Harvard em seu arquivo eletrônico, então eu estava habilitado a fazer um download daquilo tudo em um piscar de olhos. A linguagem era arcaica. Mas o autor aborda a ciência do yoga com grande habilidade, iluminando um importante aspecto da fisiologia respiratória que muitos especialistas ainda não compreenderam até hoje.

O livro surpreendeu-me porque haviam me dito que a pesquisa indiana acerca do yoga — embora pioneira — normalmente era de qualidade inferior. Mas continuei encontrando joias. Um cientista curioso, sempre trabalhando na Índia ou nascido lá, e fazendo pesquisas no exterior, daria uma peneirada no yoga trazendo à luz descobertas importantes. Aconteceu não apenas com a fisiologia respiratória, mas também com a psicologia, a cardiologia, a endocrinologia e a neurologia. Cientistas sempre agem com rigor e contra a maré.

Intrigado, viajei à Índia para aprender mais sobre esses pesquisadores e finalmente vim a vê-los como um tipo de vanguarda intelectual. Seus relatórios tendiam a preceder os arquivos eletrônicos do PubMed, os tornando tudo, menos invisíveis aos pesquisadores modernos. Mas as descobertas deles se revelaram centrais ao desenvolvimento do tema.

À medida que ampliava a minha pesquisa, tive a sorte de observar Mel Robin, um veterano professor de yoga e astro dessa ciência. Mel trabalhou no Bell Telephone Laboratories (o berço do transistor — o coração dos chips de computadores) por quase três décadas, antes de tornar-se pesquisador de yoga. Seu trabalho apaixonado produziu dois livros enormes totalizando quase 2 mil páginas. Aquilo que Mel fez foi perambular singularmente muito além da literatura do yoga para mostrar como as descobertas gerais da ciência se apoiam na disciplina. O exemplo dele encorajou o tipo de pensamento independente que eu iniciei na Universidade de Wisconsin.

Ao longo dos anos, a extensão da minha pesquisa me colocou em contato com uma variedade de cientistas, curandeiros, yogis, pesquisadores médicos, místicos, funcionários públicos federais e outros estudantes daquilo que a ciência nos diz sobre o yoga. Se a ciência é a coluna vertebral deste livro, eles são a carne e o sangue.

Meu foco é prático. Por vezes, o livro faz menção a tópicos da espiritualidade oriental — meditação e atenção, liberação e iluminação —, mas não faz esforço para explorá-los. Melhor: se foca implacavelmente no que a ciência nos diz a respeito do que envolve as posturas do yoga. Não desconsidero a religião hindu ou as tradições espirituais que emolduram o quadro completo. Mas se este livro obtiver êxito, o consegue porque se limita a um corpo de constatações reducionistas pouco conhecidas. Mesmo assim, devo ressaltar que vejo o processo científico como limitado e incapaz de responder às mais importantes questões da vida, assim como faz qualquer verdadeiro crédulo. O epílogo explora o que pode estar além.

Finalmente, meu exame revelou não somente uma riqueza de descobertas, mas uma memorável falta de conhecimento entre os yogis, os gurus e os praticantes sobre os artigos e pesquisas. Isso é pura especulação, mas eu ficaria surpreso se a comunidade soubesse um centésimo ou mesmo um milésimo do que os cientistas têm aprendido por mais de um século e meio.

Este livro conta essa história. Oferece, em essência, uma avaliação imparcial de um importante fenômeno social que começou sua caminhada há um milênio. E se eu conseguir, é o primeiro a fazer isso.

Estruturei este livro para começar com questões de interesse comum e terminar com tópicos que são menos familiares. Esse fluxo se revela paralelo ao desenvolvimento do interesse científico ao longo das décadas. Então o livro tem uma organização cronológica solta.

O retrato do yoga que emerge é bem diferente, em aspectos importantes, das alegações usuais. Em alguns casos, a novidade é melhor.

Por exemplo, vários professores atribuem ao yoga poderes de renovação sexual. A ciência confirma essa reivindicação e mostra como posturas específicas podem atuar como afrodisíacas, produzindo aumentos repentinos de hormônios sexuais e ondas cerebrais indistinguíveis daquelas dos apaixonados. De forma mais geral, estudos clínicos recentes dão solidez à ideia de que o yoga pode melhorar a vida sexual de homens e mulheres, ao documentar como novos praticantes reportam não somente sentimentos acentuados de prazer e satisfação, mas também intimidade emocional com os parceiros.

Os benefícios à saúde também se revelam consideráveis. Enquanto muitos gurus e livros do tipo "como fazer" saúdam o yoga como um caminho

PRÓLOGO

para o bem-estar máximo, as descrições deles são vagas. A ciência vai direto ao assunto.

Por exemplo, artigos recentes indicam que o yoga libera substâncias naturais no cérebro que agem como fortes antidepressivos, sugerindo grandes promessas para a melhora da saúde. A depressão incapacita mais de 100 milhões de pessoas em escala global. Todos os anos, a desesperança resulta em quase um milhão de suicídios.

Amy Weintraub, personalidade importante neste livro, reconta como o yoga salvou a sua vida abrindo caminho através de nuvens de desalento.

No entanto, se algumas descobertas animam, outras contradizem os ataques violentos a reivindicações audaciosas e curas reconhecidas.

Considere o peso corporal — um tópico de enorme suscetibilidade para alguém que tenta ficar bonito. Por décadas, professores de yoga têm saudado a doutrina como um ótimo caminho para emagrecer. Mas se revelou que o yoga trabalha tão bem com a redução da taxa metabólica corporal que — equiparando-se tudo — as pessoas que se dedicam à prática queimarão menos calorias, impelindo-as a ganhar peso e acumular novas camadas de gordura. E os cientistas constataram que os indivíduos mais aptos a baixar o seu metabolismo são mulheres. É claro que outros aspectos do yoga *de fato* derrotam os quilos com sucesso. A disciplina constrói consciência corporal e sua influência calmante pode ajudar a reduzir a vontade de comer por estresse. A maioria dos professores de yoga é esbelta e não cheia de protuberâncias. Mas quando o yoga vence o controle de peso, as provas científicas sugerem que faz isso, apesar de — e não por causa de — seu impacto básico no metabolismo humano.

Esse é um dos segredinhos sujos do yoga. Revela-se que há muitos outros, alguns bem significativos.

O yoga tem produzido torrentes de danos. Considere os AVCs, que surgem quando artérias bloqueadas desviam sangue do cérebro. Médicos descobriram que certas posturas podem resultar em danos cerebrais que tornam os praticantes aleijados, com pálpebras caídas e membros sem reação.

Ainda mais tenebroso: alguns especialistas alertam sobre a loucura. Como Carl Jung colocou, o yoga avançado pode "liberar uma corrente de sofrimentos, com os quais nenhuma pessoa sã jamais sonhou". Muitos livros de yoga citam Jung favoravelmente, mas sempre deixam de fora essa citação.

Mesmo assim, isso representou sua opinião abalizada depois de duas décadas de estudo e reflexão.

Globalmente, os riscos e benefícios revelaram-se mais amplos do que qualquer coisa que eu pudesse imaginar. O yoga pode matar e mutilar — ou salvar a sua vida e lhe fazer sentir como um deus. É um longo alcance. Em comparação, faz a maioria dos outros esportes e exercícios parecer uma brincadeira de criança.

Minha pesquisa me induziu a mudar minha própria rotina. Coloquei menos ênfase ou abandonei certas posturas, acrescentei outras e, em geral, agora conduzo o yoga com muito mais cautela. Espero que você se beneficie também.

Vejo este livro como se fosse uma permissão consciente — a informação dada aos voluntários de experiências médicas e de novos tratamentos para ter certeza de que compreenderam as ações, os prós e os contras.

Para mim, os benefícios superam os riscos de modo inquestionável. Comparativamente, a prática faz mais bem do que mal. Ainda assim, o yoga faz sentido apenas se realizado de maneira inteligente, como um limite ao risco pessoal. Estou convencido de que mesmo modestas precauções irão afastar ondas de dor, remorso, sofrimento e incapacidade.

Os heróis deste livro são centenas de cientistas e médicos que trabalharam arduamente de modo inconspícuo, por décadas, para descobrir a verdade, apesar dos obstáculos, como escassez de fundos e apatia institucional. Seus primeiros questionamentos não só deram início ao processo de iluminar o yoga como produziram um extraordinário efeito colateral. Ajudaram a transformar a natureza da doutrina.

Em sua origem, o yoga era um culto obscuro fundado na magia e no erotismo. No final, fixou-se na saúde e no fitness.

Para minha surpresa, resultou que a ciência teve um papel importante na modernização. À medida que os pesquisadores começaram a mostrar como as ostensivas maravilhas do yoga têm explicações naturais, a doutrina trabalhou duro para reinventar-se. Uma nova geração de gurus depreciou o arrebatador e o miraculoso por um foco no bem-estar material. Em essência, eles viraram o yoga de cabeça para baixo por privilegiar o físico sobre o espiritual, ajudando a criar a disciplina secular agora praticada ao redor de todo o mundo.

PRÓLOGO

O primeiro capítulo detalha essa sublevação. A fábula é importante não só por revelar as origens da programação de saúde, mas para apresentar personalidades e temas principais. Por exemplo, revelou-se que muitos milagres do yoga — ainda que comprovadamente falsos — envolvem importantes alterações fisiológicas que podem produzir ricos e verdadeiros benefícios. Podem melhorar o humor. Podem combater doenças cardíacas. A mais recente pesquisa indica que podem até desacelerar o relógio biológico.

Não que a ciência tenha todas as respostas.

Ao contrário, a investigação da doutrina começa em resposta ao impressionante espetáculo de dois séculos atrás que ainda hoje nos coloca uma série de questões fundamentais.

A ciência do yoga faz mais que revelar segredos. Também pode lançar luz sobre verdadeiros mistérios.

1
SAÚDE

Ranjit Singh era um homenzinho feio que gostava de estar rodeado por mulheres bonitas. Na infância, a varíola tomou seu olho esquerdo e minou sua face. Era analfabeto. Mas Singh construiu um império por meio da força de caráter ao unir as tribos em conflito do Oeste da Índia. Tornou-se marajá do Punjab e acumulou grande riqueza, incluindo o Koh-i-Noor, o maior diamante do mundo à época. Ele podia ser generoso. Embora um *sikh*, doou uma tonelada de ouro a um templo hindu. Singh era um gênio militar e um déspota humano. Acima de tudo, conhecia a humanidade.

Em 1837, Singh soube que um yogi errante chegara à corte para propor seu enterro, ainda vivo, como uma demonstração de seus poderes espirituais. O rei concordou em patrocinar o sepultamento, mas tomou uma série de precauções. O homem santo seria enterrado em um pequeno prédio próximo ao palácio. Na preparação, Singh teve três das quatro portas lacradas com tijolos e argamassa, tornando a estrutura aberta em algo que parecia uma prisão — ou, de forma menos otimista, uma cripta.

Oficiais militares, assim como médicos europeus, assistiam enquanto o yogi se colocava em uma postura sentada. Era parecida com um Lótus Completo, com as pernas cruzadas e os pés acima dos quadris. Um observador comparou a postura à de um "ídolo hindu". Então, os assistentes envolveram o yogi em um lençol de linho branco e o colocaram dentro de um caixão de madeira, que ficou em uma cova rasa debaixo do chão da construção. Não foi coberto com terra, porque o yogi demonstrou sua preocupação com um provável ataque de formigas a seu corpo. Os homens do marajá fizeram assim; entretanto, protegeram o caixão com fechadura a chave. Eles então trancaram a porta de entrada do prédio com cadeado e ergueram um muro de barro para selar a cela improvisada do mundo externo.

Acreditava-se que o prédio não tinha aberturas para entrada de ar e passagem alguma através da qual alimentos pudessem penetrar. Sentinelas mantinham a vigilância dia e noite. Um oficial graduado da corte vinha periodicamente para checar a segurança e se reportar ao marajá.

O sepultamento durou quarenta dias e quarenta noites — um período que, desde os tempos bíblicos, corresponde à totalidade e a ciclos ininterruptos. Terminado esse período, o rei chegou em um elefante, desmontou diante da sua corte reunida e avaliou os resultados.

O "saco" de linho parecia mofado, como se tivesse passado um longo tempo sem ser tocado. As pernas do yogi se mostravam frias, endurecidas e enrugadas, a pele pálida. Nenhum batimento foi detectado.

Então os olhos dele se abriram.

O corpo inteiro do yogi convulsionou-se violentamente. As narinas alargaram-se. Um tênue batimento pôde ser detectado. E, depois de alguns minutos, os olhos dilataram-se. A cor retornou à pele.

Ao olhar o rei de perto, o yogi perguntou em um tom baixo, quase inaudível: "Agora acreditas em mim?"

Há séculos o yoga era um país das maravilhas no qual as práticas diferiam de nossas próprias de maneiras que iam do mundano ao quase inimaginável. Veja a instrução. Era feita em caráter privado e não em aulas. Mais importante: relativamente poucas mulheres o praticavam. Isso era compreensível dadas as inclinações chauvinistas das antigas sociedades. A diferença mais radical era centrada no estilo de vida dos homens.

Os yogis eram sempre vagabundos que se engajavam no sexo ritual ou showmen que contorciam seus corpos para conseguir esmolas — mesmo quando dedicavam a própria vida à alta espiritualidade. O yogi do Punjab não era exceção. Historiadores reportam que ele sempre realizou suas proezas relativas a enterros "por boa compensação", como um deles colocou. Depois de sobreviver ao seu sepultamento de quarenta dias, ele foi presenteado com um colar de pérolas, pulseiras de ouro, peças de seda e lenços de um tipo "usualmente conferido pela princesa da Índia a pessoas eminentes".

Yogis eram como ciganos e artistas de circo. Liam a palma das mãos, interpretavam sonhos e vendiam talismãs. Os mais devotos sempre meditavam nus — com barbas longas e cabelos emaranhados — e espalhavam cinzas das piras de funerais sobre si para enfatizar a temporalidade do corpo.

Os yogis Kanphata, uma grande seita, tinham a reputação de ser ladrões de crianças. Para conquistar novos adeptos, adotavam órfãos e, quando surgia a oportunidade, compravam ou roubavam crianças. Compreensivelmente, as boas famílias temiam a presença deles. Às vezes, bandos de yogis pilhavam caravanas e atacavam os mercadores para extorquir comida e dinheiro. Quando contratados como seguranças, métodos violentos configuravam o que hoje chamaríamos de proteção mafiosa.

Alguns yogis fumavam maconha e comiam ópio. Alguns levavam cuias para mendigar. Poucos eram realmente santos. Mas as autoridades britânicas e os indianos com alto nível de instrução vieram a se ressentir dos homens santos não apenas como potencialmente perigosos, mas como um dreno econômico na sociedade. Um censo britânico resumiu a condescendência de maneira ácida ao colocar os yogis sob o tópico "vadios errantes sem reputação".

Em maior parcela, a má reputação estava centrada no sexo. Espiritualmente, o objetivo do yogi era alcançar um estado abençoado de consciência no qual os aspectos masculinos e femininos do Universo fundem-se na realização da unidade. Aquela união (a palavra *yoga* significa união) resultou em iluminação. Mas o caminho principal era o êxtase sexual — uma parte velada da pauta de trabalhos que o yoga moderno recentemente desvelou. David Gordon White, um dos mais proeminentes estudiosos da área, que ensina na Universidade da Califórnia, em Santa Bárbara, observou, em um livro de 2006, que os antigos yogis buscavam um estado divino de consciência "homólogo ao da felicidade experimentada no orgasmo sexual".

O caminho para a união extática era conhecido como Tantra. Extremamente popular, rejeitava o sistema de castas, angariava convertidos em quantidade e produziu autoridades religiosas que escreveram milhares de textos e tratados. O Tantra deleitava-se com magia, feitiçaria, presságios e adivinhação, adoração ritual (especialmente de deusas), culto de rituais de passagem e sexualidade sagrada.

No Ocidente, o Tantra é mais conhecido como o criador de rituais sexuais. E os rituais estavam lá — suficientes para atiçar protestos dos hindus e dos budistas ortodoxos da época. A maior acusação era a de que o Tantra espojava-se na devassidão sexual sob o pretexto da espiritualidade.

A MODERNA CIÊNCIA DO YOGA

Então também o yogi do Punjab, um bom tântrico. À medida que a reputação dele crescia, seu comportamento começou a ser julgado tão mau que o marajá considerou expulsá-lo do reino. Mas o yogi partiu por sua própria vontade. Ele fez isso com o espírito elevado — fugindo para as montanhas com uma jovem mulher casada.

Através dos séculos, o Tantra passou por várias degradações que chegaram a seu nadir com o Aghori — uma seita antropofágica cujos adeptos comiam a carne de cadáveres, bebiam urina e fluidos de esqueletos humanos, viviam em terrenos usados para cremação e esterqueiras e divertiam-se ao fazer pouco de todas as convenções sociais, supostamente para angariar a desaprovação pública como testes de humildade. Os ascetas primitivos também praticavam rituais de crueldade e orgias. Estudiosos da religião tendem a evitar os detalhes escabrosos, mas de fato chegam a mencionar uma predileção dos Aghori pelo incesto. Em qualquer caso, os piores comportamentos associados ao Tantra eram tão radicais que todos os aspectos dessa prática vieram a ser condenados como uma ameaça à sociedade.

Outra vertente em que o antigo yoga diferia do nosso era a formulação do Hatha — ou Yoga Postural. Os princípios se fundamentam no *Hatha Yoga Pradípiká*. O livro sagrado, do século 15, é considerado o mais antigo texto da disciplina que subsistiu até os nossos dias.

O livro dispensa atenção a partes do corpo que nada têm em comum com o foco moderno, incluindo o pênis, a vagina, o escroto e o ânus. Repetidamente, recomenda posturas sentadas destinadas a exercer pressão sobre o períneo — área entre o ânus e os órgãos genitais sensível à estimulação erótica. "Pressione o períneo com a sola do pé", aconselha o texto. "Isso abre as portas da liberação."

Hoje, o termo consagrado para uma postura do yoga é *ásana*. Mas a palavra, em sânscrito, de fato significa "sentado" — ecoando um sentido de um milênio na época na qual o Yoga Postural referia-se a nada mais que se sentar em uma posição relaxada para meditação. O *Hatha Yoga Pradípiká* coloca acentuada ênfase em posturas sentadas e ações estimulantes. Nada menciona sobre posturas em pé ou o tipo de movimento fluido tão popular nas aulas do yoga contemporâneo.

O livro também ensina como estender a duração do ato sexual — e dirigia seus conselhos aos homens, refletindo os antigos preconceitos do yoga. Requeria "uma parceira", mas admitia que um consorte condescendente era algo que "nem todos podiam obter".

Uma das orientações alegava que uma técnica em especial produziria um controle tão férreo nas relações sexuais que o yogi não emitiria sêmen algum, mesmo que "abraçado a uma mulher apaixonada". O objetivo era aumentar lentamente os níveis de excitação, com o casal aproximando-se, mas jamais chegando ao orgasmo, seu êxtase aumentando mais e mais, os dois tornando-se um, transcendendo todos os opostos.

Se tais representações do Hatha Yoga impressionam o leitor moderno como bizarras, é porque os professores e livros contemporâneos raramente se referem à origem dessas práticas. Mas, na verdade, o *Hatha é um ramo do Tantra*. Foi desenvolvido como uma forma de acelerar o programa tântrico, de fazer a iluminação acontecer por meio da aplicação precisa da força de vontade e redirecionamento da energia libidinal, mais do que um nebuloso *mix* de piedade e contemplação. Em sânscrito, a raiz de *Hatha* e *hath* — "tratar com violência", obrigar alguém a algo, de acordo com o dicionário de sânscrito do professor de Oxford Monier-Williams. Então, Hatha também significa violência ou força. A prática do Hatha Yoga surgiu em uma campanha cuidadosamente estruturada de atividade vigorosa destinada à promoção do rápido alcance da iluminação por meio do êxtase.

Então é por isso que vários estudiosos traduzem o Hatha Yoga como "união violenta ou dos extremos".★ Outros especialistas traduzem "união dos extremos ou da intensidade" para enfatizar mais a iluminação do que seu significado voltado à capacidade. Em ambos os casos, tais definições raramente — ou mesmo nunca — aparecem na bibliografia popular. A abordagem New Age tem o objetivo de abraçar a poesia do sânscrito e dividir o Hatha em *ha* e *tha*, de *sol* e da *lua*. Essa interpretação funde a própria palavra como uma união esotérica dos opostos e previsivelmente omite qualquer referência à violência ou aos extremos.

Um ponto decisivo em que o antigo yoga difere do nosso é a ênfase no milagroso. Por tempos, a literatura sagrada hindu retratou o yogi como hábil

---

★ Segundo a *Goraksha Paddhati*, obra contemporânea ao *Hatha Yoga Pradípiká*, do yogi Svatmarama, a palavra *hatha* (que literalmente significa "esforço físico violento") deriva das sílabas *ha*, sol, e *tha*, lua, que embute a visão dualista do Tantra. A meta desse tipo de yoga seria a integração das forças solar e lunar, masculina e feminina. (*N. da T.*)

a voar, levitar, parar as batidas do coração, interromper a respiração, desaparecer, atravessar paredes, projetar a si mesmo em outros corpos, tocar a Lua, sobreviver em vida ao sepultamento, tornar-se invisível, morrer por vontade própria, andar sobre as águas e — como Jesus de Nazaré — ressuscitar os mortos. Eram saudados como obreiros miraculosos. Suas habilidades incomuns tinham um nome: *siddhis*. A palavra, em sânscrito, significa sucesso ou perfeição e é um termo yogi para poderes sobrenaturais. Patanjáli, o sábio indiano que dispôs os fundamentos do yoga místico há cerca de 16 séculos, devotou um capítulo inteiro de seus aforismos a proezas sobrenaturais, incluindo talentos, como a capacidade de ler pensamentos e prever o futuro.

Pretensões espantosas enchem as páginas do *Hatha Yoga Pradípiká*: conta que os praticantes podem neutralizar venenos, acabar com todas as doenças, aniquilar a velhice, afastar a maldade e obter a imortalidade — sem mencionar acabar com a constipação, as rugas e os cabelos brancos.

Os guerreiros do yoga faziam alegações milagrosas para realçar a imagem de si mesmos no campo de batalha, segundo William Pinch, acadêmico da Universidade de Wesleyan. O yoga, diz, conferiu uma reputação de poder invencível. "Havia uma clara vantagem tática em crer, e de fazer o seu inimigo acreditar, que você era imortal."

A proeza básica que conferia o dom do miraculoso ao praticante era a realização do *samádhi* — o estado abençoado de transcendência no qual o yogi torna-se uno com o Universo. O adepto obtinha isso após aprender a movimentar o fluxo das correntes de *prána*, a energia do corpo, subindo pela espinha dorsal até a cabeça. Nesse ponto, conforme o *Hatha Yoga Pradípiká*, o yogi ficava "como se estivesse morto".

Alguns yogis entravam em estado de euforia para propósitos de iluminação espiritual. Outros — como o yogi do Punjab, fiel à diferença da irmandade tântrica — o faziam por entretenimento e lucro.

O sucesso dramático do sepultamento vivo impressionou a muitos — e não apenas na corte de Ranjit Singh. Livros descrevendo o feito foram publicados em Viena, Londres e Nova York. O mundo letrado maravilhou-se com a proeza e com sua explicação. Claude M. Wade, o contato britânico junto à corte do marajá e testemunha da exumação do yogi, alertou seus pares de que seria "insolente negar aos hindus a possível descoberta ou realização de uma arte que, até aqui, escapou das pesquisas da ciência europeia".

SAÚDE

Na época do sepultamento, N.C. Paul estava ingressando na faculdade de medicina de Calcutá e, como um novo cientista, prestou detida atenção. A curiosidade dele o levou a escrever um livro: *A Treatise on the Yoga Philosophy*.

Abordava o sepultamento em vida e, como se verificou, marcou o nascimento de uma nova ciência.

Quem era Paul? Nenhum pesquisador ou livro lhe deu mais que uma referência de passagem. Eu sabia pouco até ir a Calcutá, uma cidade com uma energia vibrante, apesar do calor das monções.

O som alto das buzinas e o péssimo tráfego saudaram a minha corrida de táxi até a faculdade de medicina — local onde esperava encontrar a marca da ordem britânica dos seus fundadores. Em vez disso, era uma baiuca. Vira-latas, gente doente e estudantes vagavam por um lugar apinhado de prédios destruídos e árvores arruinadas. As paredes ostentavam cartazes esmaecidos. Fui ficando apreensivo ao me aproximar da biblioteca, cada vez mais receoso, mas ainda ansioso em saber sobre o primeiro cientista que libertou o yoga de seu passado místico.

Subi a escada em caracol passando por arames soltos, teias de aranha e cimento lascado. A biblioteca tinha pé-direito alto em madeira escura, resquícios da elegância do passado. Mas a decadência havia tomado conta. Armários com prateleiras e portas de vidro continham fileiras e fileiras de livros — as camadas de poeira eram tão grossas que obscureciam os títulos. Num átimo, percebi que as estantes tornaram-se mausoléus de livros. Acima, as diáfanas teias de aranha penduravam-se como acessórios de cenário de um filme de terror. A bibliotecária sorridente em seu sári colorido parecia levemente embaraçada — mas não muito. Resultou que ela, como todos, nada sabia sobre Paul e pouco sobre os primeiros tempos da faculdade. A Faculdade de Medicina de Bengala havia sido fundada em 1835 como a primeira escola de medicina europeia na Ásia, os tijolos vermelhos e as esquadrias brancas pareciam simbolizar uma nova era.

Em pânico, corri através da cidade até a Biblioteca Nacional, uma relíquia colonial em um campus luxuriante. Durante dias, olhei com atenção os livros antigos e artigos. Nada. Nenhum rastro. Alguns registros eram tão frágeis que desmanchavam em minhas mãos. Traças tinham aberto caminho ao comer papel através dos livros, deixando traços de cartas perdidas e palavras. Fiz pequenas pilhas dos restos em minha escrivaninha. Livro após livro. Nada.

Por fim, no último volume, ali estava — um resumo da vida de Paul. Ele foi incluído na lista dos graduados da Faculdade de Medicina de Bengala que ingressaram no serviço médico colonial. Datas. Seu primeiro emprego. Quanto ele ganhava. Uma pausa em minha pesquisa depois de dias de suor frio.

Minha sorte melhorou quando encontrei P. Thankappan Nair, um homenzinho pequeno, de 74 anos, que se parecia com Gandhi. Ele havia escrito dúzias de livros sobre Calcutá e provou ser um tesouro de ideias, gentileza, energia e bom-senso. Nair fez o jornalismo parecer respeitável.

Visitamos historiadores, arquivos, sociedades literárias e mais, ao viajar de ônibus, metrô, riquixás de bicicleta e trem (portas abertas, com vista para cidadezinhas e fogueiras matinais fumacentas). Ele recusava dinheiro. Nair explicou que fazia tais coisas por um sentimento de dever cívico.

Paul, que havia nascido em Bengala (seu nome era Nobin Chunder Pal, ou, em algumas iterações, Navina Chandra Pala, ou Nobin Chundra Pal), galgou a escala social por meio da boa educação. Os governantes britânicos do início do século 19 exploraram a Índia sem escrúpulos. Entretanto, também fundaram escolas para os jovens nativos nas quais o currículo era europeu e o ensino em língua inglesa. A ideia era construir uma classe de auxiliares capacitados para ajudar na administração do império.

Paul representava um desses primeiros êxitos. Em Calcutá, a primeira capital da Índia Britânica, ele se matriculou na Faculdade de Medicina e se inseriu na vida intelectual da cidade. Na Society for the Acquisition of General Knowledge, um ponto-chave da mobilidade social ascendente, frequentou aulas sobre temas agradáveis, como "Os interesses do sexo feminino".

Paul se formou em 1841 e orgulhosamente colocou antes de seu nome as iniciais G.B.M.C. — Graduado pela Faculdade de Medicina de Bengala. Isso anunciava seu status de elite, assim como conferia uma europeização ao seu sobrenome.

Sua grande oportunidade aconteceu quando foi transferido para Benares. Para os hindus, era a cidade mais sagrada da Índia, localizada às margens do Ganges, o mais sagrado dos rios. Seu posto lhe deu uma visão autorizada da vida yogi. Centenas de templos margeavam o rio, e os

SAÚDE

peregrinos vinham de toda parte para banharem-se ou para cremar os corpos dos entes queridos, ávidos por lavar os pecados e ganhar a salvação. Assim também os místicos andavam em bandos para os *ghats*, ou seja, os largos degraus de pedra, para dar mergulhos purificadores no rio, praticar yoga e meditar. Ao menos um dormia em uma cama de pregos. O Buda deu seu primeiro sermão perto dali. Por séculos, Benares foi o coração do hinduísmo, desempenhando o mesmo papel que Meca para os muçulmanos e o Vaticano para os católicos romanos, e muitos hindus ainda o consideram o local mais sagrado da Terra.

O *Treatise on the Yoga Philosophy* de Paul foi publicado em 1851. Naquele ano, Londres sediava a Grande Exposição Mundial. Foi concebida para atrair a atenção à Grã-Bretanha como líder do mundo industrializado. O cirurgião do regimento parecia ansioso por mostrar que as colônias também podiam participar da marcha do progresso.

Paul comentava sobre coisas, como o Aghori, a seita canibal, notando o pesado consumo de bebidas alcoólicas do grupo. Mas no seu livro em geral ignorava a memorável diversidade dos místicos hindus, e, em vez disso, concentrava-se no talento deles para a interrupção da vida, ou como dizia no prefácio: "Abster-se de comida e respiração por longo tempo, e tornar-se insensível a todas as impressões externas."

Seu principal estudo de caso era o sepultamento por quarenta dias. O triunfo do yogi do Punjab sobre a morte, notou Paul, "havia intrigado a maioria dos homens instruídos da Europa". Mas ele — modesto cirurgião que era — iria conceder a iluminação aos seus pares.

A explicação de Paul nada tinha a ver com posturas desafiadoras ou purificações. Também não lidavam com anatomia. Ao contrário, ele focava em um fator não percebido pelos cientistas daquele tempo, que estavam ocupados em medir e avaliar as pessoas e o meio ambiente.

Era o dióxido de carbono — o produto residual da respiração celular que todos nós exalamos. Ele aprendeu muito sobre os elementos do gás transparente na faculdade de medicina e rapidamente percebeu que os rituais yogis trabalhavam para armazená-lo dentro do corpo. A técnica principal de manipulação era o *pránáyáma* — o termo em sânscrito para os exercícios de respiração, e mais literalmente para o controle da força vital. *Prána* significa "força vital" e *yama* significa "restringir ou controlar".

Paul deu muitos exemplos de como os yogis manipulam a respiração para descartar menos ar. Por exemplo, descreveu uma prática usual em que os yogis fazem menos respirações. Tal retenção, escreveu, "tem um efeito extraordinário" na redução de quanto dióxido de carbono uma pessoa exala.

Os números dele mostravam grandes declínios sobre uma extraordinária extensão de taxas de respiração, começando com a mais rápida. Uma pessoa relaxada faz, grosso modo, 15 respirações por minuto. As descobertas de Paul mostraram que um yogi que faz 96 respirações por minuto pode expelir 1.295 centímetros cúbicos de dióxido de carbono. Em 24 respirações, o nível cai em mais da metade para 393 centímetros cúbicos. Em seis respirações — muito abaixo do ritmo da respiração normal — o fluxo cai de novo para mais do que a metade para 164 centímetros cúbicos. Três respirações por minuto cortam o nível ainda mais para 82 centímetros cúbicos. E uma respiração por minuto traz a medição abaixo para 33 centímetros cúbicos. Em outras palavras, a respiração lenta produz elevadas quedas na exalação de dióxido de carbono.

Por mais de 12 páginas, Paul contou como muitas outras práticas de yoga trabalham de forma similar para abaixar o fluxo de saída. Ele diz que a repetição do mantra "om", a sílaba sagrada do yoga, "diminui materialmente" a perda de carbono. Outra tática é simplesmente "re-respirar" o mesmo ar — um movimento que Paul chamou de "um dos métodos mais fáceis" de entrar em um transe eufórico.

O auge da análise de Paul é centrado em um aspecto comum da vida yogi que trabalha imperceptivelmente em concentrar o ar envelhecido para "re-respiração". Era para viver em uma gruta ou caverna, *guphá*, um tipo de retiro subterrâneo com pouca luz ou ventilação, feito para longos períodos de estado abençoado de contemplação. Paul notou que um auxiliar do yogi poderia bloquear a pequena abertura da passagem da gruta com argila — não diferente da lama que foi utilizada para selar a cripta do yogi do Punjab. Aquilo produzia uma "atmosfera confinada", observou Paul, na qual o yogi expirava menos dióxido de carbono do que seria o caso "no ar ventilado e fresco".

Em uma forte exibição de naturalismo, Paul expôs uma metáfora que evitava qualquer pista do miraculoso e a substituía com uma representação comum do mundo natural. As suspensões da vida dos yogis, propôs, eram simples casos de hibernação humana, e a gruta, a *guphá*, dos santos eram análogas às tocas de hibernação dos animais.

SAÚDE

Paul fundamentou seu ponto de vista ao observar que a hibernação era uma estratégia comum que muitos animais utilizavam para conservar energia. Então, ele argumentava que os homens santos assemelhavam-se a morcegos, porcos-espinhos, marmotas, hamsters e arganazes, estes também conhecidos como ratos-silvestres. Então, assim como animais que hibernam, os yogis revestiam suas cavernas com materiais isolantes, tais como capim, algodão e lã de ovelhas. "O *guphá* é tão indispensavelmente necessário ao yogi", escreveu Paul, "como a toca é para os animais que hibernam".

Foi a hibernação humana, concluiu, que permitiu ao yogi do Punjab sobreviver a seu longo confinamento. "Se compararmos os hábitos de hibernação dos animais àqueles dos yogis", escreveu Paul, "veremos que são rigorosamente os mesmos".

Hoje sabemos que o cirurgião de Bengala estava exatamente certo em termos de fisiologia respiratória, mesmo que a inatividade das criaturas que hibernam tenha pouca semelhança ao êxtase alcançado pelos yogis. Os cientistas descobriram que os mamíferos em preparação ao período de hibernação de fato isolam suas tocas e experimentam o tipo de artifícios com os gases respiratórios que Paul atribuiu aos yogis nas *guphás* deles. A vedação de uma caverna, observa David A. Wharton, zoólogo e autor de *Life at the Limits*, "promove um aumento de dióxido de carbono que ajuda a deprimir o metabolismo do animal desacelerando o biorritmo em preparação para o sono profundo".

A análise de Paul foi brilhante em originalidade e importância. Seu trabalho torna-se ainda mais impressionante dado o status modesto e as ferramentas limitadas à disposição dos cientistas daquele tempo. Ele começou a descobrir o que se revelou como uma das principais influências do yoga na fisiologia humana — como a observação dos preceitos e normas dessa prática pode tornar o metabolismo mais lento.

O arrebatamento sensorial dos yogis ainda tem seus segredos. Mas Paul deu um passo determinante que iniciou uma revolução.

Pesquisadores que vagaram no subcontinente asiático em busca de milagres tiveram de prestar rigorosa atenção à possibilidade de trapaças, um assunto que claramente preocupara o marajá do Punjab. A Índia fervilhava com magos e mágicos de rua que exibiam proezas de ilusionismo para ganhar a vida — tudo, desde encantar serpentes a esquartejamentos, até subir em cordas que desapareciam no ar. Os clãs da plebe atuaram por séculos e tinham números tão refinados que os mágicos ocidentais sempre intrigavam-se com os truques e iam à Índia para aprender os segredos.

Previsivelmente, os mágicos da Índia trabalharam duro para cultivar associações religiosas, invocando os nomes dos deuses e santos hindus. Então muitos personagens religiosos menores na Índia — incluindo yogis e *swamis* — renderam-se à tentação de fazer mágica nas ruas como um meio de ganhar a vida e procuravam passar à prestidigitação "uma prova milagrosa dos poderes divinos", segundo Lee Siegel, um observador da magia indiana.

Certa vez, um sociólogo indiano se disfarçou como um monge pobre. A pesquisa dele com centenas de homens santos hindus concluiu que mais de 6% admitiram a verdade sobre a performance de truques de mágica e proezas pseudo-yogis, incluindo os sepultamentos em vida. Sub-repticiamente, os "artistas" enterrados conseguiriam comida ou abandonariam a cela através de um buraco secreto. Em um caso, as pessoas da cidade surpreenderam-se ao encontrar um homem ostensivamente enterrado passeando na beira de um rio.

Em 1896, a Hungria sediou a Exposição do Milênio, em Budapeste, para celebrar seus primeiros mil anos. As festividades incluiriam dois homens santos da Índia. Os yogis tinham a fama de possuir a habilidade de chegar a transes profundos, parecendo estar mortos, e então retornar da morte.

O diretor do Museu Antropológico de Budapeste, professor Aurel von Török, era famoso por seus estudos precisos sobre esqueletos. A aparência pessoal dele ecoava seu amor à precisão e permanente sagacidade cautelosa — a barba bem-cuidada e os óculos pequenos.

O professor teve dificuldades em obter dados de forma adequada. Os yogis se revezavam exibindo-se em caixões de vidro, entrando em transe e trocando de lugar a cada uma ou duas semanas, sempre com grande fanfarra, rezas e encantamentos. As multidões embevecidas e todas as idas e vindas conflitavam-se com a calma requerida à pesquisa séria.

Um pouco irritado, Von Török observou em um relatório preliminar que a verdadeira ciência era dificultada naquelas circunstâncias. Resultados inesperados claramente levantaram suspeitas: o professor estudou os homens cuidadosamente, mas não conseguiu encontrar uma queda nos sinais vitais deles.

SAÚDE

A sabedoria da cautela de Von Török logo tornou-se aparente. Alguns céticos se esconderam no apartamento com o caixão de vidro. Certa noite, bem tarde, assistiram, atônitos, quando a tampa do caixão se abriu e o yogi pulou fora. Ele prosseguiu para saborear um bolo e o leite de uma garrafa.

Eles apanharam o homem assustado.

Esse e o outro impostor conseguiram escapar — à moda de Houdini — e deixaram para fazer o show deles em outra cidade e em outro dia.

Como podemos ver, as investigações sobre o lado miraculoso do yoga aprofundaram-se no curso do século 20. Mas as análises e revelações de fatos comprometedores não foram nada comparadas à nova autoridade convincente e poderosa que surgiu através da extensão e do alcance do yoga, dissimulando seus aspectos indecorosos e concedendo à investigação científica uma nova legitimidade. Isso, por sua vez, causou a explosão abrupta de uma quantidade de pesquisa.

A autoridade foi o nacionalismo hindu. Ele se constitui na medida em que a elite da nação, instigada por décadas de raiva progressiva diante do regime colonial britânico, atuou para criar uma identidade nacional que podia unificar as massas, conter as noções de superioridade ocidental e forjar a vontade popular necessária para expulsar os odiados estrangeiros. (Quase na mesma época, um esforço semelhante começou na Irlanda, com resultados similares.)

O surto de nacionalismo procurou reviver e modernizar o hinduísmo como o fundamento para a identidade nacional indiana, e fez isso através do subcontinente em incontáveis grupos políticos. Eles viam a Antiguidade indiana como um tempo de grandeza cultural, religiosa e social. Estudiosos concordam que o objetivo fundamental era substituir o mito da superioridade do homem branco por aquele do talento nativo.

O yoga — com suas antigas raízes e aspirações místicas — era visto como o potencial astro. Mas tinha seus problemas. A classe média indiana considerava a obsessão por sexo e magia "uma herança embaraçosa", de acordo com o estudioso de yoga Geoffrey Samuel. Por motivos óbvios, os yogis caíram tão baixo em status que muitos viam os descuidados andarilhos como símbolo de tudo o que dera errado com a religião hindu.

A prática precisava de uma renovação radical. E a teve.

• • •

A MODERNA CIÊNCIA DO YOGA

Em outubro de 1924, aos 40 anos, Jagannath G. Gune fundou algo bem novo no mundo — um vasto ashram dedicado ao estudo científico do yoga. Pousado em um platô montanhoso ao sul de Bombaim, juntava-se a um resort na montanha no qual as pessoas que fugiam do calor da costa poderiam seguir para um fresco repouso. Lá, entre ondulados hectares de vegetação luxuriante, Gune (pronuncia-se *GU-nay*) conduzia o que é considerada a primeira grande pesquisa experimental do mundo sobre o yoga.

Gune construiu um laboratório, equipou-o com os mais recentes instrumentos, contratou assistentes e vestiu um jaleco branco de laboratório. Fundou uma revista científica quadrimestral, a *Yoga Mímánsa* (palavra em sânscrito para "pensamento ou meditação profunda"), e a supriu com os resultados de sua pesquisa. Fiel às suas raízes nacionalistas, certificou-se de que seu incoerente complexo tinha lugar para exércitos de indivíduos interessados em yoga, tratamentos e instrução, especialmente os jovens. O ashram, declarou em uma referência velada ao impulso hindu à independência, se esmeraria no "envio de jovens que iriam ajudar a construir a nação deles, de modo abnegado".

Por quase meio século, Gune trabalhou com zelo missionário para dirigir dezenas de cientistas, que escreveram centenas de relatos pioneiros ajudando a reformar a antiga disciplina e apresentando-a como um benefício para a saúde e a boa forma. Seus esforços conquistaram a admiração de Gandhi, Nehru e muitos outros astros do movimento de independência, assim como de outros gurus que difundiram o yoga reformulado ao redor do mundo. E ele fez tudo isso com uma curiosa mistura de orgulho e bravata, humildade e inocência.

"Ele jamais quis que as pessoas o reverenciassem", O.P. Tiwari, secretário do ashram, disse-me enquanto a chuva das monções caía molhando a janela de seu escritório. "Ele nunca desejou que as pessoas lhes dessem crédito — seria dizer que ele realizou um grande trabalho."

O mais surpreendente é que Gune chegou à sua paixão científica não como um cientista ou médico. Em termos de credenciais, ele estava muito distante de um respeitado Von Török, um despretensioso Paul ou mesmo de um estudante que tenha se formado em ciências. Também não tinha dinheiro algum. O que ele possuía — para falar francamente — era a confiança do movimento de independência.

Gune (1883-1966) cresceu no norte de Bombaim, em uma área que se tornou uma incubadora da insurreição. Órfão aos 14 anos, lançou-se à luta nacionalista. Ambiciosamente, leu *Kesari* (*Leão*), um jornal populista que incitava um povo abatido a boicotar influências e bens britânicos, a educar a si mesmo e a lutar pela autogestão. Ainda jovem, ele resolveu devotar-se à causa da libertação indiana por meio do serviço nacional e religioso. Fez votos de celibato, de abster-se de ter uma família, e determinou-se a nunca servir aos britânicos. Em vez de usar tecidos ingleses, vestia *khadi*, ou panos simples confeccionados em casa. Em certo ponto ele foi de aldeia em aldeia usando a música hindu para divulgar a mensagem de independência do *Kesari*.

Sua maior oportunidade veio quando um rico industrial contratou-o como professor em uma de suas escolas pró-independência. Gune subiu rápido. Em 1920, o patrão o colocou como responsável por uma pequena escola. Mas Gune se viu na rua em 1923, quando as autoridades fecharam a escola por agitação contra o governo britânico.

Seu benfeitor foi resgatá-lo. Dessa vez deu a Gune uma grande doação, que permitiu ao educador desempregado dar o maior passo de sua vida e fundar o ashram científico.

Em sua pesquisa, Gune compensou o tempo perdido publicando uma torrente de descobertas no *Yoga Mímánsa*. Em língua inglesa, a publicação focalizava-se em seu extenso público-alvo. Apresentou dois estudos em 1924, seis em 1925, quatro em 1926, sete em 1927 e assim por diante. Logo ele apresentou mais de uma dúzia de estudos de raios X de yogis em vários estados de contorção. Essa onda foi sem paralelo à época.

"Não podemos fazer nem mesmo uma única afirmação", gabava-se Gune, "sem ter prova científica para fundamentá-la." Aquilo, claro, era um conto de fadas. Mas isso mostrou a profundidade do seu entusiasmo.

O yoga ensinado no ashram foi cuidadosamente repaginado. Descuido algum era tolerado, nem cinzas ou cabelo despenteado. Tudo era imaculadamente limpo — como a própria ciência. Os aspectos não palatáveis do yoga repentinamente tinham desaparecido.

Ao longo de sua carreira, Gune manteve praticamente um tabu sobre a palavra "Tantra" — parente do Hatha que os nacionalistas hindus passaram a abominar. Os alunos não ouviam nada a respeito de vibrações similares "ao êxtase experimentado no orgasmo sexual", como White colocara. Não recebiam dicas sobre o prolongamento do ato de fazer amor, como o *Hatha Yoga Pradípiká* instruíra. Tudo isso estava fora dos planos de estudo.

A MODERNA CIÊNCIA DO YOGA

O programa reformulado tinha a ver com dar ao yoga uma clara face nova que irradiava ciência e higiene, saúde e fitness.

As investigações de Gune podiam ser bem técnicas, apesar de sua falta de formação científica. Uma das iniciais centrava-se na alta pressão sanguínea. A questão era se os riscos de posturas desafiadoras compensavam os benefícios. Para estudar o problema, Gune tinha sete alunos fazendo a Postura da Vela e a *Shírshásana*, a Postura Invertida sobre a Cabeça, duas das mais exigentes posturas do yoga.

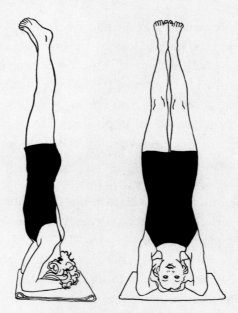

Postura Invertida sobre a Cabeça, *Shírshásana*

As invertidas, por definição, podem incomodar e aborrecer. Os alunos encontram seu mundo virado e o coração disparando. Entretanto, uma vez que os iniciantes conquistam a medida da habilidade e da confiança, tendem a achar as posturas estranhamente relaxantes ou, por vezes, estimulantes. A sabedoria convencional mostra que as invertidas revertem os efeitos da gravidade, revigoram a circulação e inundam os órgãos vitais e o cérebro com nutrição, trazendo consigo um fluxo de rejuvenescimento.

Gune e seus assistentes descobriram que as posturas, embora exigentes, tendem a ser suaves ao coração. A medida tradicional da pressão sanguínea é quanto ela é capaz de levantar uma coluna de mercúrio, e a medição

SAÚDE

usual durante o dia para um adulto em repouso é de 120 milímetros. Para a *Shírshásana*, Gune descobriu que a média das medições começa em 125 milímetros, aumenta para 140 milímetros ao final de dois minutos e volta a descer, a 130 milímetros ao final de quatro minutos. Esse aumento é modesto, argumenta, comparado favoravelmente ao do tiro de velocidade dos corredores na prova dos 100 metros rasos, por exemplo, que resulta na pressão sanguínea chegando a 210 milímetros.

Gune escreveu que as invertidas ainda alcançam o objetivo de fazer "chegar um suprimento mais abundante de sangue" às partes subnutridas do corpo, apesar do "aumento comparativamente mais baixo" na pressão e do modesto esforço físico. Não que os músculos sejam negligenciados. "Temos ampla evidência", alardeava Gune, de que a postura representa "uma série de exercícios sem rival para a construção da força!".

Ao longo de sua carreira, Gune mostrou um orgulho pela vitalidade do exagero. Ele era, afinal de contas, em parte showman. Com a autoridade implícita de seu jaleco branco de laboratório, Gune trabalhou duro para avançar não apenas na substância da ciência, mas em seu estilo. Queria promover a ideia de que a ciência endossava o yoga — para demonstrar sua aprovação e emprestar algo de sua reputação e energia progressiva como um meio de dar à disciplina um novo ar de respeitabilidade. Ele queria desesperadamente que o yoga projetasse uma nova imagem.

Mas Gune também exibia uma genuína profundidade. Surpreendentemente, dados seus rudes objetivos políticos, e falta de instrução científica formal, demonstrava um amor ao rigor constantemente. Ele conseguia até mesmo refutar um dos dogmas centrais do yoga.

Yogis da época de Gune (e do nosso tempo) ficavam felizes em parecer científicos por declarar que a respiração profunda tinha poderes ocultos de rejuvenescimento porque inundava os pulmões e a corrente sanguínea com oxigênio, renovando o corpo, a mente e o espírito. Ensinavam que os alunos que faziam intensa respiração yogi poderiam sentir o corpo formigar e vibrar com ondas de oxigênio saudável.

Não tanto, Gune contra-atacava depois de realizar uma pioneira série de medições. Em vez disso, descobriu que a respiração rápida contribuiria pouco para mudar a quantidade de oxigênio que a corrente sanguínea absorveria e determinou que tais esforços vigorosos, na verdade, teriam maior impacto em eliminar nuvens de dióxido de carbono.

A MODERNA CIÊNCIA DO YOGA

"A ideia de que um indivíduo absorve maiores quantidades de oxigênio durante o *pránáyáma* é um mito", escreveu, aludindo ao nome usado pelos praticantes de yoga para os exercícios de respiração. A descoberta de Gune pode ter sido contraintuitiva e contrária à sabedoria da época. No entanto, era teimosamente honesto — e, como revelou-se, estava cientificamente correto.

Um inteligente captador de fundos, Gune enviou cópias gratuitas do *Yoga Mímánsa* aos marajás da Índia. Esses homens ricos presidiam uma colcha de retalhos de Estados suntuosos livres do governo britânico. Muitos patrocinavam as artes e a cultura nativas como parte do renascimento hindu, e alguns tinham um vivo interesse no yoga.

Sua influência aumentou tão rápido e em tal grau que ele rapidamente tornou-se herói da *intelligentsia* nacional. Por volta de 1927 — apenas três anos depois da fundação do ashram —, o ex-professor de escola desempregado estava aconselhando Gandhi, possivelmente o homem mais famoso da Índia desde o Buda e o mais visível líder no país na luta pela independência.

A questão era a saúde do *pandit*. Gandhi tinha passado por sérias doenças e momentos de fadiga sempre agravados pelos longos jejuns dele, assim como também por uma fascinação por tratamentos naturais e um desdém pela medicina ocidental. Queixava-se de pressão alta. Gune recomendou os efeitos calmantes da Postura da Vela, o *Sarvángásana*. "No seu caso", escreveu Gune numa carta, a postura 'certamente pode ajudar". Gune observou que sua própria prática da Posição Invertida deixou sua pressão sanguínea em relaxantes 120 milímetros de mercúrio.

Gune sempre promoveu posturas específicas para doenças em particular e seus benefícios à saúde, tornando-se pioneiro no enfoque que muitos yogis iriam adotar por décadas. E ele promoveu outras inovações. Logo depois de fundar o ashram, Gune, baseado na inspiração de um mentor de artes marciais, estabeleceu uma política de ensinar yoga em aulas de instrução em massa. Além disso, elas eram gratuitas.

Outra novidade dirigia-se às mulheres. No início, o ashram tinha apenas homens como estudantes. Mas essa política logo mudou. Em 1926, Gune considerava seu yoga reformulado "peculiarmente talhado para as mulheres". Sua observação foi visionária, dado o tradicional chauvinismo da sociedade hindu e a final popularidade do yoga entre as mulheres.

SAÚDE

Dizer que Gune foi fundamental diminui a questão. Mesmo assim, ele permanece virtualmente desconhecido no Ocidente, à exceção de entre os acadêmicos. Joseph S. Alter, um antropólogo e médico da Universidade de Pittsburgh e autor de *Yoga in Modern India*, argumenta que ele "provavelmente teve um impacto mais profundo na prática do yoga moderno do que qualquer outra pessoa".

Entre os muitos admiradores de Gune, um dos mais politicamente astutos era o clã Wodeyar, de Mysore, uma cidade-Estado no Sul da Índia, rica em sedas e incenso, café e sândalo. Os rajás, benevolentes, dominavam um território do tamanho da Escócia; seus palácios luxuosos destacando-se na capital. Mysore era o mais desenvolvido dos principados da Índia, e os historiadores dizem que a família governante tinha um habilidoso papel na política do nacionalismo hindu, inclusive na promoção do yoga como uma forma de construir uma identidade nacional indiana.

Como Gune no seu ashram, o palácio de Mysore patrocinava uma versão da antiga prática que era bem distante do universo do Tantra e do erotismo. Não era nada mística. Por décadas, membros da família haviam praticado um estilo eclético que lançava mão das artes marciais e lutas indianas, assim como da ginástica ocidental e das técnicas de boa forma física, inclusive aquelas dos britânicos. Visava a promoção da cultura marcial, fortalecendo o corpo e produzindo sensações prazerosas de bem-estar e boa forma.

Em 1933, uma década após Gune ter se voltado ao estudo científico do yoga, o palácio contratou um professor para dirigir o salão de yoga. Um homem pequeno, de temperamento veloz e considerável erudição, Tirumalai Krishnamacharya havia passado o início da vida aprendendo sânscrito, medicina indiana e outras disciplinas clássicas como parte do renascimento hindu. Ele agora desenvolvia um estilo que recorria ao *ethos* da ginástica palaciana.

Krishnamacharya refinou as posturas, as sequenciou com rigor lógico e as combinou com respiração profunda para criar uma experiência dinâmica fluida.

Nada disso interessa muito, a não ser que Krishnamacharya (1888-1989) produziu vários alunos talentosos, que por fim fizeram dele o personagem mais influente no moderno alvorecer do Hatha Yoga. Sua paixão e suas ideias sobre desenvolvimento de posturas levaram à emergência da

Saudação ao Sol e finalmente outras posturas dinâmicas em movimento e estilos, inclusive o Ashtanga e Vinyása, Power e Viniyoga.

O palácio de Mysore enviou Krishnamacharya em turnês pela Índia para divulgar o yoga, com os participantes se referindo abertamente às viagens como "trabalho de propaganda". Em 1934, o marajá pediu a Krishnamacharya para visitar o famoso ashram de Gune no extremo norte e estudar os seus métodos. Viajando de trem, Krishnamacharya fez isso.

No ano seguinte, o guru do palácio adotou o tema dos benefícios terapêuticos no seu próprio livro *Yoga Makaranda* [O mel do yoga], publicado pelo marajá. Essa sequência aos esforços terapêuticos de Gune era ainda mais tenaz. Por exemplo, saudava os benefícios do *Utthita Párshvakonásana* — uma postura triangular conhecida como Postura do Triângulo Lateral Estendido. O aluno dobra uma das pernas e mantém a outra reta e alongada, levantando um dos braços sobre a cabeça, e deixa o outro braço apoiado no chão. Como resultado, "dores no abdômen, infecção urinária, febre e outras doenças serão curadas", declarava o livro sem traços de habilitações ou provas.

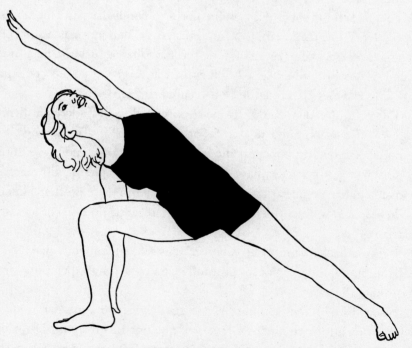

Postura do Triângulo Lateral Estendido, *Utthita Párshvakonásana*

SAÚDE

Krishnamacharya pode ter sido teimoso, brusco e dominador, mas treinou um aluno que provou ser particularmente importante para a difusão do Hatha Yoga — o cunhado dele, B.K.S. Iyengar (1918). O jovem foi doentio por toda a vida, e inicialmente seguia as sessões de yoga em Mysore de maneira deficiente. Krishnamacharya logo perdeu o interesse no novo aluno. Mas Iyengar continuou e por fim tornou-se saudável. Cada vez mais, assim como o seu guru, ele encarava o yoga por seus poderes restaurativos. Começou a percorrer a Índia com Krisnamacharya exibindo as novas habilidades, fazia torções em seu corpo sem esforço.

A essa altura, Iyengar, um jovem de 18 anos, começou a se valer de insights da medicina. Isso o ajudou a fundamentar sua abordagem na visão moderna da medicina de modo mais profundo. Sua estratégia era similar àquilo que Gune e seus colegas fizeram — mas em menor escala.

A imersão começou em 1936, quando um cirurgião chamado V.B. Gokhale assistia atônito a uma demonstração de yoga dada por Iyengar e, depois, ajudou a mudança de Iyengar a Pune, cidade grande que se tornou o lar dele pelo resto da vida. O médico se tornou um amigo, um incentivador e uma inteligente ligação com o universo da anatomia humana.

O conhecimento íntimo do corpo humano — tal como seus mais de duzentos ossos se ajustam e entram em desacordo — permitira a Iyengar refinar as posturas. O Triângulo é um bom exemplo. Seu método evitou desalinhamentos sutis que poderiam restringir o movimento. A postura do iniciante, conhecida formalmente como *Trikonásana*, começa com o praticante de pé à medida que o aluno abre os braços e as pernas bem afastados e inclina o torso para um lado, levantando alto um dos braços e levando o outro para baixo. Então a postura era repetida para o lado oposto. O potencial conflito centra-se nos ossos do quadril e a grande torção na parte superior do corpo, conhecida como "trocânter", um local onde os músculos se unem. À medida que o aluno se abaixa, a pélvis pode facilmente atingir uma torção em protrusão, que interrompe todo o movimento para baixo. A solução foi simples. Requer que o aluno vire o pé 90 graus, de maneira que aponte para fora. Isso promoveu a rotação total da perna e virou o "trocânter" para trás de maneira que a pélvis e o torso ficassem livres com o objetivo de se moverem para baixo. O resultado era um impulso mais profundo e um melhor alongamento.

A MODERNA CIÊNCIA DO YOGA

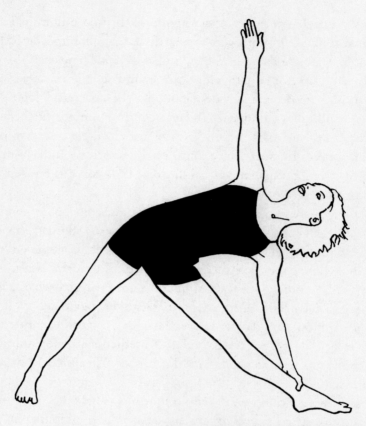

Postura do Triângulo, *Utthita Trikonásana*

Valendo-se desses insights, Iyengar tornou-se um mestre da precisão. O bom alinhamento tornou-se sua marca. Ele aprendeu muito sobre o que era aceitável, o que era ambicioso e o que era perigoso.

Gune, que se tornou presidente do Conselho de Educação Física na região de Bombaim, assistiu em 1945 a uma performance de Iyengar em uma apresentação pública. A história não dá detalhes sobre o encontro entre esses dois homens — dois pioneiros que buscavam alinhar o Hatha Yoga com a ciência moderna. Entretanto, observa que Gune articulou para que a instituição em que Iyengar atuava recebesse apoio financeiro.

Em 1947, a Índia conquistou sua independência e os poderosos da nação não mais promoviam o yoga como um caminho para construir o orgulho hindu. Os patrocínios acabaram ou diminuíram radicalmente. Nas montanhas

SAÚDE

ao sul de Bombaim, o ashram de Gune apertou o cinto, incerto sobre o futuro. Em Mysore, políticos tomaram posse no lugar da família real.

Coincidindo com essa queda repentina no apoio doméstico, o Hatha Yoga tornou-se global. As exportações começaram com um talentoso aluno que estudara com Gune e Krishnamacharya. Assim como Iyengar, o neófito que veio ao yoga por motivos de doença tornou-se um defensor ardoroso de seus poderes restaurativos. Além disso, a aluna era uma mulher esperta. Ela ajudou a tornar as observações de Gune sobre o yoga ser "particularmente talhado para mulheres" em multidões de adeptas.

Filha de um sueco diretor de banco e de uma aristocrata russa, Eugenie Peterson (1899-2002) era uma estrela de cinema ascendente com o nome artístico de Indra Devi quando desenvolveu um sério problema cardíaco. Encontrou Gune e estudou no ashram dele, assemelhando-o com um spa voltado à saúde. Devi se viu em aulas com outras mulheres e muito aborrecida com sua péssima flexibilidade. Uma instrutora a aconselhou a ter paciência.

A neófita então procurou ter aulas com Krishnamacharya.

Ele se recusou.

"Ele disse que não tinha turmas para mulheres", relembrou Devi.

Ela persistiu.

Finalmente o guru cedeu.

Devi aprendeu bem, e, ao mudar-se para Hollywood em 1947, ensinou a celebridades, como Gloria Swanson, Greta Garbo e Marilyn Monroe. Ficou conhecida por ser a primeira professora de yoga das estrelas.

Devi reuniu seus insights em um livro de 1953, *Forever Young, Forever Healthy*, que se tornou o primeiro best-seller de yoga e o primeiro a popularizar a abordagem da saúde perfeita, chegando rapidamente a 16 edições. Dirigia-se especialmente às mulheres, com um tom de intimidade e páginas ricas em dicas de beleza e boa forma.

À medida que o yoga se elevava em popularidade, a ciência vasculhava um aspecto antigo da pauta que conseguia se manter — a veneração do miraculoso. Grandes reivindicações, apesar das denúncias de vários fatos comprometedores, tornaram-se mais notórias.

O astro era Yogananda. O nome do *swami* carismático significava "bênção por meio da união divina". Seu livro, *Autobiografia de um iogue*, referia-se à sua experiência pessoal com super-homens yogis, que podiam voar, mudar o clima, ler a mente, atravessar paredes, materializar joias e, algo de importância não menor para os que meditavam nas florestas: fazer nuvens de mosquitos desaparecerem subitamente. Era o Aladim que se tornou realidade. O livro, traduzido em dúzias de idiomas, influenciou e inspirou uma geração de seguidores. "Controle sobre a morte", declarava ele em seus escritos, fazendo eco ao *Hatha Yoga Pradípiká*, "vem quando alguém consegue dirigir conscientemente o mecanismo do coração". Em seu *Super Advanced Course*, Yogananda revelou o pretenso segredo: "Yogis sabem como parar o coração e a ação pulmonar voluntariamente, mas se mantêm fisicamente vivos por meio da retenção de alguma Energia Cósmica em seus corpos."

Dessa névoa sobrenatural veio algo inteiramente novo no mundo da exposição dos fatos comprometedores sobre o yoga — um apóstata, um verdadeiro *insider* que conhecia os segredos da área e das personalidades e, talvez, suas vulnerabilidades.

Basu Kumar Bagchi (1895-1977) crescera em Bengala, como Paul, e desfrutou de uma amizade bem próxima com Yogananda. Ambos fizeram faculdade juntos, prestaram os votos monásticos juntos, dirigiram uma escola juntos, foram à América juntos, rezaram juntos e publicaram tratados religiosos juntos. Bagchi tornou-se o segundo no comando de um empreendimento espiritual fundado por Yogananda em Los Angeles. A Self-Realization Fellowship veio a possuir propriedades caras, inclusive mais de uma dúzia de verdejantes acres na costa da Califórnia.

Finalmente os dois entraram em um amargo confronto, supostamente sobre o fato de Yogananda ter quebrado seu voto de celibato com devotas. Bagchi pediu dispensa dos seus votos monásticos e fez um doutorado em psicologia. Depois de um período em Harvard, conseguiu um cargo na Universidade de Michigan e tornou-se pioneiro na interpretação de ondas cerebrais para diagnóstico e tratamento de doenças, incluindo a epilepsia. Bagchi escreveu pouco ou nada sobre o yoga durante esse período. Isso era o seu passado e não o seu futuro.

Então o famoso *swami* Yogananda morreu em 1952, enquanto proferia uma palestra no hotel Biltimore, em Los Angeles. Foi vítima de um ataque do coração e sofreu um colapso. Sua morte foi anunciada nas manchetes de primeira página do *Los Angeles Times*. Aos 59 anos, seu falecimento

SAÚDE

pareceu elevar a Self-Realization Fellowship a um novo patamar. Yogananda tornou-se um santo. A hagiografia floresceu. O grupo publicava retratos do falecido yogi, que praticamente resplandecia com uma santidade radiante.

Bagchi agora cavou mais fundo. Por quase uma década, investigou um dos mais palpáveis milagres — a suspensão do funcionamento cardíaco.

Bagchi recrutou colegas, ganhou apoio financeiro da Fundação Rockefeller, comprou o melhor equipamento, viajou à Índia, visitou o ashram de Gune, e estudou os mais dotados yogis do mundo. Para seu deleite, por fim localizou Krishnamacharya — o guru dos gurus que fundaram as principais escolas do yoga moderno. O celebrado homem tornou-se um testemunho das maravilhas yogis. Para conquistar devotos, Krishnamacharya passou a fazer demonstrações do que seus convertidos aclamavam como *siddhis* — suspender as pulsações, parar carros com as mãos, levantar objetos pesados apenas com os dentes.

Quando foi solicitado a realizar ele mesmo os *siddhis*, o yogi protestou. Aos 67 anos, estava muito velho. Por fim, concordou. Bagchi conectou os eletrodos à medida que o venerável yogi fechava os olhos e se concentrava. *Bip, bip, bip*. Os ponteiros dos registros iam para trás e para a frente, captando os sutis ritmos cardíacos não importava o quão firme Krishnamacharya tentava. O ritmo cardíaco estava reduzido. Mas bastava olhar para o tracejado no papel para ver que as batidas ainda estavam ali, mesmo que reduzidas ou muito fracas para serem captadas pelo estetoscópio. O coração continuava batendo. *Bip, bip, bip*.

Em 1961, Bagchi e colegas publicaram suas descobertas no *Circulation*, prestigioso periódico científico da American Heart Association.

"Relatava-se com frequência que alguns yogis podiam parar o coração", relembrou depois. "Todo mundo, inclusive os médicos, pensava que era possível. Nós descobrimos a verdade."

Outro *insider* juntou-se a Bagchi. Não um renegado, mas uma autoridade fundamental no mundo do yoga e uma das mais antigas e respeitáveis.

Naquela ocasião, Gune estava se aproximando do octogésimo aniversário, cabelos brancos cacheados caíam sobre seu pescoço. Os estudos cardíacos chamaram a sua atenção. Além disso, alguns de seus colegas tinham participado. Bagchi ficou no ashram mais tempo do que em qualquer outro lugar na Índia — mais de cinco semanas. O que os cientistas estrangeiros foram examinar — e conforme se revelou, refutar-se — não foi alguma insignificância, mas um princípio central do yoga e seu legado de feitos heroicos sobre-humanos. Isso colocou o ashram em uma posição embaraçosa.

Um homem inferior teria negado as descobertas sobre o coração ou as desqualificado como imperfeitas. Gune não. Não o rebelde nacionalista que jurou fazer declaração alguma "sem ter tido prova científica para sustentá-la". Então ele convocou o seu ashram. E — para seu imenso mérito — fez isso não com relutância ou reserva, mas audaciosamente. Era como se ele, no final da vida, se tornasse determinado a aumentar a reputação da sua instituição e missão. Bagchi e sua equipe focaram-se no coração. Gune abraçaria então um desafio ainda maior.

O sepultamento em vida era o modo mais espetacular que os gurus e seus adeptos tinham trabalhado em público para revelar poderes de outro mundo, como o yogi do Punjab havia demonstrado ao marajá.

Gune colocou sua equipe na criação de uma cova de *samádhi* destinada a mimetizar as tocas dos obreiros milagrosos. Mas era projetada para minimizar a possibilidade de variáveis extrínsecas — para não dizer fraudulentas. Era cavada não em um campo ou na areia, como os super-homens yogis sempre faziam, mas nas fundações de um laboratório, onde os fluxos de gases seriam fáceis de monitorar e eliminar. Media dois metros de comprimento por dois de largura, e seis metros de profundidade, chão de gesso, paredes de tijolos e tudo revestido por grossas camadas de tinta. A equipe colocou um lacre em torno da porta para isolar o ar. As precauções tornaram a cova do *samádhi* completamente vedada ao mundo exterior — a primeira desse tipo. Ar algum poderia entrar ou exalações saírem.

O ashram tomou voluntários de suas próprias fileiras e de mais além. O mais graduado se revelou um showman itinerante de constituição atlética que havia apresentado proezas de yogis em feiras da área rural. Gabava-se de ter resistido a sepultamentos por até um mês. O showman, Ramandana Yogi, usava braceletes nos pulsos e sunga de pele de tigre.

Por duas vezes, em 1962, enfrentou a cova. Na primeira vez, conseguiu suportar a câmara não por quarenta dias e quarenta noites — nem mesmo próximo a um mês ou uma semana. Ele permaneceu por 11 horas. Sua

SAÚDE

segunda tentativa foi melhor. Permaneceu 18 horas antes de pedir para sair, ofegando por respirar.

Os cientistas trancaram voluntários na cova do *samádhi* 11 vezes ao todo. Nada parecido fora feito antes. Os resultados abriram um rombo no legado de reivindicações miraculosas do yoga.

Hoje o ashram tem um ar ligeiramente decrépito, paredes desintegrando-se aqui e ali por entre a densa folhagem. Mas a cova está congelada no tempo, clara e imaculada e pronta para qualquer novo voluntário que possa aparecer. É parte museu, parte desafio aberto.

"Nós continuamos prontos a fazer isso", disse Makrand Gore, um pesquisador sênior do ashram. Ele abriu a porta da cova descrevendo o seu passado. O local de retiro arrumado, bem iluminado e lustrosamente pintado, realmente parecia pronto para admitir um novo voluntário. Um rolo de arames se pendurava do teto, aguardando um obreiro milagroso.

O chefe de Gore, T.K. Bera, um homem pequeno com uma presença muscular, juntou-se ao tour. Disse que o ashram tem procurado muito por *siddhis* durante décadas, mas não encontrou milagres — nenhum, mesmo tentando o que fosse possível.

"As pessoas dizem que o yoga é magia negra", ressaltou Bera. "Mas o que percebemos é que dá poder para que se viva com o metabolismo reduzido. Isso é tudo, não é mágica."

O yoga popular não fez nenhum reconhecimento explícito da desmitologização da cova, mas continuou a desvincular-se da velha ênfase na magia e no erotismo. A tendência chegou ao auge com Iyengar.

Seu livro, *A luz da ioga*, de 1965, rapidamente se tornou a Bíblia do "como fazer" do Hatha Yoga. Vendeu mais de um milhão de exemplares em todo o mundo, confirmando o potencial exportador dessa área. No prefácio, Iyengar zombava das pessoas crédulas que perguntavam se "eu posso beber ácido, mastigar vidro, caminhar sobre o fogo, me tornar invisível ou fazer outras mágicas". Em vez disso, descreve seu objetivo como retratar o yoga "à luz da nossa nova era".

Iyengar não fez menção a Gune, Bagchi, à humilhação de seu próprio guru, Krishnamacharya, ou do treinamento de seu próprio tutor científico, Gokhale. Ele simplesmente infundiu seu livro com uma nova sensibilidade.

A MODERNA CIÊNCIA DO YOGA

Para cada postura, ele observou vários efeitos invisíveis à saúde, sempre utilizando termos médicos. Um exemplo foi o Gafanhoto, ou *Shalabhásana*. O aluno deitava-se de barriga para baixo e levantava a cabeça, o peito e as pernas o mais alto possível. Iyengar disse que a postura "aliviava dores na região do sacro e da lombar" enquanto beneficiava "vesícula e próstata".

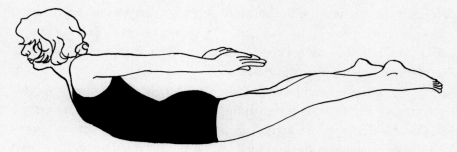

Postura do Gafanhoto, *Shalabhásana*

Então ele também começou a louvar a Postura Invertida sobre a Cabeça. A suspensão do corpo nesta postura "faz sangue puro e saudável fluir através das células do cérebro" e "garante um suprimento de sangue apropriado às glândulas pineal e pituitária". Iyengar nunca disse nada a respeito da pesquisa ou testes clínicos ou da possibilidade de efeitos placebo. Em vez disso, ele exagerava nos termos médicos e expunha os benefícios à saúde, dando ao seu livro uma impressão de rigor científico enquanto evitava a confusa questão das provas. Aquilo era uma *luz* sem explicação de sua origem.

Iyengar, de modo um pouco mais enfático, fazia reivindicação de um amplo rol de curas e benefícios terapêuticos, mais uma vez sem apresentar nenhuma evidência que apoiasse suas alegações além de "experiências realizadas com meus pupilos". O livro dele emprega a palavra "cura" dezenas de vezes. No final, ele dispunha uma lista de "*Ásanas* Curativos" para cerca de cem moléstias e doenças, entre elas: artrite, asma, dor nas costas, bronquite, diabetes, disenteria, epilepsia, doenças cardíacas, enxaquecas, poliomielite, pneumonia, dor ciática, esterilidade, amidalite, úlcera e varizes.

A mensagem subliminar era talvez o mais importante de tudo. Aproximadamente seiscentas fotografias mostravam Iyengar dobrando seu corpo elástico em todos os tipos de entrelaçamentos e ondulações, torções e nós. Ali estava um perfeito *body builder* cuja aparência não dava pista alguma do passado do yoga. Não exibia cinzas ou amuletos, nenhum cabelo emaranhado ou barba. Eras de decadência tinham aberto caminho a um novo tipo de yogi.

Sexo não estava em pauta. Mesmo assim, ainda fazia algumas aparições, sempre com um viés terapêutico. Por exemplo: Iyengar incluiu a impotência na sua lista de moléstias curáveis.

Mais importante, bem no final do livro — nas últimas páginas de uma seção chamada "Dicas e Cuidados", encoberta numa discussão de práticas avançadas, expressa em uma linguagem mais evocativa do que explícita — ele fez uma súbita revelação. Mesmo o yoga pasteurizado, como se revelou, retinha uma medida considerável de sua velha chama.

Iyengar falava de "poder sexual retentivo" e sugeriu que a prática poderia varrer as cinzas latentes da sexualidade humana em uma labareda tempestuosa. Se o yogi ceder, revelou, "desejos adormecidos são despertados e tornam-se letais".

Era como se um médico subitamente informasse ao paciente que o atual curso do tratamento teve sérios efeitos colaterais, antes não manifestados. E piorava. Iyengar começou a explicar em detalhes os riscos fundamentais, fazendo seu tardio reconhecimento no meio de um parágrafo bem longo. Em minha edição, a revelação vem na página 438.

O yoga, alerta Iyengar, pode transportar o praticante "às encruzilhadas de seu destino". Um caminho leva ao divino, disse ele, e o outro ao "desfrute de prazeres profanos".

A transformação do yoga estava completa em seus fundamentos. Havia passado da vocação do super-homem para a busca do homem comum — e, cada vez mais, da mulher comum. Não pertencia mais aos místicos solitários, mas à humanidade. Sua casa não era mais a Índia, mas o mundo. O modo de ensino público, em vez de particular. Progressivamente, seus praticantes deixaram de prosperar em meio a crânios e cinzas, que deram lugar a tapetes de exercícios e roupas de ginástica. Milhões de entusiastas ignoraram o antigo misticismo em favor de novas ambições de saúde e boa forma. Se o yoga ainda carregava um pouco do seu antigo erotismo, esse aspecto da disciplina foi caracteristicamente ignorado e minimizado, chegando quase ao ponto da invisibilidade.

A MODERNA CIÊNCIA DO YOGA

Resumindo, o yoga, de uma obsessão ancestral pela transcendência do corpo, se tornara uma jornada moderna à procura de um novo modo de adquirir energia e força física.

Entre as ironias que vêm à luz em uma revisão da modernização do yoga, uma das maiores é como a sua pauta da saúde — iniciada por Paul, capturada por nacionalistas hindus, desenvolvida como item de exportação, utilizada como marketing com forte pretensão, alçada globalmente como o enaltecedor vital máximo — revelou que produzia um tesouro de benefícios reais. O posicionamento provou ser acidentalmente acurado em alguns aspectos. A evidência torna-se mais rica a cada dia, como sugere a inserção no banco de dados PubMed de novos artigos sobre o yoga em razão de mais de cem por ano.

Parte substancial dessa pesquisa deriva do tipo de reduções metabólicas que Paul começou a identificar há um século e meio. Por exemplo, cientistas descobriram que a desaceleração fisiológica do yoga pode reduzir o estresse, o ritmo cardíaco, a pressão arterial, ajudando a estimular a imunidade e prevenir doenças. Em 2009, pesquisadores na Universidade da Pensilvânia relataram que 26 pessoas que praticaram Iyengar yoga por três meses foram bem-sucedidas na redução da hipertensão e seus precursores. Isso é importante porque hipertensão, ou pressão alta, é associada com um alto risco de AVCs, doenças cardiovasculares e dos rins. Por mais estranho que possa parecer, o transe de quase morte do yogi do Punjab no final das contas iluminou a estilo de vida saudável. Revelou-se que muitos dos milagres — se falsos em termos de proezas sobrenaturais — refletiam a habilidade real dos yogis em executar menos manipulações do corpo, produzindo, assim, uma gama de benefícios para a saúde. Tome o coração. Bagchi pode ter abalado as reivindicações de Yogananda sobre a parada total. Mas décadas de investigações têm mostrado que o yoga pode produzir repercussões cardíacas que funcionam poderosamente a favor da saúde cardiovascular, uma questão potencialmente vital de bem-estar cívico uma vez que as doenças do coração são a *principal* causa de morte no mundo industrializado. Os estudos variam do anedótico ao rigoroso. Mas um grande número — dezenas conduzidas em todos os lugares da Índia e Japão até a Europa e Estados Unidos — argumenta que o yoga funciona excepcionalmente bem. Resultados mostraram

SAÚDE

redução em fatores de risco cardiovascular, como pressão alta, aumento dos níveis de glicose, colesterol e níveis de fibrinogênio, uma proteína envolvida no espessamento do sangue. Também houve diminuição dos sinais de aterosclerose — um fator subjacente em doença cardíaca que surge quando o colesterol e outros depósitos de gordura começam a entupir as artérias. Por fim, foi concluído que aumenta os níveis de antioxidantes na corrente sanguínea e diminui o estresse oxidativo, um eufemismo para tipos de oxigênio altamente reativos que causam danos devastando o mecanismo celular.

Mais importante, os cientistas descobriram que os riscos reduzidos se traduziam em benefícios médicos. Estudos clínicos têm demonstrado que os pacientes que fazem yoga são hospitalizados com menos frequência, apresentam menos necessidade de terapias medicamentosas e registram menor número de ocorrências coronarianas graves abarcando desde os ataques cardíacos até a morte. Analistas na Universidade da Virgínia revisaram setenta desses estudos e concluíram em 2005 que o yoga mostra potencial como "uma intervenção segura e de bom custo/benefício" por melhorar a saúde cardiovascular.

Outro campo de pesquisa mostra que o yoga pode retardar o envelhecimento — outra área repleta de alegações de milagres como quando o *Hatha Yoga Pradípiká* falou sobre como eliminar rugas e cabelos brancos.

Deve-se considerar também um estudo realizado em 2001 com mulheres idosas que começaram a praticar yoga e tiveram seu equilíbrio bem melhorado. Isso é significativo. Para as pessoas da terceira idade, as quedas são *a* maior causa de morte por ferimentos.

A coluna é outro alvo. Há tempos o yoga alega que todas as flexões e alongamentos tornarão a sua coluna mais resistente. A ciência tem examinado tais declarações e descobriu que o yoga pode, de fato, neutralizar a deterioração dos discos intervertebrais.

As almofadas gelatinosas agem como parafusos centrais e amortecedores de choque de maneira que as vértebras da coluna possam se mover suavemente, permitindo ao corpo realizar seus movimentos regulares de dobras e rotações. Os discos dos adultos não têm suprimento de sangue por si mesmos, mas dependem de veias próximas para nutri-los. Com o envelhecimento natural, o já limitado suprimento de sangue diminui ainda mais e os discos secam e tornam-se mais finos.

A MODERNA CIÊNCIA DO YOGA

Como consequência, o tronco encurta e a pessoa fica com uma altura menor. A perda de espessura dos discos pode resultar em variadas lesões dos nervos e dor intensa.

Em 2011, a ideia de que o yoga pode desacelerar tal deterioração foi reforçada quando médicos de Taiwan relataram isso em um estudo com 36 pessoas. Metade lecionava yoga por mais de uma década, e acreditava-se que outra metade tinha boa saúde. Ambos os grupos não mostravam estatísticas diferentes por sexo ou idade. Os médicos então fizeram uma varredura em todas as colunas vertebrais e inspecionaram cuidadosamente os discos em busca de sinais de deterioração. Os resultados, segundo a equipe, mostraram que os professores de yoga tinham "significativamente menos" doença degenerativa que o grupo de controle.

Por quê? Os médicos sugeriram que o ato de dobrar a espinha pode ter causado maior aporte de nutrientes nos discos. Outra possibilidade, escreveram, seria o fato de que a tensão e a compressão repetidas dos discos teriam estimulado a produção de fatores de crescimento que limitaram o envelhecimento.

As fronteiras da ciência biomédica revelaram conter muitas pistas dos esperados benefícios de saúde. As novas interpretações revelam potenciais — não demonstradas — compensações para os praticantes mesmo se a palavra "yoga" nunca apareça no texto ou no título do trabalho científico.

Uma surpresa centra-se no nervo vago, sempre caracterizado como o mais importante no corpo. Ele segue da base do cérebro até o torso, onde se irradia até os pulmões, coração, estômago, fígado, baço, cólon e outras partes do abdômen. A palavra *vagus* divide raízes etimológicas com "vago" e "vagabundo", com a denotação aquilo que vaga através do corpo.

A ação do nervo é fundamental à regulação e diminuição dos batimentos cardíacos humanos, e desse modo tem desempenhado um papel importante em pretensos milagres remontando aos tempos do yogi do Punjab. Mas a nova pesquisa centra-se no que se revela um talento ainda mais fundamental do nervo — a regulação do sistema imunológico, em teoria oferecendo proteção contra várias doenças graves.

A resposta imunológica do corpo é retratada tipicamente como a batalha dos glóbulos brancos contra invasores estrangeiros. E os sistemas nervoso e imunológico como entidades distintas — como óleo e água, jamais se misturando. O nervo itinerante então pareceria não ter nada a ver com qualquer coisa relacionada ao mecanismo de defesa do organismo.

Não foi bem isso o que Kevin J. Tracey constatou. O imunologista do hospital da Universidade de North Shore, em Long Island, relatou, em 2002, que o nervo vago exerce um controle notável sobre o sistema imunológico, desempenhando função importante, por exemplo, no combate à inflamação.

Isso pode soar sem importância. Mas uma série de distúrbios fatais decorre de super-reações do organismo às infecções ou suas ameaças. Por exemplo, o corpo pode oscilar em direção a um estado infeccioso conhecido como septicemia, um assassino silencioso que, nos Estados Unidos, leva mais de 200 mil vidas a cada ano. Outros distúrbios incluem o lúpus (uma doença autoimune), a pancreatite (inflamação crônica do pâncreas) e a artrite reumatoide (uma inflamação crônica das juntas). Os cientistas estão trabalhando duro nas terapias anti-inflamatórias.

No início, Tracey voltou-se para as drogas cujo propósito era excitar o nervo vago. No entanto, quanto mais ele aprendia sobre yoga e outros exercícios orientais, mais se interessava no seu potencial como agentes naturais para combater a inflamação e seus efeitos debilitantes. Em 2006, ele discutiu o assunto em uma conferência sob os auspícios do Dalai-Lama, o líder espiritual do Tibete, que há tempos demonstra interesse na ciência ocidental.

As ideias de Tracey ganharam reforço em 2011, quando cientistas indianos sob a liderança de Shirley Telles — uma das pesquisadoras mais prolíficas sobre o yoga — reportaram que manter uma prática intensiva por uma semana pode melhorar traumas de artrite reumatoide, a dolorosa disfunção nas juntas. Isso aflige milhões de pessoas. O estudo teve a participação de 64 pacientes, cujas idades variavam de 20 a 70 anos. O yoga incluiu posturas de flexão e respiração lenta que estimulavam o vago. Medições no início e no final da semana mostraram quedas no fator reumatoide — um indicador na corrente sanguínea do paciente — e foram verificadas melhoras na habilidade dos praticantes de se levantar da cama, se vestir, andar, comer e segurar objetos.

Investigadores do invisível estão encontrando encantamentos ainda mais profundos. Incluíram uma expressão suprema da boa saúde: longevidade.

Poucos tópicos em yoga foram capazes de gerar mais incerteza. A mitologia retrocede a pelo menos tão longe com Marco Polo, que foi o primeiro a visitar a Índia, por volta de 1288, e relatou que os yogis poderiam viver até dois séculos. Hoje os yogis e professores de yoga rotineiramente saúdam a prática como um grande fator de prolongamento da vida — embora nenhum estudo que eu conheça tenha investigado essa alegação. O que dá manchete são as piadas. Por exemplo, muitos autores apontam a longevidade de Krishnamacharya, que se tornou centenário. Assim também o aluno dele, Indra Devi, autor de *Forever Young*, chamou atenção por ter vivido até os 102 anos. Poucos entusiastas do yoga mencionam que o atarracado Yogananda morreu de um ataque do coração antes de completar 60 anos.

Apesar da criação ilusória de fatos que se desejaria que fossem realidade, uma descoberta recente sugere que o yoga pode certamente retardar o relógio biológico. Questões centrais de uma charada longeva: por que as células envelhecem, morrem ou em certos casos desafiam a ordem natural para permanecer jovens. A resposta envolve as microscópicas espirais do DNA que repousam nas extremidades dos cromossomos, os repositórios centrais da informação genética nas células. Os cientistas descobriram que essas extremidades do DNA, conhecidas como telômeros, ficam menores cada vez que a célula se divide. É uma espécie de relógio interno que determina a parcela de tempo de vida da célula. Também descobriram os segredos da estrutura e da proteção do telômero. A descoberta foi considerada tão importante que ganhou o Prêmio Nobel em fisiologia e medicina em 2009. Para os cientistas, a história do telômero sugeriu uma forma mais acurada de medição da idade biológica do que aquela marcada pela simples passagem dos anos.

Como sempre acontece em ciência, a descoberta colocou ainda outra questão em um foco bem visível: por que os telômeros de alguns indivíduos se mantêm bem melhores do que os de outros? Em alguns casos, alguém de 80 anos pode ter os telômeros longos e jovens de uma pessoa de 30. Por que essa variação?

Revelou-se que várias condições do dia a dia podem erodir os telômeros: a principal sendo o estresse psicológico crônico. (Outros fatores incluem dietas não saudáveis e infecções.) Felizmente, a ciência também descobriu que a redução do estresse pode retardar o relógio biológico. A redução parece funcionar mesmo em indivíduos já avançados na idade madura ou

SAÚDE

terceira idade. Dada a longa busca da humanidade por uma fonte da juventude, talvez a mais intrigante, alguns estudos provisórios sugeriram que telômeros curtos podem ser persuadidos a crescer de novo, fazendo retroceder o relógio biológico de fato.

Pratique yoga. Por décadas a ciência tem repetidamente exposto o talento do yoga em desfazer o estresse mental e físico, como discutiremos no capítulo 3. Então o yoga, apesar de sua história diversificada em alegações sobre longevidade, aparece como se fosse talhado para retardar o relógio biológico.

Dean Ornish resolveu verificar. Médico formado em Harvard, Ornish é conhecido por seus livros populares, por ser um devoto do yoga que começou a praticar na década de 1970. Ao longo dos anos, desenvolveu e divulgou um plano de boa saúde que advogava uma combinação de dieta de baixas calorias, com alimentos integrais e técnicas de relaxamento. Estudos sobre o método dele tornaram-se parte da prova dos benefícios cardiovasculares do yoga. Atualmente ele voltou a atenção aos telômeros, em particular a uma medida de manutenção e construção conhecida como telomerase — uma enzima que acrescenta DNA às pontas dos cromossomos. Ele fez isso com os colegas da Universidade da Califórnia em São Francisco, incluindo Elizabeth Blackburn, que logo dividiu o Prêmio Nobel por suas descobertas sobre a telomerase.

Participaram do estudo 24 homens que seguiram o programa de Ornish. As idades variavam de 50 a 80 anos, eles fizeram yoga uma hora por dia, seis vezes por semana. Os cientistas investigaram os níveis de telomerase e outras dosagens e avaliações físicas e psicológicas antes que os homens começassem as suas atividades de rotina diária e fizeram isso de novo depois da conclusão de um programa de três meses. Os resultados foram inequívocos. Os cientistas encontraram reduções no colesterol, na pressão arterial, e indicadores como estes, de angústia emocional diante de pensamentos perturbadores. O mais importante: descobriram que os níveis de telomerase aumentaram 30%.

A equipe relatou suas descobertas no final de 2008, proclamando-as pioneiras. Os 11 cientistas disseram que as descobertas tinham implicações na longevidade celular, renovação dos tecidos, prevenção das doenças e "aumento da expectativa de vida" — um cálice sagrado da ciência moderna.

A MODERNA CIÊNCIA DO YOGA

A investigação de Ornish foi apenas o começo, é claro. Outras investigações teriam de mirar praticantes de yoga e fazer estudos mais amplos e elaborados. Mas foi um começo.

A ciência foi bem-sucedida em promover saúde sobre o miraculoso, entretanto alguns yogis conseguiram aferrar-se tenazmente ao passado e mostrar um orgulho recorrente por mitos desacreditados. Os principais gurus desistiram das declarações ferozes. Mas outras autoridades foram sempre rápidas em agarrar-se a milagres menores e ficções da moda.

O livro *Yoga para leigos* proclamou que os yogis "podem viver bem acima de 100 anos" e podem "parar o próprio coração (e depois reanimá-lo, é claro)".

Assim também Georg Feuerstein, um astro entre os estudiosos do yoga, concluiu que a ciência "emprestou credibilidade para muitas" das mais impressionantes alegações do yoga, fazendo-as "parecer bem menos bizarras do que pareceram à primeira vista".

O ensaio de Feuerstein sobre o tema foi exposto em seu livro *Sacred Paths* e chamado "Science Studies Yoga". Mas o seu entusiasmo permitiu que ignorasse décadas de desmistificação. Também não mencionou as exposições de fatos comprometedores de Paul e Von Török, Gune e Bagchi, Gore e Bera. Sua mensagem era toda sobre o super-homem.

Como se revelou, as reivindicações do fabuloso ultrapassaram o rarefeito mundo dos yogis avançados. Elas se expandiram no tempo para incluir também os praticantes comuns.

APTIDÃO FÍSICA TOTAL

Certa vez tive uma aula de yoga na qual o professor mostrou uma imagem de um homem musculoso e começou a ridicularizar aquela constituição física como infantil. Sua mensagem vinha em alto e bom som — o yoga produz um físico melhor e é mais avançado que outras variedades de desenvolvimento do corpo. Os alunos balançaram a cabeça concordando. Estávamos todos no mesmo barco rumando para o mesmo destino: um local de contornos leves e abdomens esculpidos, uma terra onde a aptidão física pode atingir um novo patamar.

Claro que muitos instrutores honram as raízes espirituais do yoga com atitudes de humildade. Reconhecem que o yoga tem seus próprios poderes e limitações. Mesmo assim, vários gurus e professores têm apresentado listas de particularidades extraordinárias para explicar por que o yoga constitui a mais perfeita forma de exercício.

Considere Bikram Choudhury, o criador do Hot Yoga, um homem famoso no meio por sua coleção de Rolex e Rolls-Royce. Sua marca é tão popular e consistente que alguns a chamam de McYoga. Ele exige que cada estúdio ou escola de yoga faça exatamente a mesma sequência de 26 posturas e dois exercícios de respiração.

Choudhury cresceu na empobrecida Calcutá, mas enriqueceu rapidamente nos Estados Unidos ao abrir centenas de centros de yoga. A sala de exercícios de um estúdio de Bikram é aquecida a escaldantes 41 graus (um dia de verão em Calcutá). Choudhury, de modo divertido, chama isso de sua câmara de tortura — e de fato os iniciantes que adentram as paredes espelhadas frequentemente experienciam surtos de tontura e náusea. Alguns até desmaiam. A teoria subjacente parece ser que o calor amolece as articulações, músculos e tendões e auxilia alunos intermediários a se forçar a ir mais longe, dando-lhes uma gratificante sensação de progresso.

"Muitos americanos", repreende Choudhury em seu livro *Bikram Yoga*, "arruínam seus corpos correndo por aí 'exercitando-se' cegamente e praticando esportes. Eu digo aos meus alunos: 'Sem halteres, sem pesos, sem raquetes.' Jogos são bons para crianças, para recreação e para ensiná-las a ter espírito esportivo. Mas depois disso você deve desistir de tentar colocar uma bolinha redonda em um buraco o tempo todo."

Detalhadamente, Choudhury explica por que o seu yoga é superior a todos os outros tipos de exercício físico e por que merece a sua atenção e — talvez o mais importante — o seu dinheiro. Notavelmente, ele até rejeita todas as outras modalidades de yoga. Uma estimativa padrão para o número de pessoas que o praticam nos Estados Unidos é de 20 milhões, e Choudhury cita alegremente esse número como representando um mundo de almas mal-orientadas.

"Yoga Falsificado" é como ele se refere à prática delas. Ridiculariza outras abordagens como diluições com o objetivo de acomodar a fraqueza e a falta de flexibilidade dos americanos. Entre a concorrência ele zomba da kundaliní, do Ashtanga e do Vinyása ("que jamais existiu na Índia"), assim como o Iyengar ("esse usa tantos materiais de apoio em seu método que é chamado 'o yoga de mobília' na Índia"). As recentes marcas de yoga, acrescenta ele, são ainda mais ridículas. "Você tem o Yoga Fácil, Yoga-sentado-à-sua-mesa-de-trabalho, Yoga para Iniciantes, Yoga para Leigos, Yoga para Animais de Estimação e Babaar [sic] Yoga. Para mim, é tudo Yoga Mickey Mouse."

Os falsos profetas, acusa, esquivam-se de suas responsabilidades para com a antiga tradição e enganam os alunos sobre a "a vida perfeita", mantendo-os longe das recompensas da "excelente saúde e atividade máxima". Em oposição, retrata o seu próprio estilo em superlativos de histórias em quadrinhos: "Você se tornará um super-homem ou uma supermulher!"

Ele está certo? Haverá mais consistência no Hot Yoga do que a prepotência de Bikram poderia sugerir? E o que dizer dos outros estilos? Haverá avaliações objetivas que possam estabelecer os benefícios e compará-los aos exercícios e esportes? Em resumo, é possível descobrir o que é realidade e o que não é?

APTIDÃO FÍSICA TOTAL

Enquanto as pesquisas sobre o yoga até hoje têm tendido a ser esquemáticas e idiossincrásicas, a questão da aptidão física tem sido objeto de uma boa quantidade de exames minuciosos. A razão tem a ver com a natureza espinhosa do terreno intelectual.

O mundo acadêmico tem uma quantidade de campos de pesquisa que dedicam generosa atenção às questões da aptidão física. As disciplinas incluem biomecânica, cinesiologia, fisiologia do exercício, nutrição, terapia corporal e medicina do esporte, entre outras. Hoje, cientistas do esporte valem-se de uma riqueza instrumental e de software para conduzir estudos minuciosos de exercício e dos princípios de educação física. Todo o negócio não realiza nada que não seja vender equipamentos. As universidades possuem departamentos inteiros que não fazem mais que realizar estudos de aptidão física e publicar em dezenas de periódicos especializados, inclusive no *Journal of Exercise Physiology* e no *American Journal of Sports Medicine*. Os livros de referência tendem a ser de tamanhos exagerados e extraordinariamente detalhados. As associações profissionais da área incluem o American College of Sports Medicine — a maior organização mundial de cientistas dedicados às pesquisas de força e destreza física. Seu alcance é tal que os governos de todo o mundo habitualmente adotam diretrizes dessa organização na orientação de atividades físicas em campanhas destinadas a promover a saúde pública.

As reivindicações do yoga a respeito de boa forma cabem como uma luva nessas diretrizes. Um filósofo diria que caberiam como em um paradigma preexistente. A situação é muito diferente daquelas com declarações yogis sobre, digamos, fluxos corporais e renovação espiritual.

Como resultado, um número relativamente grande de cientistas (uma quantidade crescente deles yogis) tem aplicado os instrumentos e as técnicas acadêmicos empregados nos esportes tradicionais para avaliar as reivindicações de aptidão física do yoga. Os resultados, assim como veremos, despertam dúvidas significativas sobre as mais proeminentes afirmações do yoga moderno.

Um fator complicador é que o yoga, tomado com atividade singular, representa uma ultrassimplificação enraizada na imagem atemporal dessa doutrina. Melhor seria dizer "yogas", denotando a evolução de muitos

A MODERNA CIÊNCIA DO YOGA

estilos ao longo dos séculos — com novas modalidades surgindo o tempo todo. Três fases sobressaem. Primeiro era o original Hatha, que estreou como um ramo do Tantra. Então, como vimos no capítulo anterior, os inovadores do yoga do início do século 20 produziram um Hatha pasteurizado. Hoje, os mais recentes estilos representam outro passo no desenvolvimento do yoga, seus movimentos mais vigorosos que os antigos. Revelou-se que o yoga moderno, por acidente ou projeto, perdeu muito da sua natureza contemplativa e adotou algo do suadouro dos exercícios físicos contemporâneos.

Gune ensinou um estilo de yoga que personificava a abordagem da lentidão, da tranquilidade. Sua ênfase residia na sustentação das posturas por longos períodos de tempo e na aprendizagem de como relaxar entre os radicais estágios de torções, flexões e posturas invertidas. Suas avaliações sobre o modo com que as desafiadoras posturas invertidas eram suaves ao coração reforçavam sua orientação. Em comparação, os novos estilos tendiam a ser hipercinéticos, alguns praticados ao ritmo de rock. O objetivo é acelerar a pulsação cardíaca e exaurir o corpo. Isso os faz mais aeróbicos ("requer ar") — em outras palavras: mais focados na revigoração do sangue. Ao contrário do estilo de yoga de Gune, o novo objetivo é maximizar e não minimizar os custos energéticos.

As marcas que dão ênfase ao condicionamento aeróbico incluem o YogaFit e o Power Yoga. Em menor grau, o vigor se amplia a estilos mais antigos, como o Ashtanga e o Vinyása. E então aí está o Bikram. "Minhas aulas são tão puxadas", gaba-se Choudhury, "que você utiliza mais o coração do que se estivesse em uma maratona."

Felizmente, esse tipo de declaração está aberto a investigações.

As lentes analíticas do establishment esportivo começaram a se formar, no século 19, à medida que as autoridades de saúde lutavam para identificar fatores universais que determinam as origens da boa forma física humana. A questão era tida como urgente. Ao redor do mundo, um número cada vez maior de pessoas estava deixando as fazendas e abandonando o estilo de vida rural que as manteve ativas do amanhecer ao anoitecer. Especialistas em medicina concordavam que o estilo de vida sedentário das cidades não era saudável, mas não alcançavam consenso algum sobre quais modalidades de exercício recomendar — mesmo enquanto empresários e mascates ficavam ricos promovendo seus próprios métodos. Foi uma época de halteres e bolas medicinais, de academias equipadas com pesos, extensores de tórax, aparelhos e equipamentos mecânicos. O objetivo científico era desenvolver padrões objetivos com os quais os pesquisadores pudessem atravessar as reivindicações conflitantes e certificar o que era verdadeiramente benéfico. Os programas de exercícios resultantes eram vistos como importantes para ajudar os moradores das cidades a melhorar a saúde, evitar a fadiga e aproveitar suas vidas e tempo de lazer.

Por volta de 1900, os pesquisadores tinham identificado o fator que chamavam a capacidade vital. Isso mede a habilidade pessoal em respirar profundamente — aparentemente uma boa medida de aptidão física, porque a respiração é considerada a base do metabolismo e, nos tempos antigos, era tida como uma expressão do espírito e da alma humana. A ciência via a respiração profunda como similar a soprar um fogo — em teoria, isso arejava as chamas metabólicas.

Ao buscar a precisão, os cientistas definiram a capacidade vital como o volume máximo de ar que um indivíduo poderia exalar após uma profunda inalação. Achavam que uma vida sedentária reduzia a capacidade vital, e uma vida ativa a aumentava. Rapidamente os cientistas desenvolveram um refinamento conhecido como o índice vital, que procurava eliminar diferenças devido ao sexo, tamanho, idade e outros fatores individuais. Consistia na proporção da capacidade vital em relação ao peso. No princípio do século 20, os atletas aspiravam a um alto índice vital como indicação da excelência competitiva.

Gune tornou-se um entusiástico fã do índice vital e citava o impacto do yoga no sistema de medição fisiológica como prova do poder dessa disciplina em elevar a vitalidade humana. Estritamente observadas, as afirmações dele estavam exatamente certas. O *pránáyáma* confere aos pulmões, ao peito e aos músculos abdominais um abrangente exercício físico e melhora a flexibilidade da região da caixa torácica. O resultado natural é uma aptidão para a respiração profunda. A grande questão era se as habilidades pulmonares se traduziriam em aumento da aptidão física.

Gune não tinha dúvidas. De acordo com a avaliação dele, o yoga, com sua comprovada habilidade para expandir os pulmões, excedeu brilhantemente todos os outros esportes e sistemas de exercícios. E ele disse isso de forma bem direta. Pouco depois de iniciar seu ashram, ele declarou que a disciplina excede no "aumento do índice vital" e na melhora de todos os aspectos da vida. O yoga, insistia Gune, faz os alunos conquistarem "a perfeição fisiológica do corpo humano" — não a melhora ou o desenvolvimento, mas a *perfeição*. "Não pode haver outro sistema mais indicado."

Infelizmente, na mesma ocasião em que o guru estava adotando o índice vital como uma prova da superioridade do yoga, os cientistas na Europa e nos Estados Unidos estavam abandonando esse indicador como enganoso e potencialmente inexpressivo. Por exemplo, notaram que o índice vital de uma criança em fase de crescimento usualmente tem uma queda abrupta entre, digamos, os 10 e os 20 anos, já que o peso corporal durante esse período aumenta mais rápido do que o tamanho do pulmão. Um observador comum pode dizer que é uma fase de significativo aumento nas proezas atléticas.

Então a questão surgiu com uma nova premência: o que, de fato, definia a capacidade humana para o vigor físico e, se tal fator existia, a ciência poderia encontrar um meio de medir seu desenvolvimento?

Em 1920, quando Gune começava seu programa experimental, algumas das melhores mentes do mundo se ocuparam daquela questão. Um astro era Archibald V. Hill, um fisiologista inglês que ganhou o Prêmio Nobel em 1922 por demonstrar como os músculos utilizam a energia.

Aos 37 anos, à época da premiação, Hill usava um adequado bigode à moda britânica e era casado com Margaret Neville Keynes, a irmã do economista John Maynard Keynes e assistente social que havia escrito intensivamente sobre o trabalho infantil. O casal tinha dois filhos e duas filhas. Hill, conforme se revelou, estava apenas começando uma longa e produtiva carreira. Depois do trabalho que lhe rendeu o Nobel, voltou-se à questão relativa do modo como os músculos captam o oxigênio. Isso era o outro lado da mesma moeda — focar-se mais nas causas do que nos resultados. Sua pauta era bastante sensível para um cientista ambicioso, curioso a respeito dos fundamentos da biologia.

Hill trouxe à sua pesquisa um permanente interesse pessoal em esportes e aptidão física. Quando jovem, ele havia corrido em competições, cobrindo três quilômetros em pouco mais de dez minutos — um ritmo rápido à época. Já adulto, Hill sempre corria dois quilômetros antes do café da manhã. Para seus estudos sobre o oxigênio, ele e seus colegas planejaram experiências feitas com o fim de revelar as dimensões exatas de sua invisível absorção. O principal local de sua atividade era uma pista de grama. Os corredores amarravam às costas sacos nos quais eles respirariam em determinados intervalos. Depois a análise do conteúdo revelaria a quantidade de oxigênio consumido.

Cálculos cuidadosos mostravam que os corredores — uma vez alcançando determinada quantidade de esforço — chegavam a um limite de absorção de oxigênio. O estado ficou invariável, não importava quanto mais eles aumentassem o ritmo ou quanto mais se esforçassem. Era uma barreira oculta. Como juntas de expansão de um fole soprando ar, constatou-se que o coração e os pulmões trabalhavam maravilhosamente na ventilação que atiçava a chama interior do corpo, mas tinham limites intrínsecos que nenhum nível de esforço poderia superar.

Em relatórios pioneiros de 1923 e 1924, Hill e seus colegas cunharam o termo "absorção máxima de oxigênio", definindo-a como o pico de consumo de oxigênio durante o exercício que se tornava difícil de modo crescente. Logo isso se tornou um padrão de ouro para a aptidão física e fisiologia do exercício — o fator isolado mais importante na determinação da excelência atlética. Enquanto isso, o índice vital foi para a lata de lixo da história.

O que determinou a absorção máxima? Surpreendentemente, a oxigenação máxima do corpo era tida como não ter nada ou pouco a ver com o tamanho e a elasticidade do pulmão, profundidade da respiração, hábitos alimentares, uso de vitaminas, quantidade de sono, boa postura, massa corporal ou se o indivíduo possuía uma forma incomum de hemoglobina potente ou outro fator energizante na corrente sanguínea. Não. Os cientistas concluíram que isso se fundamenta em um fator principal: o tamanho do coração do indivíduo e sua capacidade em enviar sangue através dos pulmões e dos vasos sanguíneos aos músculos. Em resumo: o segredo dos atletas que se lançavam aos picos da performance física centrava-se em um coração grande.

Um mito central do Hatha Yoga — um que Gune identificou — sustentava que uma respiração profunda aumentava a oxigenação do sangue, apesar da relativa imobilidade do corpo e utilização modesta dos músculos durante a prática yogi. Hill ignorou esse mal-entendido. Sua descoberta centrava-se na *quantidade* de oxigenação do sangue em vez de nos míticos atributos da *qualidade*. Isso evidenciava os enormes volumes da corrente sanguínea. Picos de consumo de oxigênio eram comumente expressos em litros de oxigênio — com atletas de elite deslocando seis, sete ou mesmo oito a cada minuto —; em outras palavras, até 81 litros. *Oitenta e um litros*. Era uma enchente comparada a um fenômeno ilusório. Com muita elegância, Hill e seus colegas derrubaram os conceitos errôneos do índice vital para mostrar que o elemento central do pico de oxigenação baseava-se no funcionamento do coração e não no dos pulmões.

Hoje, na medicina esportiva e na fisiologia do exercício, o pico do consumo de oxigênio é conhecido como o ubíquo acrônimo VO_2 máx. No jargão científico, o *V* refere-se ao volume, o O_2 em sua notação química usual, e "máx" para máximo. VO_2 máx é aceito em todo o planeta como a melhor medida isolada para a aptidão cardiovascular e capacidade aeróbia.

Antigamente a questão era se os treinadores e indivíduos poderiam aumentar a absorção máxima de modo a elevar o desempenho atlético. A resposta emergiu rápido demais. Verificou-se que o treinamento aeróbico regular aumenta o tamanho do coração, em especial do ventrículo esquerdo — a maior câmara do coração, que bombeia o sangue oxigenado nas artérias e no corpo. Um ventrículo esquerdo maior enviava mais sangue a cada batimento e mais oxigênio aos tecidos e músculos. Os cientistas tentaram medir esse aumento. Verificou-se que o rendimento cardíaco de atletas de elite era cerca de duas vezes maior que o de indivíduos sem treinamento físico.

Os benefícios estendiam-se basicamente a qualquer um que adotasse exercícios vigorosos. Com o tempo, os cientistas descobriram que três meses de treinamento de resistência podiam aumentar o VO_2 máx entre 15% e 30%. Dois anos elevavam isso a até 50%.

A nova perspectiva foi uma revelação. Por fim, depois de muitas décadas de erros e incompreensões, os cientistas haviam descoberto o que parecia ser um guia confiável da aptidão física humana.

O tópico era bem obscuro. Então Kenneth H. Cooper apareceu. Um superstar de pistas de corrida em sua terra, Oklahoma, o médico trabalhou para a Força Aérea dos Estados Unidos e cedo, na carreira,

APTIDÃO FÍSICA TOTAL

desenvolveu um teste simples que fornecia uma boa estimativa do VO_2 máx de um indivíduo. O teste avaliava quão longe uma pessoa pode correr em 12 minutos. A regra empírica de Cooper possibilitou à Força Aérea avaliar rapidamente a aptidão física de seus novos recrutas. Disposto a popularizar seus insights, ele inventou uma nova palavra: "aeróbica", e em 1968 publicou um livro com o mesmo nome. Aproveitava-se de seus anos de pesquisa para mostrar que tipos de exercício produziam o melhor aproveitamento de treino cardiovascular. Cooper achou que tais atividades musculares, como a ginástica calistênica e o levantamento de pesos, eram menos eficazes. Esportes como tênis e golfe vinham em segundo lugar. E os grandes vencedores? Esportes competitivos, como corrida, natação e ciclismo, assim como handball, squash e basquete. Suas análises se difundiram e ajudaram milhões de pessoas a saírem de suas poltronas e ir às ruas. Ao começar na década de 1970, o jogging virou moda.

O surto de atividade resultou em várias investigações científicas que examinavam o que o exercício aeróbico podia fazer não só pelos atletas, mas pela saúde. Os resultados eram radicais. Talvez o mais importante, os estudos mostraram que o exercício aeróbico diminuía o risco de ataques e doenças cardíacos — *a* principal causa de morte no Primeiro Mundo. Aquilo também reduzia a prevalência de diabetes, AVCs, obesidade, depressão, demência, osteoporose, hipertensão, cálculo biliar, diverticulite e dezenas de tipos de câncer. Por fim, isso ajudou pacientes a lidar com todos os tipos de problemas crônicos de saúde. Frank Hu, um epidemiologista na Escola de Saúde Pública de Harvard, saudou os benefícios como excepcionais. Para a saúde geral, ele chamou o exercício de "a única coisa que chega perto de uma pílula mágica".

Por que isso fazia tanto bem? Os cientistas verificaram que exercícios vigorosos melhoravam a performance de cada tecido do corpo humano. Por exemplo, produzia novos capilares nos músculos esqueléticos, no coração e no cérebro, elevando o fluxo de nutrientes e a eliminação de toxinas. Os cientistas também descobriram que o número de glóbulos vermelhos aumentava, melhorando o transporte de oxigênio. E ainda há o efeito nos vasos sanguíneos. Exercitar-se faz com que as paredes dos vasos produzam óxido nítrico, um relaxante que aumenta o fluxo sanguíneo.

A MODERNA CIÊNCIA DO YOGA

Os amplos benefícios para a saúde estimularam equipes médicas a prescrever exercícios regulares e instituições públicas a estabelecer os níveis recomendados. O American College of Sports Medicine determinou que adultos saudáveis deviam participar semanalmente de pelo menos três sessões de exercícios vigorosos, cada uma com vinte a sessenta minutos de duração. A American Heart Association determinou pelo menos cinco sessões. Muitos outros grupos, inclusive o Conselho Presidencial em Aptidão Física, fizeram recomendações bem similares. A pressão foi global. Em Genebra, a Organização Mundial da Saúde afirmou que exercícios aeróbicos regulares ofereciam a promessa de "reduzir as doenças cardiovasculares e a mortalidade em geral", a velocidade com a qual as pessoas morrem.

Em resumo: o exercício vigoroso para a manutenção e melhora da saúde se tornou um credo moderno. A mensagem foi gravada na pedra. Especialistas podem tergiversar sobre as quantidades. Mas concordam sobre o princípio e fizeram o que era possível para promover a aceitação pública.

Foram necessárias décadas para que os cientistas se decidissem a pensar numa forma de avaliar o yoga. Parte do problema era o tamanho relativamente pequeno da comunidade do yoga e sua limitada habilidade de ganhar a atenção científica. Outra era a dificuldade em monitorar o status aeróbico dos yogis praticantes. Foi fácil para os pesquisadores estudar como o yoga podia aumentar a flexibilidade de um indivíduo e a força muscular — razoáveis medidas de aptidão física. Mas a aferição de padrão dos gases invisíveis era uma história diferente. Esse tipo de informação era difícil de conseguir até com atletas exercitando-se em esteiras. Os participantes das experiências tinham de usar volumosas máscaras conectadas a tubos que enviavam os fluxos gasosos a instrumentos de medição. Mas com o yoga — dado o número de movimentos e suas séries de rearranjos bastante intensos do corpo humano — o desafio era bem maior. Mesmo assim, várias equipes científicas fizeram progressos com o passar dos anos.

Cooper, o popularizador do VO_2 máx, não fez pesquisas diretas do yoga, mas examinou cuidadosamente várias atividades que eram similares, inclusive exercícios isométricos e calistênicos. Seu veredicto? Eles faziam pouco ou nada para fortalecer o coração e aumentar o consumo de oxigênio.

"O seu peito está em movimento ascendente? O sangue está correndo ao longo de seu sistema tentando enviar mais e mais oxigênio? Besteira. Nenhuma dessas coisas benéficas está acontecendo, nada que alguém possa mensurar, de qualquer forma. Nós tentamos e falhamos."

A ascensão social do yoga nas décadas de 1970 e 1980 levou os cientistas a começarem a avaliar como isso era mensurado em relação aos esportes aeróbicos. Como queria o destino, uma das primeiras pesquisas era também uma das melhores. Foi realizada por cientistas do Centro Médico da Universidade de Duke, em Durham, na Carolina do Norte, uma instituição de ponta na pesquisa biomédica. A equipe estudou quase cem adultos maduros — 48 homens e 49 mulheres. Um terço praticava Hatha Yoga, um terço exercitava-se em bicicletas ergométricas, e um terço não fazia nada de extraordinário.

O fato de a equipe ter feito uso do experimento controlado deixou o estudo fora daquilo que os especialistas consideram um submundo de pesquisa fajuta. O método de controle da amostragem permite aos cientistas concentrarem a atenção em uma só variável e evitar mal-entendidos sutis. Tentaram eliminar as complexidades da natureza e da interação humana a fim de assegurar que qualquer mudança observada fosse mais o resultado do fator examinado do que alguma influência. Com a pesquisa em Duke, por exemplo, o método com o grupo de controle permitiu aos cientistas certificarem-se de que o processo de simplesmente reunir indivíduos no local da investigação não teve papel algum nos resultados. E se alguns caminhassem lá? E se outros pedalassem? E se alguns corressem? Isso afetaria as avaliações de aptidão física? As mudanças observadas em um grupo de controle poderiam alertar os cientistas sobre a existência de uma influência involuntária e ajudá-los a eliminá-la de suas conclusões. O maior desafio para um cientista ao delinear uma pesquisa em humanos é fazer os testes da experiência com os grupos de controle o mais similares possível — com exceção do item que está sob investigação. Sem tais precauções, os pesquisadores, negligentemente, não têm como saber se as mudanças observadas em um experimento teriam acontecido. A dificuldade prática de tais precauções é o seu custo adicional. O recrutamento de mais indivíduos — e a subdivisão destes em diferentes tipos de atividades — pode resultar na necessidade de mais dinheiro, mais pessoal, mais análise de dados e mais obrigações administrativas. Mas habitualmente os benefícios científicos são vistos como compensadores de tais custos.

Na pesquisa da Duke, os quase cem indivíduos, inclusive o grupo de controle, realizaram as atividades planejadas durante um total de quatro meses. Para contornar o dilema da mensuração, a equipe não fez exames durante os meses das atividades determinadas, e em vez disso optou por avaliações detalhadas antes e depois do programa de treinamento.

Os resultados, publicados em 1989, eram claros. O grupo aeróbico melhorou seu VO_2 máx significativamente, aumentando o consumo máximo de oxigênio em 12%. Mas os yogis mostraram absolutamente nenhum aumento e, de fato, registraram um pouco de declínio, embora isso fosse julgado como insignificante.

Uma surpresa também surgiu. Os cientistas estavam intrigados ao descobrir que os yogis, apesar do desempenho fraco em termos de condicionamento aeróbico, mesmo assim sentiam-se melhor a respeito de si mesmos. Os voluntários relataram melhoras em termos de sono, saúde, energia, resistência e flexibilidade. Descreveram como experimentaram um amplo leque de benefícios sociais, inclusive melhor vida sexual, vida social e relações familiares. Psicologicamente, dizem os cientistas, os yogis relataram uma série de melhorias. Eles tinham melhor humor e autoconfiança e apresentavam maior satisfação com a vida. Com poucas exceções, disseram que tinham melhor aparência.

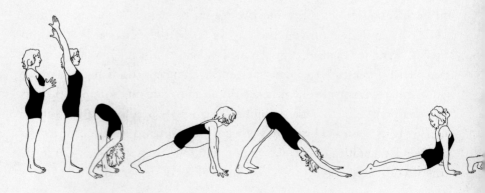

APTIDÃO FÍSICA TOTAL

As descobertas da Duke sinalizaram uma ruptura fascinante. Uma coisa era *fazer* bem às complexidades ocultas da fisiologia humana, e outra, bem diferente, para um indivíduo, era se *sentir* bem a respeito de si mesmo. Era a diferença entre aptidão física desenvolvida e aparência. Os indivíduos que praticavam yoga *sentiam* que tinham recebido um tesouro em benefícios, mesmo que os cientistas da Duke não encontrassem indicação alguma de ganhos aeróbicos. A discussão sobre as conclusões da pesquisa dava pistas de fascinação deles. As melhorias em atitudes, diziam os cientistas, "não valiam nada".

A equipe da Duke — sem propósito deliberado — tropeçou em um dos segredos do yoga. O próximo capítulo explorará a ciência de como a doutrina eleva o espírito humano.

O yoga saiu-se melhor nas pesquisas subsequentes sobre condicionamento aeróbico. Uma razão era a mudança sutil na doutrina que gradualmente enfatizava as posturas e estilos energéticos. As novas modalidades já não enfatizavam as posturas estáticas, mas privilegiavam aquelas que requeriam um nível bem superior de movimentação e atividade física ao criar uma experiência mais vigorosa e aumentar o desafio aeróbico.

Em um nível surpreendente, o novo vigor centrava-se em uma só atividade — a *Súrya Namaskár*, a expressão em sânscrito para "saudação ao sol". Hoje essa é uma das posturas mais populares. Em vez de permanecer em uma postura fixa, imóvel, o aluno movimenta-se seguindo uma série fluida de até 12 posturas interconectadas que vão desde a postura de pé até a flexão do corpo e, após, mantendo-se deitado de

Saudação ao Sol, *Súrya Namaskár*

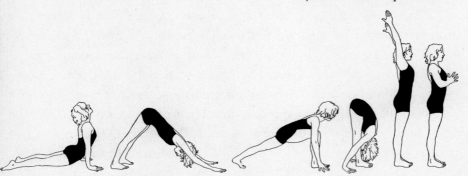

barriga para baixo enquanto sustenta o peso do corpo com o apoio dos braços e pés, chegando até ao alongamento do torso para o alto. Caso realizada rapidamente — e repetidamente —, a sequência deixa o coração aos saltos e os pulmões ofegantes. Portanto, tem os elementos de um exercício cardiovascular.

A Saudação ao Sol e suas modalidades são, por natureza, bem maleáveis. Podem ser aceleradas ou ter a velocidade e ritmo reduzidos para se adequar às preferências individuais. Com sua adaptabilidade, elas são bem diferentes das posturas estáticas do yoga. Trata-se de uma situação bem parecida com o que experimentamos em termos do modo de andar. Quando ficamos de pé, sem movimento, estamos, por definição, estacionários. Mas uma vez em movimento, podemos nos mover à frente de variadas maneiras: caminhando, fazendo jogging, correndo ou disparando adiante o mais rápido que pudermos. Isso depende do que desejamos fazer.

A Saudação ao Sol parece ter origens razoavelmente recentes. A *Encyclopedia of Traditional Asanas* — publicada na Índia pelo Lonavla Yoga Institute, fundado próximo ao ashram de Gune por um dos seus alunos — tem aproximadamente duzentos livros e manuscritos inéditos para descrever muitos séculos de desenvolvimento de posturas, mas não diz nada a respeito da Saudação ao Sol. Então, o *ásana* também não aparece nos guias do tipo "como fazer" de Gune (1931), de Shivananda (1939) e outros professores pioneiros.

É mais provável que a postura tenha surgido no início do século 20, quando o Palácio de Mysore e Krishnamacharya assimilaram princípios da ginástica britânica e das lutas nativas. Quaisquer que sejam as suas origens exatas, a Saudação ao Sol debutou como uma importante nova característica do Hatha Yoga na década de 1930, espalhando-se lentamente pela Índia e depois pelo mundo. A ideia por trás da sequência e de suas posturas congêneres foi o que Krishnamacharya chamou de Vinyása (*vi* denota "de um modo especial" e *nyása*, "colocar"). Isso se remete aos movimentos fluidos que ele desenvolveu para unir as posturas isoladas em um novo tipo de atividade graciosa. O resultado foi uma espécie de balé do yoga.

No Ocidente, os alunos aprenderam sobre a postura de maneiras variadas. Um aluno de Krishnamacharya, Sri K. Pattabhi Jois, desempenhou um papel importante na popularização da série de movimentos e do sistema Vinyása, batizando-o Ashtanga (ou oito partes) yoga, conforme os sutras de Patanjáli e seus oito princípios. No final da década de 1960, os ocidentais começam a viajar a Mysore para estudar yoga com Jois. Lentamente o Ashtanga aumentou sua popularidade, especialmente entre os que tinham mais ambições físicas no Ocidente que buscavam as expressões mais atléticas do yoga. O estilo dinâmico requeria força e vigor, e podia deixar o aluno banhado em suor.

A ciência voltou-se ao Ashtanga à medida que o estilo conquistava popularidade e descobriu que, comparado ao yoga tradicional, aquilo colocava um desafio maior ao coração. Uma pesquisa examinou 16 voluntários. O coração humano apresenta cerca de setenta batimentos por minuto. Em média, o coração dos yogis chega a 95 batimentos enquanto faziam Ashtanga, comparado a oitenta batimentos durante o Hatha convencional. O fator Ashtanga representou um aumento de aproximadamente 20%.

A questão mais difícil era se o batimento aumentado do coração que resultou das posturas mais rápidas e dos estilos mais velozes se traduziu em melhoras mensuráveis da aptidão cardiovascular. Isso logo se tornou *a* questão.

Ezra A. Amsterdam estava alcançando novos patamares na sua carreira quando o yoga chamou a sua atenção. Cardiologista sênior na Escola de Medicina da Universidade da Califórnia em Davis, havia se devotado a estudar, praticar e ensinar maneiras de prevenir doenças do coração, o assassino número um da nação. Era prolífico. Seu *curriculum vitae* apresentava centenas de artigos. Recentemente ele havia até fundado um periódico — *Preventive Cardiology* —, o primeiro do gênero, publicado pela John Wiley & Sons, uma respeitada editora.

Os próprios estudos de Amsterdam iam desde pesquisas sobre dieta e exercícios até medicamentos e terapia como caminhos para promover um coração saudável e obter uma ação defensiva contra as doenças cardíacas. Ele morava na ensolarada Califórnia e colocava em prática aquilo que aconselhava, mantendo uma boa condição física na casa dos seus 60 anos.

O yoga como um campo de pesquisa científica pareceu bem aberto a Amsterdam. Seu interesse era estimulado por aquilo que enxergava como "falta de um estudo objetivo". Uma quantidade crescente de pessoas estava praticando o yoga, e fazendo isso de formas novas e inovadoras que frequentemente eram bem vigorosas. Um olhar renovado à relação entre o yoga e a aeróbica parecia dar um sinal.

Outro fator era a sua filha, Dina. Ela sofria de um transtorno alimentar e estava 11 quilos acima do peso quando começou a fazer yoga. Funcionou como um encanto. A prática a ajudou a perder peso, sentir-se melhor a respeito de si mesma e entrar em excelente forma. Estudou com Rodney Yee, uma estrela do yoga, seguindo o seu curso avançado de treinamento de professores. Dina tornou-se uma devota da prática e prosseguiu dando aulas na região de São Francisco. Tinha um largo sorriso e era conhecida pelo rigor, sensibilidade e entusiasmo contagiante. Dina — uma estudante da Universidade de Stanford — também tinha um profundo interesse na ciência do yoga e do bem-estar. Ela tinha "muitas discussões intensas" com o pai, relembra, e ficou encantada quando ele decidiu fazer uma pesquisa sobre o yoga.

Amsterdam estava determinado a dar ao yoga uma feição séria. A prática era tudo aquilo a que se atribuía? Era, de fato, tudo o que Dina precisava para ficar em forma, e manter o coração sadio? Algum praticante poderia tirar proveito dos benefícios? Se fosse assim, o yoga poderia entrar no clube de elite dos rigorosos esportes e atividades que as autoridades de saúde pública selecionaram como altamente benéficos — especialmente na prevenção de doenças do coração e o tipo de doença cardiovascular que Amsterdam conhecia tão bem.

Ele trabalhava com uma equipe de especialistas da Universidade da Califórnia, em Davis, uma boa escola em um sistema muito respeitável. Com exceção dele, os três pesquisadores vinham do Departamento de Ciência do Exercício, ancorando a pesquisa em uma sólida tradição analítica. Em termos de capacidades e alcance intelectual, a equipe parecia ser bem forte.

Mas a pesquisa, iniciada sob um tom auspicioso, logo encontrou várias dificuldades. A maior era a falta de apoio financeiro para as investigações, o que forçou os cientistas a limitar seu tamanho e forma. Eles alinharam apenas dez voluntários: um homem e nove mulheres. Comparado ao estudo da Duke, isso era um décimo do número de indivíduos. Além disso, o teste não tinha grupo de controle. A amostra reduzida e a ausência de controle aumentavam a possibilidade de que qualquer mudança observada poderia resultar da variação aleatória mais do que do yoga. Uma última limitação era a de os estudantes serem requisitados a fazer o mínimo de exercícios por semana — apenas duas sessões —, um tempo absolutamente curto para observar os efeitos fisiológicos do yoga. O estudo da Duke, em contrapartida, fora duas vezes mais longo.

Mesmo assim, a sessão de yoga em si era razoavelmente intensa, com duração de uma hora e meia. Isso incluía dez minutos de exercícios de respiração (*pránáyáma*), 15 minutos de exercícios de aquecimento, cinquenta minutos de posturas de yoga (*ásanas*) e dez minutos de relaxamento na Postura do Cadáver (*Shavásana*). Uma peça central era a Saudação ao Sol. Os alunos faziam dois ou três ciclos de movimentos fluidos, alongamentos e flexões para trás e à frente. Além disso, a sessão de exercícios apresentava vários outros movimentos vigorosos que iam além da tradição do yoga em posturas fixas. Elas incluíam arremeter-se à frente em direção às pernas e ir para cima e para baixo naquilo que os pesquisadores chamaram "o Sapo".

Diferentes escolas de yoga significam coisas diferentes quando falam sobre postura. A posição de energização adotada pela equipe da Universidade da Califórnia em Davis foi uma recém-chegada ao yoga, suas origens não são claras. Nenhum dos textos clássicos menciona seus movimentos repetitivos. Começa com os alunos se agachando, colocando as mãos no chão, e então, com a barriga voltada para baixo, alongando as pernas. Enquanto levantam as nádegas bem alto no ar, eles mantêm a cabeça o mais perto possível dos joelhos. O movimento termina com os alunos se abaixando ao chão de barriga para baixo. Textos modernos que descrevem o estilo do Sapo recomendam fazê-lo de 15 a mais de cem vezes, com seu ritmo se tornando progressivamente mais fluido e rápido à medida que o aluno se aquece.

Os dez voluntários na pesquisa tinham levado vidas razoavelmente sedentárias. Uma condição para a participação na pesquisa era que eles não tivessem se engajado em qualquer atividade física — inclusive no yoga — nos seis meses anteriores. Além disso, os pesquisadores fizeram os alunos absterem-se de todas as outras formas de exercício. Assim como na investigação da Duke, os pesquisadores contornaram o problema da mensuração por avaliações de desempenho fisiológico antes e depois do programa completo de treinamento com o yoga.

Ao reunir e analisar os dados, a equipe da Davis prontificou-se a apresentar suas conclusões ao mundo. Isso significava encontrar um periódico científico de reputação.

Nem todas as representações públicas da ciência são concebidas de modo igualitário. Periódicos científicos vão do ruim ao excelente. O requisito mínimo para estar entre os bons é que conduza um processo conhecido como revisão por especialistas ou a revisão por pares — o que significa que mantenha conselhos especializados de cientistas que trabalham na área que revisem qualquer artigo proposto. Funcionavam como o equivalente a controle de qualidade, para ter certeza de que a proposta se sustenta, e, se fraca, é rejeitada ou revisada para localizar as inadequações. Alguns dos melhores periódicos científicos do mundo são publicados por associações profissionais e têm uma longa história. *Science*, por exemplo, foi criada em 1880 com a apoio financeiro de Thomas Edison e agora é publicada pela Associação Americana para o Avanço da Ciência, um grande grupo profissional baseado em Washington. Os melhores periódicos científicos — os mais amplamente aceitos e admirados entre a comunidade científica — conquistaram boa reputação pela virtude de longas histórias de relatos responsáveis, artigos de qualidade e exaustivas revisões por pares.

Em 2001, a equipe da Davis dispôs suas descobertas diante do mundo. E não fez isso em um periódico de esportes, fisiologia ou de interesse geral com boa reputação, como *Science*. Em vez disso, relatou as descobertas do yoga no *Preventive Cardiology*, o periódico que Amsterdam havia fundado recentemente e no qual atuava como editor-chefe.

Teoricamente, seu controle editorial em nada diminuía a credibilidade da pesquisa. Afinal, o periódico tinha revisão de pares. Amsterdam me disse que o original era enviado a vários revisores, com os quais ele não tinha nenhum relacionamento, tornando a avaliação deles "cega" e sem preconceitos. Além disso, *Preventive Cardiology* era o periódico oficial da Sociedade Americana de Cardiologia Preventiva, uma organização profissional. Ainda assim, a situação em que o maior responsável em uma publicação também submete o seu próprio trabalho pode forjar uma percepção de conflito de interesses. Os revisores foram condescendentes com o original para angariar favores? Será que o editor fez uma aposta financeira no sucesso da publicação e portanto um incentivo para fazer alegações arrojadas que atrairiam atenção, aumentando o público leitor?

Um problema relacionado centrava-se na absoluta magnitude das submissões de Amsterdam. *Preventive Cardiology* carregava tanto do próprio trabalho dele que, apesar de sua filiação profissional, parecia menos um fórum imparcial do que uma imprensa de aluguel. O mesmo número que trazia a pesquisa do yoga trazia um de seus artigos. Ao todo, o periódico, quadrimestral, publicou quatro artigos de Amsterdam naquele ano. Nenhum autor chegou perto. O trabalho dele, à exceção do estudo sobre o yoga, focalizava aspectos médicos de doenças cardíacas.

Isso leva ao tópico final na questão de procedimento — o *Preventive Cardiology* era o mais adequado para a publicação de um estudo sobre o yoga? Os pesquisadores incluíram uma gama de resultados atléticos, não apenas os relacionados ao desempenho cardíaco. Parece que seria mais natural abrigá-lo em um fórum atlético, talvez o *Journal of Exercise Physiology*. Mas os autores, por qualquer razão ou razões, em vez disso escolheram as páginas de *Preventive Cardiology*.

O estudo ficou tão forte quanto peremptório. Por exemplo, os cientistas relataram que os yogis principiantes reuniram sólidos ganhos de força muscular. Um teste centrou-se na extensão do joelho — o ato de esticar a perna enquanto se levanta um peso pesado. Na média, os alunos melhoraram 28%. Também mostraram maior flexibilidade. Na média, melhoraram o quanto podiam se flexionar à frente (como no Sapo) em 14%. O alongamento de coluna deles (como na Saudação ao Sol) melhorou ainda mais, aumentando em média quase 200%.

Infelizmente, os ganhos em condicionamento aeróbico — o interesse primário de Amsterdam, o cardiologista — era bem pequeno. Mesmo assim, os cientistas da Davis os julgaram estatisticamente significativos. Reportaram que o VO_2 máx aumentou em média 7%. Além disso, julgaram que as descobertas positivas distinguiram-se de todos os estudos prévios, marcando um momento importante na avaliação científica do yoga.

"O presente estudo", declararam os autores, "é o primeiro a mostrar melhoras na tolerância cardiorrespiratória por mensurações diretas." Os cientistas concluíram que os resultados globais do estudo indicaram que o Hatha Yoga "atenderia aos objetivos das recomendações para melhorar o bem-estar físico e a saúde".

Essa foi uma importante alegação para o que era indiscutivelmente uma pequena investigação — para aquilo que seus autores concederam era um "estudo-piloto" que reunia uma visão preliminar em busca de tendências dignas de nota. Os cientistas não fizeram comentários sobre como o pequeno ganho em condicionamento aeróbico atendia aos padrões de grupos como o American College of Sports Medicine, embora seu uso do tempo condicional, "atenderia", evidencie cautela.

Os autores também não colocaram o dígito aeróbico em um contexto mais amplo. Não fizeram comparações com os 7% de aumento no que um indivíduo sedentário poderia ganhar com treinamento de *endurance*, em que os cientistas concluíram que o pico da oxigenação poderia aumentar até 50%.

"Em resumo", disseram os cientistas da Universidade da Califórnia, "os resultados dessa investigação indicam que seis semanas de prática de Hatha Yoga podem melhorar significativamente aspectos múltiplos relativos à saúde e bem-estar físico."

Isso era, possivelmente, um pequeno passo para o reconhecimento do yoga como uma atividade aeróbica — um passo fincado na crescente incorporação à prática de posições vigorosas, como o Sapo e a Saudação ao Sol. Ou talvez fosse apenas uma casualidade. A falta de controles experimentais aumentava a chance de falsas leituras.

Qualquer que seja o mérito científico do estudo, os líderes da comunidade do yoga, há muito na defensiva quando se trata de questões cardiovasculares, se agarraram à modesta descoberta como se fosse uma revelação. Era uma prova difícil, insistiram, que o yoga é tudo que um indivíduo necessita para se manter em forma. O argumento era uma forte reformulação das primeiras alegações de Gune. Somente agora — em tese, pelo menos — ela contou com o peso da ciência moderna.

Um retrato da pesquisa aeróbica era o cerne de um artigo de 2002 no *Yoga Journal*. As revistas de luxo se gabam de dar aos seus leitores "a mais atualizada informação científica disponível". Esta estendeu sua extensa matéria de capa sobre aptidão física e yoga por nove páginas e a ilustrou com muitas fotografias coloridas de yogis em laboratórios científicos passando por exames detalhados. A locação principal para as fotos documentais era a Universidade da Califórnia em Davis. Em seu artigo, o *Yoga*

APTIDÃO FÍSICA TOTAL

Journal reportou que tinha pesquisado cuidadosamente o mundo científico e descoberto sólidas provas de que "aptidão física eficiente" não requer corrida ou natação para fortalecer o coração, nem levantamento de pesos para fortalecer os músculos.

"Yoga é tudo o que você precisa", declarava, "para um corpo e mente em forma."

O artigo não dizia nada a respeito das pessimistas descobertas de Cooper e dos cientistas da Duke. Entretanto, destacava o estudo da Davis, referindo-se ao aumento de 7% como "um aumento muito respeitável" e saudava a descoberta aeróbica como um grande avanço. Mesmo assim, o artigo, como os autores da Davis, forneceu pouco contexto para o dígito — sem fazer comparação, por exemplo, ao que o treinamento de *endurance* pode fazer pela oxigenação de pico.

E foi além: o *Yoga Journal* acumulou o seu artigo com perfis, testemunhos e estudos de indícios casuais de pessoas que aclamavam a perspectiva de "apenas o yoga".

Citava Dina Amsterdam: "Eu não fiz nada, a não ser yoga e algumas caminhadas por dez anos", disse ela. "O yoga me trouxe a saúde física e emocional de volta."

Os artigos da Davis e do *Yoga Journal* rapidamente se tornaram referência em todo o mundo para demonstrar que o yoga sozinho era vigoroso o suficiente para atender as recomendações aeróbicas. A porta se abriu em uma fenda e uma explosão de marketing agressivo projetou-se através dela.

Um dos mais brilhantes promotores foi o YogaFit, um estilo comercial originado em Los Angeles. Seu objetivo primordial era fazer do yoga uma parte integral da indústria de fitness. O estilo combinando flexões e abdominais, agachamentos e outros exercícios repetitivos com as posturas tradicionais do yoga em um *flowing* [fluxo] num formato como o do Vinyása. Uma peça central era a Saudação ao Sol. Procurando um público mais amplo, o estilo saudou o suor acima daquilo que era caracterizado como o folclore do yoga, focando-se então em recompensas terrenas. Por exemplo, o seu programa de yoga para o bumbum alegava "transformar totalmente seus quadris e glúteos", resultando em um *deriérre* que seja "esculpido e sexy". O YogaFit vendia. Começando na década de 1990, suas rápidas sessões de exercícios espalharam-se por academias, spas e clubes com milhares de mulheres adotando o híbrido contemporâneo. Seu grande hit era o yoga para o bumbum. Para satisfazer a demanda, a companhia desenvolveu um curso de treinamento que poderia certificar os instrutores em quatro horas.

O YogaFit se apresentou como um mergulho na aptidão física radical. Beth Shaw, sua criadora, argumentou que o estilo vigoroso focava mentes, tirava a gordura, tonificava o corpo e proporcionava "uma dura sessão de exercícios cardiovasculares". Sua literatura promocional, quando enumerava os benefícios de fitness, citava como recompensa número um "a resistência cardiovascular".

Em 2003, a companhia procurou comprovar as suas "cardiodeclarações". O artigo de 16 páginas "Benefícios do Hatha Yoga à saúde" não citava estudos de laboratório que o YogaFit tivesse patrocinado. Em vez disso, ele revisava a pesquisa existente. O artigo citava o estudo da Davis, o artigo do *Yoga Journal* e outras pesquisas como se demonstrasse que o estilo oferecia um caminho sério para o auge da aptidão física cardiovascular.

Como é usual em tais narrativas, o artigo ignorava as descobertas negativas e o contexto. Ainda assim, fazia o melhor de uma situação de pouca importância e chamava o YogaFit e outros estilos energéticos de yoga de "aerobicamente desafiadores".

As boas-novas se espalharam. Viajaram bem além do mundo insular do yoga à cultura do *mainstream*. Lá, entre as névoas da saúde e das dicas de beleza, foi promovida a insight científico — com todo o peso que tal descoberta implicava.

Em 2004, a *Shape*, que se denomina a revista de estilo de vida para a mulher ativa, saudou as descobertas do estudo de Amsterdam como se provasse que o yoga fornecesse todos os benefícios cardiovasculares que alguém quisesse ter. "Você não precisa da cárdio tradicional", assegurava aos leitores, que estimava em mais de 6 milhões. O alcance dos mais desafiadores objetivos de fitness, acrescentava a revista, requer "nada mais que um tapetinho de yoga".

Uma dinâmica fundamental na psicologia do avanço científico é o ciclo ação/reação. Seus funcionamentos estão sempre em exibição pública, no caso das grandes alegações, especialmente quando surge a percepção de que os requerentes têm dado provas inadequadas para sustentar aquilo que declaram. Nesse ponto, o pêndulo começa a balançar na direção oposta e o ceticismo organizado da ciência assume o controle. Rivais parecem apalpar rombos na reivindicação original e tentam desacreditar os argumentos originais. Por vezes, as disputas são resolvidas rapidamente. Mas às vezes elas se arrastam por décadas à medida que cada lado tenta reunir provas consistentes o suficiente para liquidar a discussão de uma vez por todas.

As alegações da excelência aeróbica do yoga foram apanhadas nesse tipo de ciclo reativo. Uma afirmação importante havia sido feita e recebeu considerável atenção pública — que o yoga, por si só, é suficiente para alcançar aptidão física cardiovascular.

A reivindicação era importante, e também as apostas. Se comprovada, o yoga poderia entrar no panteão das atividades que as autoridades tinham identificado como vigorosas o suficiente para produzir um conjunto de benefícios cardiovasculares — elevar os níveis de estamina e diminuir os riscos de doenças cardíacas, diabetes, câncer e muitas outras doenças.

Do ponto de vista comercial, a reivindicação era ouro puro. Poderia tornar uma forma simples de exercício que não requeria equipamentos caros ou altos investimentos em uma estonteante fonte de lucros. O pronunciamento chamou a atenção não apenas de partidários, mas, cada vez mais, dos céticos.

A onda de reação científica começou em 2005, mesmo quando as alegações aeróbicas continuaram a ecoar e a se multiplicar através da cultura popular e yogi. Isso começou na Universidade Estadual do Texas. Carolyn C. Clay, uma jovem cientista praticante do yoga, propôs a quatro colegas que participassem da pesquisa. O trabalho científico deles apareceu no *Journal of Strength and Conditioning Research*, o fórum científico da Associação Nacional de Pesquisa de Força e Condicionamento, uma organização sem fins lucrativos de um grupo de cientistas e de profissionais de atletismo. Fizeram parte do estudo 26 mulheres. Isso era mais do que duas vezes o número de indivíduos observados na investigação da Universidade da Califórnia. Além disso, os cientistas examinaram as mulheres não só enquanto faziam yoga, mas enquanto andavam rápido em esteiras e descansavam em poltronas. Isso deu aos cientistas uma base razoável para comparação. Era um controle experimental feito para aumentar a confiabilidade e — não de modo inconsequente — a credibilidade das mensurações deles.

Outra precaução era centrada na destreza. Os cientistas recrutavam voluntários de uma aula de yoga da universidade, que tinham praticado por pelo menos um mês. O fator da experiência implicou que os movimentos e posturas seriam mais precisos e rigorosos do que com aqueles dos iniciantes, teoricamente fortalecendo o estímulo aeróbico. Isso evidenciava um esforço para fazer mensurações do yoga como um exercício regular.

Clay e sua equipe também trouxeram nova precisão à mensuração da absorção de oxigênio. Ao contrário dos métodos de antes e depois dos trabalhos científicos da Duke e da Davis, os pesquisadores do Texas colocaram nos voluntários máscaras conectadas a equipamentos de análise da respiração que produziam leituras diretas. Os cientistas julgaram que os ganhos em precisão compensariam qualquer inconveniência.

A sessão de yoga era mais curta do que no trabalho científico da Davis. Durava apenas meia hora, comparado a uma hora e meia. Os cientistas disseram que foi projetada para parecer uma rotina de exercícios em uma academia. Como na investigação realizada em Davis, introduziram a Saudação ao Sol no coração da sessão.

Os pesquisadores citavam o artigo da Davis ao revisar a pesquisa prévia. Mas suas conclusões tinham pouca semelhança. Talvez de modo mais ostensivo, os cientistas do Texas mostraram explicitamente como suas conclusões atendiam aos padrões das recomendações oficiais.

A equipe examinou a variação de VO_2 máx, conhecida como Reserva Máxima de Absorção de Oxigênio. Expressa a diferença entre o oxigênio consumido em níveis de pico de exercício e durante o repouso. Já que a taxa de descanso metabólico dos indivíduos pode variar, fisiologistas do exercício consideram a fórmula de reserva uma forma mais acurada de fazer comparações sobre boa forma atlética. (Um método similar de como o índice vital levou fatores pessoais em consideração.) Ao promover condicionamento aeróbico, o American College of Sports and Medicine recomenda que os indivíduos alcancem de 50% até 85% de sua reserva máxima. Em oposição, os cientistas do Texas concluíram que mulheres andando rápido na esteira usaram cerca de 45%.

E o yoga? As mulheres que realizavam a rotina de exercícios conseguiram bem menos — apenas 15%. Os resultados, relataram os cientistas, "indicam que a intensidade metabólica do Hatha Yoga está bem abaixo daquela requerida para a melhora da saúde cardiovascular".

A única notícia estimulante focava-se na Saudação ao Sol. Clay e sua equipe disseram que a postura fluida representou o aspecto mais aeróbico da sessão de exercícios — uma larga crença na comunidade do yoga que não foi previamente testada. Os cientistas concluíram que a Saudação ao Sol vale-se de 34% da reserva máxima — mais que duas vezes toda a sessão de yoga. E sugerem que a leitura, embora "significativamente mais baixa" que os 50% mínimos do American College of Sports Medicine, era alta o suficiente para que os professores de yoga considerassem enfatizar a postura vigorosa.

"Para aumentar a intensidade", disseram os pesquisadores, "parece que a Saudação ao Sol ou uma série similar de *ásanas* deve compreender a maior parte de uma sessão de Hatha Yoga."

Outra descoberta pessimista surgiu em 2005, apenas um mês depois. O trabalho científico foi feito na Universidade de Wisconsin. Centrava-se em 34 mulheres sem experiência com o yoga ou um histórico de exercícios regulares. As mulheres foram divididas em grupo de controle e de yoga. As praticantes fizeram 55 minutos de Hatha Yoga, três vezes por semana, durante dois meses, enquanto o grupo de controle não fez exercício algum. Comparado à pesquisa do Texas, a sessão de exercícios era mais longa e presumivelmente mais vigorosa.

Os pesquisadores em Wisconsin encontraram ganhos em força, resistência, equilíbrio e flexibilidade. Mas não no VO_2 máx. "Não havia intensidade", observou John Porcari, um dos cientistas.

A equipe de Wisconsin fez um estudo associado para checar se o Power Yoga — uma série de posturas exigentes baseadas no sistema Ashtanga, com ênfase em posturas dinâmicas, como a Saudação ao Sol — impusera um maior desafio aeróbico. Os cientistas recrutaram 15 participantes com experiência, pelo menos intermediária. Revelou-se que o vigor aumentado de fato fez diferença, mas apenas levemente. "Com certeza você sua", disse Porcari. "Mas não é uma sessão de exercício aeróbico."

Porcari discordava dos texanos sobre a ideia de introduzir uma customização mais ampla voltada ao aumento do vigor do yoga. Disse que acrescentar posturas energéticas como forma de estimular os benefícios "cardiovasculares" viria, por definição, à custa de flexibilidade, equilíbrio e outros benefícios tradicionais.

"É sempre um 'toma lá, dá cá'", disse ele. "Primariamente, o yoga foi projetado para o relaxamento. Quanto mais aeróbico você torna o yoga, menos melhoras você verá nessas outras áreas."

Muitos estudos sobre o yoga passam despercebidos. A investigação de Wisconsin iniciou uma corrente, provavelmente porque seu patrocinador era o Conselho Americano de Exercício, uma organização não lucrativa que procura proteger os consumidores de programas de aptidão física ineficazes ou arriscados. Isso deu ao trabalho científico maior autoridade e exposição. O conselho, baseado em San Diego, publicou uma sinopse da pesquisa de Wisconsin em sua revista e a divulgou em um press release. O relato observava que os cientistas de Wisconsin tinham concluído que cada sessão de Hatha queimava apenas 144 calorias — igual a uma caminhada em ritmo lento.

"Aeróbica?" O *Washington Post* indagava em sua manchete. "Não entre os poderes do yoga."

O *Yoga Journal* percebeu — defensivamente, agindo como um verdadeiro crédulo na negação. Sua manchete dizia tudo: "Flexível *e* em forma."

A revista criticava o trabalho científico de Wisconsin, assim como a reação da mídia jornalística, e seguia em frente para citar novas provas dos benefícios aeróbicos do yoga. Outra vez encontrou apoio na Universidade da Califórnia em Davis — a fonte principal de sua boa notícia original sobre o VO_2 máx há uns quatro anos. Um pesquisador da Davis, relatou o *Yoga Journal*, havia examinado quatro instrutores de yoga que exibiam níveis de aptidão física comparáveis aos de alguém que tivesse praticado jogging três ou quatro vezes por semana. O artigo insistia que a mídia jornalística optou por uma matéria enganosa e perdeu uma que era inspiradora.

Mas a nova evidência era fraca. O *Yoga Journal* não dava detalhes sobre a nova pesquisa da Davis, apenas apresentava as conclusões. E, como se revelou, a pesquisa nunca foi publicada. Sua existência tornou-se um rumor, embora os leitores do *Yoga Journal* possam ser perdoados por pensar de outra maneira.

O problema mais óbvio é que o cientista da Davis comparou esforços intensivos e esforços menores — contrapondo professores que "praticavam várias horas de yoga por dia" com corredores que corriam muito pouco, como três vezes por semana. O veredicto implicava que correr era muito mais aeróbico — o que qualquer observador imparcial poderia concluir.

"Acho que vocês comprovaram a questão", escreveu um leitor no *Yoga Journal*, notando a comparação desequilibrada.

Um trabalho científico decisivo, publicado em 2007, procurava acomodar a polêmica de uma vez por todas. De modo conveniente, transpirava rigor e integridade. Por exemplo: fez seu recrutamento em estúdios de Manhattan, onde a juventude, a competição acirrada e a clientela estrelada tinham resultado em rotinas desafiadoras e alunos talentosos — alguns dos melhores que o planeta tem a oferecer. Os locais variavam do centro a Midtown, até o Upper West Side. Incluíam as câmaras torturantes de Bikram Yoga ("nós forjamos mentes e corpos de aço"), as turmas intermediárias de Levitate Yoga ("sintam-se à vontade para usar as últimas peças da Prada ou Louis Vuitton") e os salões ensolarados do World Yoga Center ("criado com um espírito idealista e pioneiro").

Os pesquisadores vieram do campus do Brooklyn da Universidade de Long Island, assim como da Mailman School of Public Health, da Universidade de Colúmbia, uma estrela das ciências biológicas — e conhecem a área deles. O pesquisador responsável, Marshall Hagins, possui doutorado em biomecânica e ergonomia e um doutorado médico em terapia corporal, e praticou yoga por uma década.

A confirmação de seriedade do trabalho veio de sua fonte de recursos. Comumente os pesquisadores de yoga não exibem fontes de apoio financeiro em seus trabalhos publicados, deixando então implícito que os próprios se financiaram com a ajuda de colegas anônimos. Foi esse o caso da pesquisa da Davis. Tal pesquisa tende a ser modesta em escopo porque o financiamento tende a ser modesto. Não é uma ciência tão vinculada às correntes acadêmicas predominantes. Lá, usualmente os pesquisadores saem de seu rumo para agradecer a seus patronos — sempre às agências federais, nas ciências da vida. Então assim foi com a pesquisa de Nova

York. Em seu relatório publicado, a equipe disse ter recebido apoio do National Institutes of Health — a organização líder mundial em pesquisa de assistência médica.

A equipe de pesquisadores de Nova York recrutou vinte voluntários que tinham praticado yoga por pelo menos um ano, sentiam-se confortáveis fazendo Saudações ao Sol e podiam executar posturas mais avançadas, como a Postura Invertida sobre a Cabeça. O grupo era constituído por dois homens e 18 mulheres.

Os cientistas julgaram que alguns estudos prévios tinham falhas significativas. Por exemplo, os voluntários eram inexperientes ou foram forçados a usar máscaras e peças estranhas na boca. "Tais técnicas", notaram os cientistas, "podem alterar a performance das atividades de yoga e portanto produzir estimativas inválidas". *Estimativas inválidas.* No polido universo do discurso científico, isso era equivalente ao ridículo.

Ao procurar melhores resultados, os cientistas fizeram suas mensurações enquanto os voluntários praticavam yoga em uma câmara especial que podia registrar alterações gerais na atividade respiratória. Isso deixava os yogis se movimentarem livremente, mesmo quando perscrutados intimamente. Conhecida como câmara metabólica, a rara e cara peça de equipamento científico fica em Saint Luke's, no Roosevelt Hospital, no Upper West Side, próximo ao campus da Universidade de Colúmbia. Era, de fato, uma célula hermeticamente fechada. Máquinas ligadas à câmara metabólica podiam mensurar o consumo exato de oxigênio de um voluntário, a exalação de dióxido de carbono e a radiação de calor metabólico. Os cientistas sempre usavam a câmara para estudar a obesidade. Observavam o ritmo metabólico de um voluntário durante as refeições e o sono, e no desempenho de atividades leves. Mas agora emprestaram o aparato deles para a avaliação do yoga. O objetivo não era mapear a adição de camadas de gordura, mas observar o quão eficientemente o yoga queimava calorias ativando o fogo metabólico. Em termos de sofisticação e acuidade, a câmara estava a anos-luz dos sacos toscos que Hill amarrava aos seus corredores, e das séries tradicionais de mensurações que alguns cientistas modernos tinham utilizado para monitorar o VO_2 máx. Era a vanguarda.

Os criadores da pesquisa de Nova York, como muitos cientistas que estudam humanos, certificaram-se de que seu projeto incluía a estipulação de controles feitos para aumentar a probabilidade de que quaisquer mudanças observadas eram reais e não falsas pistas ou acasos estatísticos. Portanto os voluntários na câmara metabólica participavam sequencialmente em três atividades diferentes — leitura de um livro, fazer yoga e andar na esteira. Para fornecer uma base mais detalhada de comparação, os cientistas colocavam os voluntários para andar na esteira em velocidades diferentes. Os ritmos impostos eram de duas milhas e três milhas por hora, a última em um ritmo razoavelmente vigoroso.

O yoga era puro Ashtanga, o veloz e dinâmico estilo descendente de Krishnamacharya. A sessão de exercícios começava com 28 minutos de Saudação ao Sol seguidos por uns vinte minutos de posturas de pé, como o Triângulo e o *Padáhastásana*, uma anteflexão em pé, na qual o aluno segura os pés e baixa a cabeça até os joelhos. Isso terminava com oito minutos de relaxamento na Posição do Lótus e na Postura do Cadáver. No total, a sessão de yoga durava quase uma hora. Seu intenso foco na Saudação ao Sol fez a rotina uma das mais vigorosas a ser submetida a um exame minucioso.

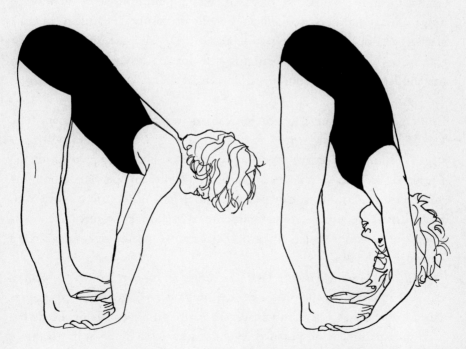

Anteflexão em Pé, *Padáhastásana*

Apesar da energia adicional, os cientistas concluíram que a sessão de yoga falhou em corresponder às recomendações aeróbicas mínimas das instituições de saúde mundiais. Suas demandas de oxigênio, reportaram eles, "representam baixos níveis de atividade física", similares a andar na esteira em um ritmo lento ou dar um passeio descontraído.

O único vislumbre de esperança cardiovascular se focava, outra vez, em Saudações ao Sol. Os nova-iorquinos achavam o desafio de oxigenação da postura "significativamente mais elevado" do que a esteira vagarosa. Uma prática incorporando Saudações ao Sol por pelo menos dez minutos, escreveram, podia "melhorar a aptidão cardiorrespiratória em indivíduos sedentários ou fora de forma". Mas, por outro lado, acrescentaram, era que a postura oferecia poucos benefícios cardíacos para praticantes experientes.

Ao buscar um contexto mais amplo, os cientistas foram cautelosos em observar que outra pesquisa havia demonstrado que o yoga ajudava o corpo e a mente de formas que se estendiam muito além do atletismo e da aeróbica. Hagins, o pesquisador-chefe, ressaltou em um release de notícias universitárias que a prática oferecia "benefícios positivos à saúde na pressão arterial, osteoporose, estresse e depressão". O yoga, acrescentou, "pode transmitir seus benefícios primários de forma desvinculada do gasto metabólico ou do aumento do ritmo cardíaco".

Esse tipo de prudência tornou-se a visão padrão no mundo científico. Décadas de incerteza terminaram quando surgiu o consenso de que o yoga faz muito pelo corpo e pela mente, mas muito pouco pelo condicionamento aeróbico. O trabalho científico da Califórnia perdeu-se no tempo como uma anomalia, e as pesquisas no Texas, Wisconsin e Nova York foram citadas repetida e respeitosamente na literatura científica. A ciência e seus mecanismos sociais tinham avaliado uma grande reivindicação e a consideraram falha.

Em 2010, um artigo de revisão documentou o novo acordo. Nos salões da ciência, um artigo de revisão é uma tradição consagrada por suas generalizações concisas. Oferece uma avaliação crítica do que já foi publicado em uma área particular de pesquisa, e então traça conclusões sobre o que é progresso legítimo e o que não é, o que é bom e o que é ruim. Por definição, pesa *todas* as provas. Dado o veloz avanço da ciência em todo o mundo, assim como o ascendente número de artigos publicados, tais análises são vistas como cada vez mais importantes para sustentar o padrão de uma compreensão mais ampla. Há periódicos científicos inteiros dedicados apenas a publicar artigos de revisão.

O artigo de 2010 examinou mais de oitenta pesquisas que comparavam o yoga e exercícios regulares. A análise, feita por especialistas em saúde da Universidade de Maryland, descobriu que o yoga igualava-se ou superava outros exercícios em questões como melhorar o equilíbrio, reduzir a fadiga, diminuir a ansiedade, conter o estresse, melhorar o humor e o sono, reduzir a dor, baixar o colesterol e, de forma geral, melhorar a qualidade de vida para os yogis, tanto socialmente quanto no trabalho. Os benefícios eram similares àqueles que tinham surpreendido a equipe da Duke.

Em resumo, os especialistas reportaram que o yoga excedeu em dezenas de áreas investigadas.

Mas os cientistas também falavam de uma limitação visível para uma atividade que há muito se anuncia como um caminho para a superioridade física. Os autores notaram que os benefícios passaram por todas as categorias — "exceto aquelas envolvendo aptidão física".

Para o mundo da ciência, a questão parecia estar resolvida. Mas e para o restante do mundo? Na verdade, todos os trabalhos e análises tiveram pouca ou nenhuma atenção do público, e mais certamente não dos yogis. A única exceção era o trabalho de Wisconsin, que originou algumas correntes. No todo, o restante das pesquisas naufragou sem fazer uma marola.

A falta de reação pública foi especialmente notável na comunidade yogi. Teoricamente, ela era a maior beneficiária das descobertas. Mesmo assim, de acordo com meu conhecimento, nenhum livro de yoga resenhou as consequências ou comentou as implicações. Nenhum guru esclareceu os detalhes. Bikram Choudhury não expôs uma contestação cheia de farpas. O *Yoga Journal* não lançou refutações. A indiferença persistiu mesmo que os pesquisadores de ponta nas pesquisas de Wisconsin e em Nova York fossem yogis que poderiam ser vistos como simpáticos à prática.

Nos primeiros tempos do yoga moderno — na era de Gune e de Iyengar —, a ciência tem tido um papel modelar. Gurus influentes prestavam atenção. Não mais. O caso está encerrado.

A MODERNA CIÊNCIA DO YOGA

Alguns indivíduos e autores que praticavam yoga — ou conheciam a diversidade de exercícios modernos — pareciam entender a substância das novas descobertas. Mas eles tendiam a ser exceções. Na cultura popular, o yoga prosseguiu de seu jeito feliz, indiferente às conclusões da ciência, acreditando profundamente em seus poderes aeróbicos, sempre se vendendo como superior aos esportes como o melhor e o único caminho para atingir o objetivo mais na moda: a aptidão física total.

O *Yoga Journal* continuou suas alegações saudando o vigor do Hatha Yoga em 2008 como "uma boa sessão de exercícios para o coração".

A capa vibrante de *Yoga para leigos* exibia seus dois autores como se estivessem segurando diplomas de doutorado — a credencial acadêmica suprema. A experiência parecia ampliar a credibilidade deles. A capa identificava um homem como "autor de mais de quarenta livros", e outro como "professor de yoga internacionalmente reconhecido". Na segunda edição do livro, publicada em 2010, os dois especialistas aclamavam a Saudação ao Sol por seus "benefícios aeróbicos". De forma mais geral, eles asseguravam aos leitores que as novas formulações mais vigorosas da antiga prática permitiam aos adeptos "ter estimulação para suar", para ter sessões de exercício "do tipo aeróbico".

Mesmo o *New York Times* perdeu seu rumo. Uma de suas empresas, a About.com, dirigiu uma questão frequente aos leitores: "O yoga o mantém em forma?" Sim, veio a resposta inequívoca. Ann Pizer, do website "Yoga Guide", disse recentemente que a ciência revelara que os alunos que praticam yoga mais de duas vezes por semana "não precisam suplementar suas rotinas de exercícios de aptidão física com outros tipos de exercícios com a finalidade de assegurar a boa forma". Citou o artigo original do *Yoga Journal*, aquele que fez a pesquisa da Davis tornar realidade o sonho de um assessor de imprensa.

Uma indicação da profunda penetração da névoa foi como isso infiltrou-se nas páginas do *Hotel Management and Operations* — um guia dessa indústria em sua quinta edição. Em 2010, ele alertava os leitores que estilos vigorosos como o Ashtanga Yoga eram ideais para um "exercício cárdio". A linguagem não era poderosa como a de Beth Shaw: "Dura sessão de exercício cardiovasculares." Mas, apesar disso, colocou a prática justamente lá com os suarentos rigores das esteiras em alta velocidade.

Os artigos da Davis e do *Yoga Journal* continuam a ser citados, suas alegações imortalizadas na internet. O *Huffington Post* deu um link para o brilhante tributo do *Yoga Journal*.

A mitologia aeróbica passou através do ciberespaço até encontrar o seu caminho no HealthCentral.com, um site comercial florescente que vende remédios e dá conselhos médicos. O site alega ter mais de 17 milhões de leitores por mês, e em sua homepage orgulhosamente declara que apresenta materiais da Harvard Health Publications, o braço da Harvard Medical School que procura divulgar a mais autorizada informação sobre saúde. A referência do site a Harvard inclui uma ilustração da insígnia da faculdade — um escudo com três livros abertos, suas páginas soletrando *veritas*: "verdade" em latim.

"O yoga provê o suficiente para o exercício cárdio?" O HealthCentral.com perguntou a seus leitores em 2010.

A resposta veio da *terra do nunca-nunca*, apesar da implicação de que a Harvard Medical School havia, de alguma forma, sido envolvida na produção ou veto de informação. Vinha de algum local onde a antiga prática tinha, de alguma maneira, se transformado em uma moderna máquina de aptidão física.

"Fiquem tranquilos", reassegurava o site aos leitores. "Yoga é tudo o que vocês precisam."

Nos últimos anos, muita gente tem aprendido a ignorar as reivindicações exageradas e os gurus despudorados (com ou sem frota de Rolls-Royce). Eles levantam pesos para fortalecer músculos e correm para desafiar seus corações, mesmo enquanto seguem com o yoga para a flexibilidade e outras recompensas. São conhecidos como "*cross-trainers*". Seus diversos exercícios complementam um ao outro para produzir benefícios equilibrados.

O *cross-training* não tem gurus, escolas, mensalidades nem associações para advogar em seu favor. Mesmo assim, tem um número crescente de adeptos, incluindo atletas de ponta. Por exemplo, Alan Jaeger, um profissional do beisebol apaixonado por yoga, dirige uma escola em Los Angeles para *pitchers* das equipes do primeiro escalão. Seus astros correm, alongam-se, meditam, ouvem música, fazem posturas de yoga e meditam de novo — fazem esse tipo de rotina por horas, antes de saírem por aí e lançarem uma bola.

A popularidade do *cross-training* serve como um contraponto ilustrativo às reivindicações de aptidão física descritas com exagero. Fala da sabedoria de pessoas que prestam detida atenção àquilo que seus corpos lhes dizem para fazer — e às recomendações dos oficiais da saúde pública.

As diretrizes dos exercícios aeróbicos desenvolveram-se lentamente ao longo do século 20, como vimos. Essencialmente, o empreendimento se valeu do trabalho de centenas de cientistas. Um esforço menos visível foi colocado em marcha durante a mesma época. Focava-se não no evidente objetivo de quantificar a absorção de oxigênio e determinar seu papel na aptidão física, mas em um problema mais difícil e amorfo de compreender como situações diferentes podem moldar a emoção humana.

Por natureza, a questão do humor era muito mais desafiadora do que estudar os picos e quedas do VO_2 máx. Outra complicação era que a investigação do sentimento humano tinha menor força de tração política porque envolvia menos cientistas, recebia menos financiamento e tinha menos apoio institucional do que a questão com a pesquisa com esportes e treinamento físico. A concentração de candidatos encolheu ainda mais quando o foco esteve em tais curiosidades do yoga. As descobertas nesse caso poderiam ser, por sua natureza, guiadas bastante pelo acaso, assim como foi com pesquisadores da Duke.

Mesmo assim, grupos dispersos de cientistas fizeram notáveis progressos no curso do século 20. Nos anos recentes, o trabalho deles tem sido mais abundante e substancial. A área — depois de um histórico inicial de falsos começos e de digressões — agora parece estar em seu próprio rumo.

A tendência é significativa. Por fim, ela pode elucidar um dos benefícios mais importantes do yoga.

3

DISPOSIÇÃO E HUMOR

Sat Bir Khalsa conversava cordialmente enquanto caminhávamos pela rua. Sua barba era longa e grisalha, o turbante branco e ele usava uma pulseira feita de aço — todos sinais da religião *sikh*. Entretanto, ele não era indiano. De ascendência europeia, nascido em Toronto, converteu-se ao sikhismo décadas atrás, ao adotar a Kundaliní Yoga, uma modalidade energética que enfatiza a respiração rápida e a meditação profunda.

Na Longwood Avenue, ninguém parecia dar ao *sikh* de turbante um segundo olhar. Naquele dia, na primavera, Boston estava deslumbrante. Uma chuva fina matinal havia limpado a atmosfera, deixando-a lavada à luz do sol. Flores e árvores resplandeciam. Homens e mulheres estavam livrando-se de seus casacos. Um leve burburinho ao longo das calçadas.

Nós havíamos almoçado no Bertucci's — um concorrido restaurante, onde Khalsa finalizara a refeição com uma *bomba* italiana. A sobremesa consistia em bolas de sorvete de baunilha e chocolate cobertas de amêndoas, creme chantili e calda também de chocolate. Entendi por que os filhos dele adoravam o local.

Talvez a glicose estivesse alta ou o dia belíssimo, ou o yoga. Qualquer que fosse a causa, o ar pulsava enquanto Khalsa — integrante do corpo docente da Harvard Medical School e uma das maiores autoridades na ciência do yoga — expunha as suas conclusões e ambições. O homem cordial de 56 anos parecia ter muitas delas.

Em Harvard, Khalsa tinha seguido um sério programa de pesquisa que explorava como o yoga pode ajudar emocional e fisicamente. Seu foco era prático — e estruturado daquela maneira deliberada para demonstrar o valor social do yoga. Ele havia examinado como os seus poderes de relaxamento podem promover o sono e reduzir a ansiedade de músicos ao enfrentar o público, e estava organizando uma pesquisa para verificar se o efeito calmante podia ajudar alunos do ensino médio a lutar contra a melancolia e o estresse cotidiano. Khalsa tinha dez pesquisas sobre yoga em vários estágios de desenvolvimento.

Com energia e empenho, ele descreveu seu trabalho como um caminho para ajudar o yoga a romper com seu passado marginal e chegar ao *mainstream*.

"O que aconteceu com a higiene mental?", perguntou ele retoricamente. "Isso não existe — e nunca existiu. Quando você passou pelo ensino médio, nunca o ensinaram a lidar com o estresse, com os traumas, a lidar com a tensão e com a ansiedade — com toda a lista de distúrbios de humor. Não há manutenção preventiva. Sabemos como prevenir cáries, mas não sabemos ensinar às crianças como ser resilientes, como lidar com o estresse diário."

"Há uma falta de conexão", prosseguiu ele. "Temos feito higiene dental, mas não higiene mental. Então a questão é: 'Como iremos de onde estamos agora para onde precisamos estar?'"

Khalsa argumentou que a única forma de convencer as pessoas sobre o valor do yoga e estabelecer um consenso social que estimulasse amplamente a prática era conduzir um eficiente programa de pesquisa científica. Acrescentou que as recomendações para a escovação regular dos dentes haviam começado dessa maneira e ilustravam o valor potencial das boas pesquisas de yoga.

"Essa é a minha missão de vida", contou-me Khalsa.

Este capítulo examina não apenas as pesquisas de Khalsa, mas muitas investigações sobre como o yoga pode melhorar o humor e revitalizar o vigor. Começa com a pesquisa pioneira e vai até a mais recente. Uma narrativa com o alcance de uma história de detetive. Os estudos se iniciam com os músculos (e como o yoga pode relaxá-los), prosseguem com o estudo sobre o sangue (e como o yoga pode restabelecer seu equilíbrio químico), e por fim concentram-se nas sutilezas do sistema nervoso (e como o yoga pode refinar suas condições). O método ficou conhecido por estimular e acalmar não só as emoções, mas também seus componentes subjacentes — o metabolismo e o sistema nervoso.

DISPOSIÇÃO E HUMOR

Os benefícios ao humor aqui detalhados são bastante reais, ao contrário de algumas reivindicações aeróbicas do último capítulo. Mas também nessa área encontramos mitos populares. Eles tendem a ser equívocos completos, provavelmente enraizados na ignorância e não no tipo de inverdades sutis propagadas com a intenção de obter lucro.

Psicólogos nos contam que uma pedra fundamental da vida emocional são os sentimentos fortes, como a fúria e o afeto. Por definição, humores são considerados menos intensos e, geralmente, mais duradouros, além de menos propensos a brotar de um estímulo em particular. Eles são vistos como emoções contínuas. Por exemplo, alegria por um período de tempo produz um humor feliz. Tristeza persistente produz depressão. Ao contrário de sentimentos agudos, como raiva ou surpresa, humores tendem a durar por horas e dias, se não por semanas. Se intensos, podem caracterizar as nossas percepções da vida — às vezes radicalmente.

Humores são fundamentais para o sentido da vida, e então, na avaliação dos psicólogos, mais importantes do que dinheiro, status e mesmo relações pessoais, porque afetam o quociente de felicidade que reservamos às atividades da vida. Como diz a sabedoria popular, um homem rico de mau humor pode sentir-se destituído, e um homem pobre de bom humor pode sentir-se rico além das palavras. Em um grau surpreendente, os humores definem o nosso ser.

Na língua inglesa, a palavra existe desde os seus primórdios e as primeiras definições são entendidas com o sentido existencial. "Humor" [*mood* em inglês] era originalmente um sinônimo para "mente" [*mind*]. Em inglês antigo, a palavra *mod* significava "coração", "espírito" ou "coragem".

Uma questão intrigante que os pesquisadores ainda precisam enfrentar é se o yoga pode mudar o padrão de humores de um indivíduo — em outras palavras, o cerne da aparência emocional de uma pessoa. A prática regular da Saudação ao Sol produz uma disposição ensolarada? O yoga traz à tona o que poderia ser considerado como características de estados afáveis?

Muitas pessoas têm olhado para a sua própria experiência em tais questões e acharam que, acima de tudo, o yoga melhora a vida emocional delas. Significativamente, a vasta maioria é composta de mulheres.

A sabedoria convencional diz que episódios de depressão severa atingem as mulheres duas vezes mais frequentemente do que os homens.

A evidência médica é gritante. Uma pesquisa relatou que as mulheres são três vezes mais propensas do que os homens a tomar antidepressivos — com o consumo chegando a uma em cada quatro ou cinco mulheres.

Se os dados estiverem corretos, o yoga deve ser entendido entre as mulheres como uma forma de combater a melancolia. Eu mesmo testemunhei provas dessa atração. No início do inverno de 2010, me juntei a dúzias de mulheres (e a alguns homens) que se reuniram para aprender a utilizar o yoga para se reerguer emocionalmente.

"Isso realmente salvou a minha vida", nos contou Amy Weintraub durante sua palestra introdutória. "Eu não estaria aqui." Era sexta-feira à noite em Kripalu, o centro de yoga nas Berkshires, no oeste de Massachusetts. Weintraub, autora de *Yoga for Depression*, estava liderando um seminário de fim de semana sobre gerenciamento de humor.

Ela encontrou sua vocação depois de uma vida debilitante de tristeza e entorpecimento. "Eu me movimentava como se estivesse no meio de um nevoeiro", relembrou em seu livro. "Eu perdia chaves, luvas e, certa vez, até o meu carro." Antidepressivos adiantavam pouco. Então ela encontrou o yoga. O nevoeiro se dissipou. Em um ano, Amy deixou os remédios e logo tornou-se instrutora de yoga. Seu renascimento veio com profundos sentimentos de fortalecimento emocional.

Por três dias, em Kripalu, Amy mobilizou cada arma disponível no arsenal do yoga para nos ensinar como retomar o controle.

"Você se sentirá melhor e mais inteligente ou receberá seu dinheiro de volta", disse ela com um sorriso. Seus métodos não eram particularmente árduos. Mas todos eles tinham como objetivo levantar o moral. Relaxamos. Fizemos visualizações. Fizemos posturas de equilíbrio e nos forçamos a voltar a nossa atenção da tagarelice da mente para o aqui e o agora. Rimos. Nos alongamos. Emitimos sons calmantes. Fizemos a Respiração da Felicidade — inalando, levando nossos braços lentamente ao céu, e então exalando rapidamente com um expirante "Ahhh" enquanto os abaixávamos vigorosamente. Ao final disso, brilhávamos animados, com uma luz interior.

Weintraub se interessava pela abordagem científica e apresentou à nossa turma as conclusões de vários estudos de pesquisadores. Fiquei

DISPOSIÇÃO E HUMOR

sabendo que ela conhecia Khalsa e estava trabalhando com ele em uma de suas pesquisas — uma comparação entre os benefícios obtidos com o yoga com aqueles da psicoterapia. Ela também tinha um livro em andamento: *Yoga Skills for Therapists* [Habilidades do yoga para terapeutas].

Tudo isso pode parecer novo e atrevido. Mas acabamos descobrindo que Harvard, Boston e Massachusetts há muito abrigam indivíduos e instituições com interesse permanente no poder do yoga. De fato, suspeito que seja esse o maior atrativo de Kripalu, que tem despertado interesse por décadas e se descreve como o maior centro residencial do yoga e da saúde holística da nação. Suas instalações ocupam centenas de hectares numa área rural longe dos usuais prazeres e distrações da vida urbana.

Na noite de sexta-feira em que me registrei — com as árvores desfolhadas e a região coberta de branco de uma nevasca recente —, Kripalu estava recebendo quase quinhentos hóspedes para suas aulas de fim de semana. A vasta maioria era de mulheres.

Thoreau caracterizava os yogis como pessoas sem nenhuma preocupação mundana: "Livres neste mundo como os pássaros no ar." Em 1849, ele disse a um amigo que se considerava um praticante — que se saiba, foi o primeiro ocidental a fazer essa reivindicação. "Eu teria satisfação em praticar o yoga de forma dedicada", escreveu Thoreau. "Em certo sentido, e com poucos intervalos, eu sou mesmo um yogi."

Em Harvard, sua *alma mater*, William James, percebia o yoga favoravelmente como um meio de regeneração mental. O famoso psicólogo, também com formação médica, concentrou a atenção em um dos exercícios mais básicos do yoga — o simples e sistemático relaxamento dos músculos.

A postura é chamada *Shavásana*, de *shava*, a palavra em sânscrito para "corpo morto". Hoje a chamamos o Cadáver. É a mais fácil das posições do yoga. Em vez de se torcer e flexionar, os alunos simplesmente deitam de barriga para cima, de olhos fechados, e deixam os braços, pernas e as outras partes do corpo largadas. Os praticantes relaxam os músculos tanto quanto possível, entrando assim em um estado de repouso profundo. Habitualmente é feita no final da aula de yoga e parece ter sido assim por séculos.

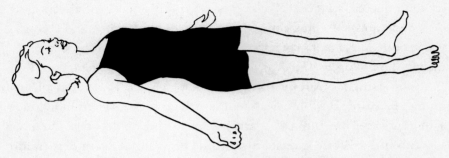

Postura do Cadáver, *Shavásana*

James, em seu livro de 1902 *The Varieties of Religious Experience*, identificou um tipo de "deixar-se levar" como uma "regeneração através do relaxamento" e sugeriu que isso podia não apenas revitalizar o espírito, mas avançar no mais ambicioso objetivo de forjar atitudes de vida saudáveis. "Relaxamento", escreveu, "deve ser agora a regra."

Um aluno de pós-graduação prestou muita atenção. Seu nome era Edmund Jacobson. Fisiologista, ele saiu de Chicago para trabalhar na obtenção de um doutorado em Harvard. O evangelho do relaxamento chamou a atenção dele, e seguindo o exemplo de James e outros acadêmicos atirou-se em uma pesquisa experimental. Focava-se na reação ao susto — em particular como os indivíduos reagem ao barulho inesperado de uma ripa de madeira sendo batida com força em uma mesa. Para sua surpresa, Jacobson descobriu que os indivíduos em relaxamento não tinham uma reação evidente. Ele supôs que o relaxamento profundo causava uma queda na atividade mental.

O próprio Jacobson experimentou o relaxamento. Como muitos estudantes, ele sofria de insônia. Mas em 1908 ele se treinou a relaxar e descobriu que a redução da tensão muscular lhe permitia aproveitar uma boa noite de sono.

Jacobson tornou-se um adepto. Ao assumir um emprego na Universidade de Chicago, estabeleceu um ambicioso programa de pesquisa e tratamento, fundando, de certa maneira, o campo médico de relaxamento induzido. Seus livros incluíam *Progressive Relaxation* (1929) e *You Must Relax* (1934), que tiveram mais de uma dúzia de reimpressões e reedições.

Os pacientes eram orientados a fechar os olhos e tensionar e relaxar uma parte do corpo, concentrando-se nessa oposição. No devido tempo, encontrariam a maneira de reduzir a tensão. Jacobson alegava que seu método produzia curas memoráveis ao eliminar desde dor de cabeça e insônia até gagueira e depressão.

Para satisfazer a própria curiosidade — e para convencer os céticos da importância do método —, Jacobson trabalhou duro para desenvolver uma máquina que lhe permitiria monitorar leves sinais elétricos nos músculos e medir correntes sutis de um milionésimo de volt ou menos. Em seu empenho, Jacobson conseguiu ajuda considerável dos laboratórios da Bell Telephone — então a primeira organização mundial para pesquisa industrial, que no devido tempo ganhou meia dúzia de prêmios Nobel. A colaboração entre o acadêmico de medicina e o gigante industrial resultou em inovações que prenunciaram o equipamento de eletromiografia — um aparelho médico que grava as ondas elétricas dos músculos esqueléticos.

Jacobson fez o que foi considerada a primeira medição rigorosa do tônus muscular — o estado normal da tensão que auxilia a postura e deixa o corpo pronto para a ação. Os instrumentos mostraram que os métodos dele poderiam induzir uma calma profunda.

Um de seus pacientes era uma mulher que sofreu uma fratura no crânio quando ficou presa em uma cama de armar. Por anos seguidos ela se queixou de um nervosismo que a deixava excessivamente perturbada. Quando Jacobson a colocou em seu equipamento, descobriu que os músculos dela de fato exibiam picos elétricos mesmo quando ela tentava se manter o mais calma e tranquila possível. Mais tarde, depois que a mulher aprendeu a relaxar profundamente, as ondas desapareceram. E ela recobrou uma nova força e estabilidade em sua vida emocional.

À medida que Jacobson estudou uma forma de relaxar, outros meios de acalmar a mente e revitalizar o espírito estiveram sob investigação. Um cientista observou a respiração controlada e fez isso sob as lentes de um dos campos mais na moda à época: a psicologia.

Kovoor T. Behanan nasceu e foi criado na Índia. Em 1923, formou-se na Universidade de Calcutá com louvor. Foi então para os Estados Unidos, para Yale, primeiro para estudar teologia, e então filosofia e psicologia. Em 1931, ganhou uma bolsa de estudos para viajar de volta à Índia e avaliar a psicologia do yoga.

A MODERNA CIÊNCIA DO YOGA

Behanan fez a coisa certa. Escolheu a capital mundial da pesquisa do yoga — o ashram de Gune, nas montanhas ao sul de Bombaim. Lá ele se dedicou a aprender yoga sob a orientação pessoal de Gune. De abril de 1932 a março de 1933, Behanan praticava todos os dias, fazendo posturas e exercícios de respiração e de concentração. Então ele retornou a Yale, determinado a realizar uma série de experimentos científicos que explicariam sua recém-adquirida alegria.

Behanan começou no início de 1935, depois de ter praticado yoga por mais de três anos. Estudou suas próprias reações mentais vendo o trabalho como algo exploratório. Em particular, concentrou-se em um dos mais fáceis controles de respiração do yoga.

O *Ujjáyi Pránáyáma* é conhecido como a Respiração Vitoriosa. Apesar de seu nome intimidante, o estilo envolve simplesmente inspirar e exalar com grande deliberação, com a glote levemente contraída de modo que a respiração produza um som sibilante, como o suave bramido do oceano. Behanan inalaria devagar por meio das duas narinas. Depois de encher os pulmões até o máximo, seguraria a respiração pela mesma extensão de tempo que a inalação, e então exalaria firmemente por um tempo igual.

Adultos em repouso respiram em qualquer lugar de dez a vinte vezes por minuto. O *Ujjáyi* é *muito* mais lento. Behanan relata que fez o exercício em um padrão de 28 ciclos em 22 minutos, ou pouco mais de um por minuto. Em outras palavras: respirou cerca de dez vezes mais devagar que um adulto em repouso. Isso era o tipo de redução que Paul havia descrito em seu livro *A Treatise on the Yoga Philosophy*.

O teste psicológico seguiu por 36 dias. Behanan faria as avaliações antes e depois dos exercícios de respiração para ver como eles alteravam o seu estado mental. Os testes consistiam em realizar somas, decifrar códigos, identificar cores, montar quebra-cabeças e fazer exercícios simples de coordenação motora.

Publicou seus resultados em um livro de 1937: *Yoga: A Scientific Evaluation*. Behanan agora tinha um doutorado de Yale, como a folha de rosto observava de modo proeminente, e o livro foi bem recebido. A revista *Life* publicou um perfil exibindo Behanan de terno e gravata e fotografias de praticantes seminus pendurados de cabeça para baixo em posições complicadas. O artigo ocupava duas páginas. A *Time* fez uma brilhante resenha.

DISPOSIÇÃO E HUMOR

Descrevia-o como um homem elegante de 35 anos, e jogador de pôquer de primeira classe.

A descoberta central de Behanan se revelou uma clara confirmação da premissa de Jacobson sobre o relaxamento profundo provocar uma queda da atividade mental. De modo geral, o exercício respiratório resultou naquilo que Behanan chamou de "uma retardação das funções mentais". A descoberta, concedeu ele, pode deixar os leitores um pouco surpresos.

Todos os testes demoraram mais tempo para serem concluídos; até 26 segundos mais em alguns casos. A respiração yogi provocava o maior impacto — e produzia a maior defasagem — nas habilidades matemáticas dele.

Behanan observou que suas descobertas contradiziam a imagem popular do yoga como um elixir mágico que favorecia seus praticantes com poderes sobre-humanos. Mas a redução da atividade mental tem repercussões importantes para o humor. Relatou que o exercício de respiração conferia um estado de profundo relaxamento, o qual produzia "um prazeroso estado de quietude". O prazer interno tornava-se ainda maior se ele acrescentasse exercícios de concentração. "Eu gostaria de prolongar isso indefinidamente", escreveu sobre o estado flutuante, "se estivesse ao meu alcance fazer isso."

As evidências indicavam que a redução da atividade mental era temporária, e Bahanan oferecia a possibilidade de que o período de repouso poderia de fato resultar numa melhora geral em "nossas faculdades intelectuais normais".

Ao final do livro, Behanan resumiu sua própria reação à sua doutrina recém-descoberta. O yoga, disse ele, o havia refeito.

Antes, ele tinha dores de cabeça constantes, sentia-se esgotado e lhe faltava o que chamava de vitalidade. Mas aquele tempo no ashram lhe deu energia e "estabilidade emocional". Behanan notou o mesmo nos outros praticantes.

"Eles eram as personalidades mais felizes que conheci", recorda. "A serenidade deles era contagiante."

Behanan podia ter parado por aqui, mas passou a descrever em seu livro as experiências que tinha feito em Yale com fisiologia da respiração (uma área com métodos muito diferentes e técnicas de mensuração que em muitos aspectos eram bem mais difíceis). Relatou que *Ujjáyi* causava um pico de consumo de oxigênio — mais que qualquer outro estilo de respiração que ele investigou. Sob todos os aspectos, o aumento de oxigênio parecia ser o segredo da serenidade do yoga.

Mas era mito, outra vez. Behanan tinha deixado a Índia antes de Gune colocar em dúvida a doutrina popular das oscilações, e o estudo do pesquisador de Yale provou ser falho.

Infelizmente, o falso relato reforçou a inabalável permanência do mito do oxigênio, que ainda assombra o yoga popular. Mais que isso. Em sua compreensão incorreta, negligenciou aquilo que se revelou como uma das maiores fontes de influência sobre os incontroláveis fluxos das emoções humanas — a manipulação da relação do corpo com dióxido de carbono, que tanto Paul como Gune tinham começado a entrever.

Hoje, depois de muitas décadas de pesquisa, é razoavelmente mais fácil distinguir fato de ficção, apesar das complexidades da fisiologia da respiração. O quadro global é o melhor lugar para se iniciar.

A atmosfera de nosso planeta é constituída por 21% de oxigênio. Isso é muito. Em comparação, os níveis de dióxido de carbono são quinhentas vezes menores. O corpo humano explora esse oceano por meio da hemoglobina — a extraordinária proteína dentro dos glóbulos vermelhos de nosso sangue que absorve o oxigênio como uma esponja e o carrega dos pulmões para os tecidos. Caracteristicamente, a hemoglobina renovada de uma pessoa em repouso é quase saturada de oxigênio, mantendo praticamente tanto quanto for possível. A taxa habitual para o nível de absorção é de 97%.

Para o yoga, a oferta de oxigênio no ar e a saturação de hemoglobina nos pulmões significam que a respiração rápida ou lenta representa pouco para mudar os níveis que entram na corrente sanguínea — como Gune descobriu no seu ashram e como eu descobri na Universidade de Wisconsin. O gás vital está disponível em grandes quantidades, aconteça o que acontecer.

O consumo de oxigênio do corpo de fato aumenta e diminui. Mas a ciência demonstra que isso acontece em resposta às mudanças na atividade muscular, no metabolismo e no ritmo cardíaco — não aos estilos de respiração. Como vimos no capítulo anterior, o bom estado cardiovascular pode elevar o pico de consumo de oxigênio.

A história com o dióxido de carbono na corrente sanguínea é radicalmente diferente e variável. Considere uma pessoa respirando de modo

DISPOSIÇÃO E HUMOR

relaxado. O ar puro se mistura nos pulmões com o ar envelhecido, criando um ambiente no qual os níveis de dióxido de carbono permanecem razoavelmente altos. De modo característico, essa pessoa ventila os pulmões de maneira tão ineficiente que cada inalação em repouso recoloca menos de 10% do gás.

Agora considere o que acontece se esse indivíduo começa a respirar rápido. Rajadas de ar puro com concentrações de dióxido de carbono extraordinariamente baixas (três centésimos de 1% de uma atmosfera) correm para os pulmões, baixando os níveis internos. A natureza procura equalizar as concentrações. Então a difusão rapidamente retira mais dióxido de carbono de nossa corrente sanguínea e de dentro dos pulmões. Como resultado, os níveis corporais despencam.

Essa abordagem é nada menos que controversa. Isso é o relato padrão encontrado em centenas de textos de referência médica, assim como em pronunciamentos da Marinha dos Estados Unidos. A responsabilidade dela por milhares de profissionais de mergulho a torna uma autoridade em respiração humana. A respiração rápida "reduz os depósitos de dióxido de carbono no corpo", atesta o manual de mergulho da Marinha, "sem aumentar significativamente o estoque de oxigênio".

O nome comum para respiração rápida é hiperventilação, e o perigo comum é desmaiar. Também pode resultar em tontura, enxaqueca, dor de cabeça leve, fala não compreensível, entorpecimento ou formigamento nos lábios, mãos e pés. A queda do dióxido de carbono influencia o humor de muitas maneiras. Uma delas é a alcalose respiratória. Isso eleva a sensibilidade de nervos e músculos — tanto que muitos circuitos entram em curto, produzindo formigamento nas mãos e espasmos nos músculos.

Os yogis sempre sentem tais sensações depois de fazer muitos ciclos de *Bhastriká*, exercícios de respiração rápida conhecidos como Respiração do Fogo ou Respiração do Fole, conforme sua descrição em sânscrito. A *Bhastriká* enfatiza a exalação, em vez da inalação, como os foles de um ferreiro. Em *Light on Pranayama*, Iyengar diz que as repetidas explosões da respiração facultada por tais exercícios criam "um sentimento de euforia".

Enquanto as rajadas da respiração e excitação do sistema nervoso se elevam, a respiração rápida faz algo mais que tem repercussões radicais para o humor, sensações mentais e saúde em potencial — isso tira oxigênio do cérebro.

A MODERNA CIÊNCIA DO YOGA

A razão disso é que a queda de dióxido de carbono causa a contração dos vasos sanguíneos cerebrais, reduzindo o fluxo de oxigênio e produzindo um efeito calmante e talvez de visão turva. Outros sintomas incluem tontura e vertigens. Em casos extremos, a pessoa pode ter alucinações e desmaiar.

O que significa, falando claramente — por mais doido que possa parecer, e absurdo como parece, ao contrário dos ensinamentos do yoga popular como parece —, é que a respiração rápida baixa o fluxo de oxigênio no cérebro e faz isso radicalmente. Os cientistas descobriram que corta os níveis quase à metade. Essa redução é a razão de pessoas desmaiarem.

Os mal-entendidos acerca da respiração rápida, antes extremos, tornaram-se mais sutis ao longo dos anos e décadas. As autoridades em yoga que investigaram a ciência da respiração agora tendem a se contradizer em relação a se isso pode perturbar o metabolismo de dióxido de carbono e resultar em dano. Alguns emitem severos alertas sobre a hiperventilação e advertem os novos alunos a praticar a *Bhastriká* em pequenas quantidades por vez, de modo que o corpo possa ajustar-se gradualmente ao desafio. Outros argumentam que a respiração rápida — se realizada de maneira correta, especialmente com os métodos que propagandeiam como superiores — não perturba o equilíbrio carbônico de modo algum.

A prova da sala de aula sugere que aquela respiração rápida pode, de fato, representar uma ameaça. Numerosas vezes um aluno iniciante desmaiou, e mesmo alunos intermediários podem se sentir tontos ou ficar inconscientes. Nesse tema, a ciência é bastante limitada. Entretanto, sugere que alunos adiantados podem se adaptar à pressão respiratória ou aprender a *Bhastriká* e outras variedades de respiração rápida de maneiras que reduzam os perigos.

Em 1983, três cientistas na Suécia fizeram relatos sobre uma pesquisa com três yogis altamente treinados que realizaram "respirações de alta frequência" de algo em torno de trinta minutos a uma hora. Os cientistas iniciaram o experimento colocando-os com cateteres para facilitar a amostragem de sangue. A torneira arterial deveria abrir uma janela para o modo como a atmosfera modificada nos pulmões estava afetando a revitalização do sangue e a liberação de dióxido de carbono. Os cientistas coletaram amostras de sangue dos yogis em repouso — para criar uma base de

DISPOSIÇÃO E HUMOR

comparação — e depois de estes terem realizado a respiração rápida por pelo menos dez minutos.

Os resultados mostraram quedas relativamente pequenas: 4%, 11% e 30%. Curiosamente, o yogi mais experiente, um homem que deu aulas para os outros dois e também aulas regulares de controle da respiração, exibiu um declínio intermediário. O dele apresentava uma diminuição de 11%, em vez de 4%. Isso sugere que outros fatores que não a *expertise* e a experiência em *pránáyáma* podem limitar a liberação de dióxido de carbono. Além disso, os cientistas relataram que nenhum dos yogis avançados desenvolveu sintomas de alcalose respiratória — o distúrbio sanguíneo que pode resultar em delírio e colapso.

As repercussões gerais para o humor e a fisiologia respiratória são radicalmente diferentes se a respiração do yoga é mais lenta do que rápida. O processo começa com tais variedades como *Ujjáyi* — o tipo de respiração que Behanan fez. Ele estava respirando cerca de dez vezes mais devagar do que um adulto em repouso.

Outra vez as consequências centram-se no dióxido de carbono — só que dessa vez no seu aumento na corrente sanguínea e não na sua redução. Pesquisas modernas ecoam os estudos de Paul de mais de um século atrás. Hoje, um cálculo padrão indica que cortar a ventilação pulmonar à metade induz os níveis de dióxido de carbono a dobrarem. E a dilatação resultante dos vasos sanguíneos cerebrais significa que o cérebro agora consegue mais oxigênio e não menos.

A respiração lenta revelou ter profundas ramificações mentais, com aumentos no estado de vigília calma e no estado de puro alerta. Behanan chamou esse estado de "uma sensação de quietude extremamente prazerosa".

Os cientistas que estudam o comportamento animal têm relacionado a respiração lenta à alta vigilância. Quando o animal está pronto para proteger-se, as suas exalações se tornam lentas. Seu ritmo cardíaco tende a diminuir. O animal cautelosamente avalia seu entorno para ver se pode relaxar ou se precisa fugir ou lutar.

Como Paul sugeriu, muitos aspectos do yoga reforçam a respiração lenta e limitam a exalação de dióxido de carbono, incluindo a repetição de mantras e cânticos. Em 2001, Luciano Bernardi, um médico residente na Universidade de Pavia, na Itália, relatou sobre a realização de uma pesquisa com quase duas dúzias de adultos. Sua equipe descobriu que a repetição de um mantra corta o ritmo da respiração quase à metade, propiciando a tranquilidade da mente e produzindo uma acentuada sensação de bem-estar.

Em resumo, durante décadas a ciência tem aprendido bastante sobre como a respiração do yoga afeta o humor de uma pessoa ao enfatizar o estado de seu metabolismo. Os estilos mais velozes tendem a excitar, e os mais lentos a acalmar.

E isso não tem *nada* a ver com colocar mais ou menos oxigênio no corpo daquele que pratica, ao contrário do que dizem inumeráveis yogis e gurus, DVDs, livros, blogs e newsletters de yoga. Entretanto, algumas autoridades em yoga vão tão longe quanto, com o objetivo de enviar alertas ilusórios.

"Você não está acostumado com tanto oxigênio injetado dentro de seu organismo!" Choudhury, o guru do Hot Yoga, adverte seus alunos que fazem a respiração profunda dele e começam a se sentir tontos. Ele nada diz sobre as grandes quedas de dióxido de carbono — causa real dos casos de perda de consciência.

As mancadas vão adiante. A Respiração de Fogo "aumenta o suprimento de oxigênio ao cérebro", diz a Kundaliní Yoga, ricamente ilustrada e altamente acessível aos iniciantes. Conforme acabamos de ver, na verdade, ela faz exatamente o contrário, de modo bem radical.

The Complete Idiot's Guide to Yoga celebra a disciplina da respiração como "uma das melhores coisas que você pode fazer para manter seu corpo repleto de oxigênio". Os efeitos propagandeados soam muito como a calma serenidade que os altos níveis de dióxido de carbono podem induzir.

A confusão sobre a respiração yogi como um caminho para encher o corpo e o cérebro com oxigênio vão bem além das simples declarações inexatas e sua disseminação em incontáveis livros, artigos e vídeos. Ultimamente isso tem se espalhado para todo um estilo da prática. A Oxygen Yoga se promove como benéfica "para qualquer um que necessite de mais oxigênio". Seus autores têm uma linha de livros. O mais recente — *Oxygen Yoga: A Spa Universe*, publicado em 2010 — recomenda que resorts de bem-estar adotem o estilo para "valor agregado".

É dito que sempre se deve "dourar a pílula". De modo similar, a falência dos pesquisadores de yoga em achar milagreiros que podem parar o

DISPOSIÇÃO E HUMOR

coração e viver sem ar levou a um avanço fundamental na compreensão do cérebro. E, por sua vez, essa descoberta revelou um dos mais importantes caminhos para o yoga dominar a emoção. Isso aconteceu por volta das décadas de 1940 e 1970, depois que Behanan fez suas experiências.

A menor quantidade de descobertas terminou por rever um dos maiores princípios do mundo da medicina — que o corpo humano tem dois sistemas nervosos que são inteiramente distintos. O mais novo começa no sistema cerebroespinhal e se irradia para fora, em direção aos nervos que nos habilitam a movimentar os músculos esqueléticos. O mais antigo começa no sistema neurovegetativo e regula os músculos internos, os órgãos, os instintos e outras funções primais. É chamado sistema nervoso autônomo.

A doutrina médica da época sustentava que suas atividades eram automáticas e, com notáveis exceções (como a respiração), além do controle da mente consciente. Mas os cientistas que estudaram yogis talentosos seguiram documentando habilidades que contradiziam esse quadro bem-arrumado. Em pesquisa após pesquisa, constataram que os yogis podiam assumir o controle de funções autônomas e fazer mudanças radicais nas atividades do corpo humano. Revelou-se que o sistema autônomo continha opções para todos os tipos de sobreposições manuais.

Um dos cientistas era Thérèse Brosse, uma cardiologista francesa que examinou Krishnamacharya. Ela e seus colegas escreveram extensivamente sobre como os yogis avançados podiam relaxar de maneiras surpreendentes, reduzindo o ritmo cardíaco e a pressão arterial. Outro era Bagchi. Apesar de sua campanha para expor os milagres yogis como falsos, ele documentou um extenso controle yogi sobre funções autônomas até então consideradas além do controle. Um artigo de 1957 descobriu "uma extrema redução" de funções vitais, como respiração e ritmo cardíaco. Concluiu que além de tudo o yoga confere "profundo relaxamento do sistema nervoso autônomo".

A estrela do controle autônomo era um yogi indiano chamado *swami* Rama. Entre outras coisas, estudos de laboratório mostraram que ele podia usar apenas a mente para mudar a temperatura de sua mão, criando uma variação de até 11 graus através da palma.

O sistema nervoso autônomo é bifurcado, e as pesquisas mostraram que yogis avançados podiam ter o controle de cada um dos lados. O lado do simpático promove a resposta "fugir ou lutar", ao inibir a digestão e levando sangue aos músculos para uma rápida ação. Faz isso, em certo grau, ao dizer às glândulas suprarrenais para esguichar adrenalina — um estimulante natural que acelera as funções do corpo. Biólogos pioneiros chamavam-no *simpático* porque viam as funções como se estivessem agindo em harmonia ou solidariedade um com o outro — e ao mesmo tempo. O outro lado é conhecido como parassimpático. Governa as funções de descanso e digestão, acalma os nervos, promove a absorção dos alimentos e inibe o fluxo de adrenalina.

O sistema simpático é acelerador do corpo, e o parassimpático é o freio. Trabalhando juntos, os dois gerenciam o fluxo geral de energia do corpo, um preparando para o seu gasto, o outro para sua conservação. Por exemplo, o sistema simpático aumenta o ritmo cardíaco, e o parassimpático o reduz.

Ambos também exercem controle sobre os humores e as emoções humanas enraizadas nos estados primais de energia — os altos e baixos, as alegrias de Iyengar e a quietude de Behanan. Os estados internos repercutem algumas das mais fundamentais de todas as emoções humanas — se os indivíduos sentem-se seguros e protegidos ou ameaçados e em perigo. Elas refletem não apenas nosso instinto de sobrevivência, mas também as mudanças de humor da infância. As pesquisas mostraram que os yogis têm um talento especial para puxar o freio. A agilidade deles na redução do metabolismo e funções correlatas era especialmente impressionante nisso que superou uma forte tendência evolucionária. As demandas da sobrevivência significam que o corpo, deixado a seus próprios dispositivos, sempre favorece o acelerador. Afinal, o sistema nervoso simpático é essencialmente um meio para respostas de emergência e facilmente ativado, ao manter o corpo pronto para a batalha ou a fuga, inundado de adrenalina.

Os yogis têm usado esses pedais há tempos. Mas recentemente uma nova safra de praticantes tem erguido aqueles que não apenas utilizam os pedais, mas se valem da riqueza da ciência contemporânea para explicar o processo e como este se relaciona às experiências dos praticantes regulares.

Falo de Mel Robin.

Muitos professores de yoga têm uma aura reverencial. Não Robin, não em um sábado chuvoso na Pensilvânia, quando ele adentra um estúdio de

DISPOSIÇÃO E HUMOR

yoga lotado, com maneiras tranquilas, e barba aparada. Música New Age toca docemente ao fundo.

"Meu nome é Mel e eu compus esta música", graceja ele dando uma risada.

Alguém pergunta se ele poderia tocá-la também.

"Não banque o esperto", responde. E com isso Robin quebra a atmosfera usual.

O Yoga Loft de Bethlehem fica no alto de um prédio de tijolinhos que parece datar do tempo das siderúrgicas da cidade. Tem um piso simples de tábuas de madeira e amplas janelas. O estúdio suspendeu as aulas normais de sábado por um programa especial apresentando Robin em "A Ciência das Invertidas" — as posturas nas quais os pés ou o torso ficam acima da cabeça. As propagandas sugerem que os alunos tragam um exemplar do seu *Physiological Handbook for Teachers of Yogasana* ou o comprem na loja do estúdio.

Mulheres na faixa dos 30 anos tendem a dominar a sala. Muitas eram instrutoras de yoga, já que a aula era do nível avançado. Robin estava com 73 anos, no estilo típico do yoga, não aparentava ou agia conforme a sua idade.

Ele se sentou no chão de madeira sem tapetes, alongando-se e falando, e ao longo das três horas seguintes nos levou às nuanças do controle autônomo. Seu foco naquele dia não era o tipo de ginástica mental que Rama demonstrou. Mais exatamente, estava explicando como as posturas normais podem resultar em mudanças autonômicas.

Posturas Invertidas, disse ele, tendem a excitar a resposta "fuga ou luta", especialmente em iniciantes nervosos. Em oposição, acrescentou, a Postura da Vela pressiona o freio parassimpático, acalmando o espírito ao fazer desta "uma das mais relaxantes posturas do yoga".

Distribuímo-nos em pares, e Robin, um professor do estilo Iyengar, passeou pela sala ajudando alguns a fazer as Posturas Invertidas. Quando chegou a mim, perguntei se havia explicação sobre os motivos do relaxamento.

Robin disse que a postura acalma porque exerce controle sobre uma importante função do sistema nervoso autônomo — a regulação da pressão arterial.

Sabe-se que a boa saúde depende de a pressão se manter em uma estreita variação. Se baixar muito, o cérebro não consegue sangue suficiente e ficamos tontos, fracos e desmaiamos. Em casos extremos, os órgãos podem falhar e produzir colapsos, como a parada cardíaca. A pressão arterial alta tem seus próprios riscos, embora sejam mais de longo prazo do que imediatos. Ela estressa o coração e as paredes das artérias produzindo hipertensão. Esse é um fator de risco para um AVC, ataque cardíaco e falência dos rins. Por causa de tais perigos, ao longo dos tempos o corpo humano desenvolveu uma impressionante gama de sensores e mecanismos de defesa que fazem constantes leituras da pressão dos vasos sanguíneos e realizam ajustes sutis.

Robin disse que a Postura da Vela ajustava um tipo particular de sensor localizado nas carótidas — as artérias maiores que correm na área dianteira do pescoço levando sangue ao cérebro. Os sensores da carótida garantem o recebimento da quantidade correta de sangue, e dada a importância do cérebro, tem uma atenção especial. Os sensores embutidos nas paredes arteriais monitoram a contração ou expansão que indica as mudanças na pressão arterial.

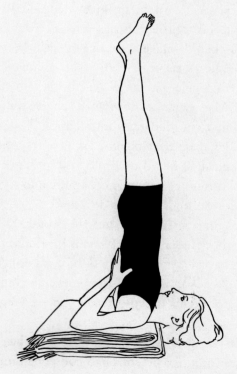

Postura da Vela, *Sarvángásana*

DISPOSIÇÃO E HUMOR

Mas na Postura da Vela, disse Robin, o queixo pressiona o pescoço e a parte alta do peito profundamente, conferindo assim um aperto nas carótidas e tornando a pressão local bem alta. Isso aciona um alarme e o freio parassimpático entra em ação. Ele entende que os delicados tecidos do cérebro estão oscilando entre muita pressão sanguínea e ordena ao coração e ao sistema circulatório a compensar com reduções da pressão. Os principais sinais de respostas vão através do vago — o grande nervo que começa no cérebro e segue entre os pulmões, o coração, o estômago e outros órgãos abdominais.

Robin bateu palmas para ilustrar a natureza urgente dos comandos parassimpáticos.

"Não bombeiem tão frequentemente. Não bombeiem tão intensamente. Abram os diâmetros. Vasodilatem" — o termo para o aumento do diâmetro dos vasos sanguíneos que permite ao sangue fluir em um ritmo mais moderado.

Eu lhe agradeci. Gune deve ter recomendado a Postura da Vela para Gandhi por causa de seus efeitos calmantes, mas ele não foi mencionado na explicação de Robin sobre seu funcionamento.

Robin contou espontaneamente que a abordagem científica para entender as posturas deixa alguns yogis desconfortáveis.

"Há pessoas que dizem: 'Você cruzou a fronteira. Isso não é yoga. Veja Patanjáli. Não há nada sobre o funcionamento do sistema nervoso simpático.'"

"São pessoas muito, muito tradicionais", continuou. "Minha sensação é — concordo. Isso não é yoga. É sobre o yoga e compreendê-lo, e o faz praticar um yoga melhor."

E com isso Robin voltou a atenção para outros alunos.

Melhor yoga. A frase ecoou em minha mente. Alguns dias depois, liguei para o Yoga Loft e me matriculei para uma série de quatro cursos que Robin programou para ensinar a ciência do yoga. O último focava-se totalmente no sistema nervoso autônomo.

Imediatamente, ele lançou uma nova luz ao tema. A maior parte das descrições ressalta os fatores psicológicos — como as ameaças existenciais que acionam a resposta de "fuga ou luta", ou interlúdios pacíficos que propiciam o estado de contentamento, de descanso e digestão. Contudo, Robin disse que os sistemas podem ser estimulados não somente por fatores ambientais, mas revirados e trazidos à tona por ações conscientes. Os músculos são um exemplo, disse ele.

"Se você está amedrontado, seus músculos ficam tensos", disse. "Mas se você realiza um trabalho muscular, isso também excita o sistema nervoso simpático." Isso era uma fascinante observação, pois tinha todos os tipos de implicações para toda a vida ao explicar a influência das posturas do yoga.

Robin apontou um trecho no seu livro que listava quais as partes do corpo que ficam sob o controle do sistema autônomo. A tabela espalhada ao longo de quatro páginas descrevia mais de uma centena de funções — do sono às secreções gástricas, até a vasoconstrição e o calafrio. Cada entrada era seguida por um número de referência, ou vários números, que apontavam para o final da seção do livro onde se encontravam listados os relatórios científicos. A tabela parecia representar um trabalho apaixonado que resumia décadas de pesquisas.

Robin nos fez virar outra página que listava nove incomuns efeitos potentes do estímulo simpático. Eles incluíam uma batida mais rápida do coração (preparar para a ação), dilatação das pupilas (receber mais luz para melhor atenção a potenciais ameaças) e mudavam a química do sangue (estimular a coagulação em caso de sangramento). A maioria das pessoas não tem controle consciente sobre tais respostas autônomas. Mas dois itens na lista sobressaíam-se como relativamente fáceis de influenciar — o tônus muscular e o ritmo da respiração. Robin os identificou como a chave para o mundo oculto do controle autônomo.

Nós praticávamos posturas que trabalhavam os músculos, procurando excitar os nervos simpáticos. "Qualquer tipo de exercício, qualquer tipo de trabalho muscular, fará isso", nos dizia Robin. Acrescentava que isso também funcionava para a respiração. "Qualquer coisa que você faça para acelerar sua respiração acelerará partes do sistema simpático."

Isso era uma ideia fascinante. Sua regra de atividade, dada a lista de funções autônomas que havíamos visto, sugeria que um indivíduo disciplinado poderá alavancar dúzias das mais importantes e imperceptíveis funções. A regra também sugeria que os diferentes estilos de Hatha Yoga tinham efeitos autônomos muito diferentes. Por exemplo, a Ashtanga, com seu movimento fluido e veloz e sua ênfase nas Saudações ao Sol, trabalha

DISPOSIÇÃO E HUMOR

bastante os músculos e então estimularia o sistema simpático. Em oposição, Iyengar, com sua ênfase em posturas estáticas, parecia lhe conferir uma dominância ao parassimpático.

Robin expandiu a explanação da atividade um passo adiante e nos mostrou formas sutis nas quais a postura pode engajar o freio parassimpático. Suas ideias eram uma elaboração daquilo que ele me disse durante a aula de posturas invertidas.

Ele focava no coração em si. Robin observou que o átrio direito — a câmara superior que recebe o sangue das veias — possui um sensor que calibra seu volume. Quando a pressão é baixa, disse ele, o sensor sinaliza ao coração para bater mais rápido, aumentando o fluxo sanguíneo. Quando a pressão é alta, o coração diminui a velocidade.

Robin disse que as invertidas funcionam maravilhosamente — assim como a pressão da carótida — para trapacear o coração, levando-o à redução. Isso acontecia porque colocar o corpo apoiado radicalmente em uma extremidade aumentava o fluxo para o átrio direito. Geralmente a gravidade ajudava um pouco entre a cabeça e o coração. Mas virando o corpo de cabeça para baixo, isso deixa a gravidade trabalhar ao longo de uma área bem mais extensa, alongando o fluxo venoso dos pés, pernas e torso.

"É uma descida da montanha", observou Robin; "então o coração enche demais."

A pressão crescente no átrio direito então sinaliza ao coração para bater mais devagar. Esse sinal, observou Robin, também induzia o coração a reduzir a força de suas contrações. É um ataque duplo. Geralmente o mecanismo do átrio mostra ainda outro caminho pelo qual o yoga pode trabalhar imperceptivelmente para restaurar o metabolismo.

Robin contava conosco para fazer um teste do coração. Primeiro, ele monitorou nossos pulsos, medindo o ritmo diante do avanço do relógio. Então nos fez ir até uma parede, deitar de costas e levantar as pernas em um estado de relaxamento de inversão parcial. Fomos mensurados outra vez. Ele observou que o ritmo era provavelmente mais lento (o que eu descobri ser o caso).

Ao final da aula, Robin disse que uma boa prática de yoga envolvia posturas que percorriam o ciclo através do acelerador e do freio de modo que o sistema autônomo chegasse a um treinamento completo. Robin falou que a consequente realização da flexibilidade energética sob as condições usuais da vida metabólica resultavam em novas habilidades para alcançar estados de equilíbrio interno e harmonia.

"Grande parte dos benefícios", disse ele, "resulta de percorrer um par de ciclos cada vez que praticamos."

As pistas reunidas por décadas sobre as repercussões do yoga nas emoções humanas primeiro começaram a surgir de uma forma significativa em Harvard. Herbert Benson era um médico dedicado a diminuir a tensão ocidental com doses regulares de calmantes orientais. Ele e seus colegas estudaram o tema na faculdade de medicina da universidade, examinando os efeitos da meditação, yoga e outras práticas tranquilizantes. Benson chamou o seu ensaio de *A resposta do relaxamento*. Publicado em 1975, vendeu mais de 4 milhões de exemplares e se tornou um clássico no combate ao estresse.

Benson descobriu que técnicas simples podiam ter repercussões radicais nos voluntários de suas experiências ao diminuir o ritmo cardíaco, o respiratório, o consumo de oxigênio e a pressão arterial (se alta, para começar). Em geral, ele e os colegas mostraram que praticantes relaxados entravam em um estado conhecido como hipometabolismo — um primo em vigília do sono que exibe baixos gastos de energia. Ele chamava a resposta do relaxamento de "um estado fisiológico induzido de quietude" que curava e revitalizava.

Depois de Benson, muitos cientistas procuraram expandir suas descobertas e focaram em disciplinas particulares, inclusive no yoga.

Mayasandra S. Chaya era uma fisiologista indiana de Bangalore que havia praticado yoga desde os 10 anos de idade. Chaya liderou uma equipe que estudou mais de uma centena de homens e mulheres. Os cientistas prescreveram uma rotina de Hatha diferente, claramente voltada a pressionar tanto o freio metabólico como o acelerador. As 12 posturas incluíam o Triângulo (*Trikonásana*), a Vela (*Sarvángásana*), o Gafanhoto (*Shalabhásana*), a Cobra (*Bhujangásana*), o Arco (*Dhanurásana*) e a Postura do Diamante (*Vajrásana*), assim como técnicas de respiração rápida e lenta. Ao final de uma sessão, os voluntários ficavam na Postura do Cadáver (*Shavásana*) por um período de relaxamento consciente. Os homens e as mulheres — com idades médias de 33 anos — seguiam a rotina prescrita por pelo menos seis meses.

DISPOSIÇÃO E HUMOR

Os cientistas avaliaram como a rotina afetava a taxa do metabolismo basal — a energia despendida na manutenção das funções básicas do corpo. Em uma metodologia padronizada, mediram o fluxo de gases respiratórios — oxigênio e dióxido de carbono — como uma forma de estimar como os gases internos estavam sendo queimados, assim como é mensurado com as calorias.

Em 2006, Chaya e sua equipe relataram que a prática regular do yoga corta o metabolismo basal em uma média de 13%. Os resultados eram ainda mais pronunciados quando avaliados por sexo. Em média, os homens cortam sua energia em descanso em 8%. Mas as mulheres alcançaram reduções de 18% — mais que o dobro do declínio metabólico que eles.

Isso evidenciava a sabedoria dos comentários de Robin sobre os ciclos autônomos. Os altos e baixos trabalhavam não só para aumentar nossa flexibilidade externa, mas também a maleabilidade interna, dando ao corpo e à mente a liberdade de afundar no tipo de tranquilidade de Benson — de apenas ser. Isso era o segredo de "deixar pra lá" e relaxar.

As imersões metabólicas também levantaram uma questão que se ligava à aparência pessoal mais do que aos humores; no entanto, era fundamental demais para os cientistas a ignorarem. A equipe de Chaya notou que a redução fisiológica do yoga, em tese, "cria uma propensão ao ganho de peso e acúmulo de depósitos de gordura". Em outras palavras, os indivíduos que abraçavam a prática reduziriam o metabolismo basal a tal ponto que eles requerem menor quantidade de comida e menos calorias — ou acrescentariam quilos caso comessem e se exercitassem da mesma maneira.

Essa recente descoberta da fisiologia pode ter atraído a atenção, mas confrontava-se com o discurso popular sobre o yoga. Os professores, a internet e os livros do gênero "como fazer" ecoaram isso com declarações confiantes de que o yoga acelera o metabolismo e resulta numa perda de peso quase mágica. Era um dos credos do yoga moderno — igual em alguns aspectos ao ilusório surto de oxigênio no corpo e no cérebro. Na verdade, a convicção metabólica era sustentada de modo tão arraigado que nenhuma descoberta inconspícua na distante Índia tinha chance de desfazer o mito tão em moda.

A MODERNA CIÊNCIA DO YOGA

Tara Stiles exemplificou tal estabilidade. A atraente modelo que se tornou professora de yoga preferia shorts pequenos e tops, e controlava-se para se manter magra como uma vara. Em Manhattan, ela dirigia o Strala Yoga — no NoHo — um bairro chique ao norte da Houston Street. Em 2010, lançou o livro *Slim Calm Sexy Yoga*, cuja capa resplandecia com uma pose chamativa de Tara. O livro trazia uma recomendação de Jane Fonda e ascendeu rápido ao posto de número um dentre os mais vendidos de Yoga na Amazon. No início de 2011, o *New York Times* fez um perfil de Tara, dizendo que a mulher de 29 anos exibia não só uma aparência bonita e sexy, mas um discreto charme.

O título do livro começava com a palavra *Magra*, e Tara trabalhou bem no texto para cumprir essa promessa. Dedicou um capítulo ao emagrecimento e explicou aquilo que parecia ser o fundamento científico do motivo pelo qual a prática funcionava tão bem diante do objetivo de perder peso. O yoga, declarou, irá "aumentar a velocidade do seu metabolismo".

De modo mais específico, ela recomendava uma série de posturas cujo propósito era colocar o corpo em uma marcha acelerada a serviço da perda de peso. "Mesmo que você ache que tem um metabolismo preguiçoso", disse Tara, "essa rotina duas vezes por semana o manterá zunindo — e praticar ajudará a queimar calorias o dia inteiro." Ela enfatizou esse ponto em letras maiores espalhadas ao longo do alto da página, anunciando sua rotina básica como "Metabolismo em aceleração".

As fortes declarações de Stiles não só contradiziam as desacelerações do metabolismo que a equipe de Bangalore havia documentado. Também iam de encontro aos detalhes que Mel Robin tinha dito à nossa turma. Por exemplo, Tara incluiu a Postura da Vela como um dos aceleradores do metabolismo. Em oposição, Robin havia descrito essa postura invertida como "uma das mais relaxantes posturas do yoga". E Gune, é claro, tinha recomendado a postura a Gandhi por sua ação calmante.

Chaya, a fisiologista de Bangalore que praticara o yoga desde a infância, me disse que o segredo da perda de peso não tem nada a ver com uma aceleração do metabolismo, mas sim com as repercussões psicológicas de acabar com o estresse. "O yoga afeta a mente — e o desejo", disse ela. "Então você come menos."

Se o yoga pode forjar a serenidade e elevar o astral, quais são as suas repercussões diante da depressão, na qual as exigências para o soerguimento

DISPOSIÇÃO E HUMOR

emocional são bem maiores? Era uma dura questão. Em seu livro *Yoga for Depression*, Amy Weintraub recontou suas próprias experiências e prescreveu muitas maneiras práticas de lidar com a melancolia. Mas a depressão tem muitas faces e, em suas formas mais severas, é debilitante.

Diariamente a tristeza envolve sentimentos negativos e perda de prazer, talvez devido a obstáculos menores. Por natureza, esse tipo de depressão é transitório. Ao contrário, os sintomas da depressão clínica duram duas semanas ou mais. Uma pessoa gravemente deprimida pode sentir tudo: desde a desesperança e a falta de estímulo para a sensação de que nada vale a pena até o desespero. A Organização Mundial da Saúde observa que quase um milhão de pessoas desesperadas se matam todos os anos. Isso é mais do que o número de pessoas mortas anualmente em decorrência de crimes ou guerras. Nas sociedades industrializadas, apesar das enchentes de antidepressivos, as taxas de suicídio e depressão estão aumentando e não diminuindo.

Mais uma vez, os cientistas de Boston focaram-se na questão. Suas pesquisas foram bem além de experiências clínicas e avaliações de pacientes para examinar a neuroquímica deles. A equipe representou a elite do mundo médico de Boston: a Escola de Medicina da Universidade de Boston e a Escola de Medicina de Harvard e o Hospital Psiquiátrico MacLean. O hospital é célebre por sua pesquisa em neurociência, assim como por sua lista de pacientes famosos, como o matemático John Nash, a poeta Sylvia Plath e o músico James Taylor.

Chris C. Streeter, a chefe da equipe, tem credenciais e títulos em psiquiatria e neurologia na Escola de Medicina da Universidade de Boston e lecionou psiquiatria na Escola de Medicina de Harvard. E mais, ela conhecia yoga e conhecia pessoas que conheciam yoga. Sua equipe se centrou em uma importante substância química do cérebro que atende pelo nome trava-língua de ácido gama-aminobutírico — ou, mais fácil de pronunciar, GABA. É um dos principais neurotransmissores e reguladores do sistema nervoso humano. Muitos relatos têm ligado a depressão aos baixos níveis de GABA. Então uma questão inteligente era se o yoga empreenderia um abrandamento da depressão ao aumentar as concentrações do neurotransmissor.

Os cientistas têm conhecimentos a respeito do GABA desde a década de 1950. Mas se levou um longo tempo para entender seu papel no cérebro e desenvolver ferramentas científicas para rastrear suas idas e vindas. O GABA age mais bloqueando as ações do que as causando. É conhecido

A MODERNA CIÊNCIA DO YOGA

como um antagonista. Tais substâncias químicas, quando conectadas aos locais de receptores celulares no sistema nervoso, perturbam as interações e inibem as funções de outros neurotransmissores. Em geral, o GABA reduz a descarga dos neurônios, tornando-os menos excitáveis. Então altos níveis do neurotransmissor exercem um efeito calmante. Quando álcool e drogas, como o Valium, conectam-se aos locais dos receptores, elevam a eficiência da molécula e assim promovem suas ações como sedativos e relaxantes musculares. O GABA em si tende a promover o relaxamento e reduzir a ansiedade.

Na década de 2000, as tecnologias de exames de imagem do cérebro avançaram a ponto de rastrear o GABA sem altos custos. Os cientistas julgaram ser a hora certa para abordar a questão do yoga.

A equipe encontrou vários potenciais voluntários de experiências. Boston, começando com Thoreau e James, tinha chegado a ser um centro de yoga. Na época moderna, pulsava com muitos milhares de praticantes.

A equipe selecionou oito voluntários que praticavam uma série de estilos variados. Eram o Ashtanga (o estilo ginástico desenvolvido por Pattabhi Jois, um aluno de Krishnamacharya), Bikram (o Hot Yoga de Choudhury), Hatha (o antigo estilo clássico), Iyengar (o moderno clássico), Kripalu (desenvolvido pelo centro de Berkshires), Kundaliní (o estilo de respiração pesada popularizado pelo yogi Bhajan, um místico *sikh*), Power (uma forma agressiva de Asthanga) e Vinyása (um estilo fluido desenvolvido relativamente tarde na vida de Krishnamacharya e popularizado por seu aluno Srivatsa Ramaswami). Os voluntários da experiência tinham praticado yoga por algo entre dois e dez anos. Eram brancos, a maioria do sexo feminino, a maioria solteira, e com idade média de 26 anos. Anteriormente à pesquisa, todos tinham praticado yoga pelo menos duas vezes por semana.

A equipe mediu os níveis de GABA antes e depois de uma sessão de yoga de uma hora. A rotina era padronizada para se focar nos *ásanas* e suas relativas respirações. No começo e no final, os alunos podiam se engajar em breves sessões de contemplação silenciosa. Mas não lhes era permitido extensos períodos de meditação ou *pránáyámas*. As diretrizes da pesquisa exigiam pelo menos 55 minutos de *ásanas* comuns, como as Posturas Invertidas, Pontes, Torções e Saudações ao Sol. Para garantir um grau de padronização, uma integrante da equipe da pesquisa, treinada em yoga, observava as sessões. Os cientistas comparavam os oito praticantes com

DISPOSIÇÃO E HUMOR

um grupo de controle de 11 indivíduos que não faziam yoga, mas, em vez disso, liam revistas e ficção popular por uma hora.

Os resultados, publicados em 2007, resplandeceram positivamente. Os cientistas descobriram que o cérebro dos praticantes de yoga mostrava um aumento médio de GABA de 27%. Em oposição, o grupo de controle, seja quanto fosse, não experienciou mudança alguma. Além disso, os praticantes de yoga com mais experiência, ou que praticavam a maior parte da semana, tendiam a apresentar incrementos reais de GABA. Por exemplo, o praticante que havia feito yoga por uma década experienciou um aumento de GABA de 47%. Um participante que praticou yoga cinco vezes por semana teve um aumento de 80%, com os níveis do neurotransmissor quase duplicados.

Os cientistas concluíram que o yoga mostrou ser muito mais promissor para o tratamento da ansiedade e da depressão. Perry F. Renshaw, um autor sênior da pesquisa e diretor de imagens do cérebro no hospital McLean, observou com contenção que qualquer terapia testada que é barata, largamente disponível, e que não tem efeitos colaterais tem "vantagens claras em saúde pública".

Estimulada, a equipe embarcou em uma nova pesquisa. Dessa vez, os cientistas visaram nove indivíduos e um grupo de controle de 15 pessoas que faziam caminhadas como exercício, o que era visto como possuir o mesmo gasto metabólico que o yoga. Os principais indivíduos do experimento não tinham experiência significativa em yoga. Eles aprenderam o estilo Iyengar do zero e o praticaram por três meses.

Os resultados foram publicados em 2010. Mostraram que mesmo os yogis principiantes experimentaram aumentos maiores no neurotransmissor, além de uma melhora no humor e redução da ansiedade. O aumento dos níveis de GABA foi menor do que na pesquisa anterior — 13% *versus* 27%, ou cerca de metade do que foi mencionado. Ainda assim, os novos yogis saíram-se melhor do que os adeptos da caminhada. E, a julgar pela prova, eles se sentiam muito melhor acerca de si mesmos.

Significativamente, um dos 11 coautores da pesquisa era Liz Owen, uma professora de Iyengar que dava aulas nos subúrbios de Cambridge e Arlington em Boston. Liz não tinha diplomas de pós-graduação ou de medicina, mas sabia muito a respeito de usar o yoga para melhorar estados emocionais. "Relaxe seu corpo", aconselhava seu website. "Nutra a sua alma."

• • •

Durante o mesmo período, Khalsa trabalhou em estudos talhados para verificar se o ajustamento do estado emocional poderia ter benefícios demonstráveis para carreiras e estágios diversos da vida. Um centrou-se em músicos. Khalsa fez sua investigação com professores de Kripalu e focalizou a pesquisa em um renomado estabelecimento logo na rua dos centros de yoga de Berkshire — Tanglewood, a casa de veraneio da Orquestra Sinfônica de Boston e sua academia de estudos avançados para jovens músicos. O objetivo era verificar se fazer yoga poderia ajudar os iniciantes a dominar uma fobia de palco em geral, e, mais especificamente, ter um melhor desempenho diante do público exigente que ia à Tanglewood para os concertos de verão.

Em 2005, Khalsa e Stephen Cope, de Kripalu, recrutaram dez voluntários dos prestigiados programas de bolsistas de Tanglewood. Os cinco homens e cinco mulheres tinham idades entre 21 e 30 anos, a média logo acima dos 25 anos. Isso incluía cantores, assim como aqueles que tocavam violino e viola, trompa e violoncelo. Por dois meses, os dez voluntários seguiram o treinamento de Kripalu. As opções incluíam sessões matinais e vespertinas sete dias por semana, uma sessão noturna semanal, uma sessão de meditação de manhã cedo e refeições vegetarianas em Kripalu. A pesquisa também incluía bolsistas recrutados como integrantes do grupo de controle que não tinham treinamento em yoga.

Os resultados, embora não sensacionais, eram estimulantes, como Khalsa e Cope relataram em seu artigo científico de 2006.

O artigo avaliava a performance da ansiedade que os músicos sentiam nas sessões de ensaios, de prática em grupos e em solos. Os yogis não apresentaram diferenças do grupo de controle em ensaios e na prática em grupo, mas de fato demonstraram uma impressionante queda da ansiedade durante os solos. Isso fazia sentido, Khalsa e Cope observaram. A pesquisa mostrou que tal nervosismo era baixo durante os ensaios, moderado em práticas em grupo e alto nas performances solo. Então os efeitos no estado emocional, argumentavam, seriam exibidos durante os solos.

Durante minha visita com Khalsa, nós nos sentamos no escritório dele em Harvard e nos aprofundamos sobre os resultados de Tanglewood no computador. Um *mat* de yoga estava enrolado debaixo da escrivaninha dele. "Não há dúvida de que as crianças adoram isso", disse ele. "O grupo de controle teve quase nenhuma mudança. Mas olhe os grupos de yoga.

DISPOSIÇÃO E HUMOR

Yoga o traz para o aqui e o agora. Traz um sentimento de alegria e energia com atividade, uma espécie de esvaziamento da mente."

Os resultados foram tão positivos que, acrescentou Khalsa, Tanglewood pediu mais. Ele e Kripalu responderam com uma pesquisa expandida. Trinta jovens músicos fizeram imersões no yoga, meditação e Kripalu. E se revelou que a prática de dois meses deixou o estado emocional deles ainda mais elevado.

Em 2009, Khalsa e seus colegas relataram que os músicos yogis, comparados ao grupo de controle, exibiram provas evidentes de não apenas menos ansiedade nas apresentações, mas significativamente menos raiva, depressão, ansiedade geral e tensão. Eles adoraram aquilo, como os seus antecessores.

Além disso, os cientistas rastrearam os alunos um ano após o programa de verão e perguntaram se a vida deles tinha mudado. A maioria relatou que continuou fazendo yoga e meditação, e que toda aquela experiência tinha melhorado suas habilidades em apresentações.

O retrato do yoga que emerge de décadas de pesquisa de metabolismo e humores é o de uma prática que é brilhantemente bem-sucedida em suavizar os altos e baixos da vida emocional. Utiliza o relaxamento, a respiração e posturas para trazer uma ambiência de flexibilidade interna e alongamento. As ações ecoam, de certa maneira, como o yoga incita os membros em novas configurações desafiadoras. Elas promovem flexibilidade interna. Como Robin observou, uma boa sessão de exercícios envolve pressionar repetidamente o acelerador e o freio. Ironicamente, o resultado geral é um percurso mais suave.

Nenhuma pesquisa examinou as consequências mais extremas. Mas a prova corrente parece sugerir que o yoga pode reduzir o desespero e a desesperança a ponto de salvar vidas. Você não consegue ler o livro de Weintraub e saber detalhes do turbulento passado dela — ou vê-la fazendo a Respiração da Alegria, com o rosto iluminado a partir do interior — sem ser tocado pela afirmação positiva de uma força vital.

Se a ciência revela que o yoga pode exceder na elevação emocional, também mostra que essa prática pode causar grandes danos.

4
O RISCO DE SE MACHUCAR

Não causa surpresa alguma que uma linha de exercícios que se orgulha da realização rotineira de giros, contorções e curvaturas radicais do corpo humano possa causar muitos danos. Seguindo o mesmo raciocínio, faz sentido que artistas de circo — incluindo contorcionistas e acrobatas — também sofram uma alta frequência de incapacitação, e que corrida, ciclismo e outros esportes vigorosos possam resultar em dolorosos acidentes. Ainda assim, lesões de yoga são perturbadoras por causa da imagem que a disciplina tem de ser um caminho para uma saúde excepcional. Muitas pessoas recorrem ao yoga como uma alternativa suave a exercícios que as deixam machucadas ou intimidadas. A ideia do dano também vai de encontro à reputação do yoga com relação à cura e à sua promoção de níveis superiores de aptidão física e bem-estar. Poucos praticantes preveem AVCs e deslocamentos, nervos amortecidos e pulmões rompidos.

A boa reputação do yoga reside, em grande parte, no silêncio dos gurus. O virtual banimento da palavra "lesão" tornou o assunto da dor incapacitante e do dano físico quase tão impronunciável quanto as origens do Hatha. Gune não fez nenhuma alusão a lesões em *Yoga Mímánsa*, nem em seu livro *Ásanas*. Indra Devi evitou o assunto em *Forever Young*, assim como Iyengar em *A luz da ioga*. O silêncio a respeito das lesões ou fortes reafirmações da segurança do yoga também prevaleceram nos livros explicativos de *swami* Shivananda, de K. Pattabhi Jois e de Bikram Choudhury. No geral, os gurus famosos tendem a descrever o yoga como um agente de renovação quase milagroso. Em uníssono, insinuam ou afirmam explicitamente que séculos de prática mostraram que a disciplina não abriga perigos ocultos.

"O verdadeiro yoga é tão seguro quanto o leite materno", declarou *swami* Gitananda (1907-1993), um popular guru que fez dez turnês mundiais e fundou ashrams em diversos continentes.

A MODERNA CIÊNCIA DO YOGA

Médicos modernos, por outro lado, têm ficado satisfeitos de forma quase maliciosa ao difundirem os machucados autoinfligidos por praticantes de yoga e ao alertarem para o perigo, fazendo isso em dezenas de artigos. Talvez eles tenham ciúme da admiração dispensada a instrutores de yoga e achem divertido desafiar a mística do yoga. Alguns chegaram a ponto de condenar o yoga como algo intrinsecamente perigoso. O que tira o impacto de parte dessas críticas — especialmente quando elas surgiram pela primeira vez — é a frequência com que se revela uma ausência de conhecimento profundo sobre o funcionamento do yoga, apesar de se utilizar um tom friamente arrogante. Ainda assim, os profissionais da medicina deram uma atenção abundante a yogis que entraram em seus consultórios e prontos-socorros se contorcendo de dor, e escreveram relatórios clínicos detalhados sobre os acidentes e lesões.

Como pedras lançadas num lago, essas revelações produziram ondas de reação que acabaram por afetar a prática do yoga moderno e, por fim, ajudaram a torná-la mais segura — ainda que depois de considerável resistência. Inicialmente, alguns yogis contestaram os relatórios, tachando-os de tendenciosos e baseados em má-fé. Outros, talvez adeptos do argumento do leite materno, tentaram ignorar as críticas ou minimizar a importância das lesões como um custo imperceptível de seus negócios.

Em anos recentes, os melhores professores têm reagido aos alertas com uma nova sensibilidade (e melhores apólices de seguro). Eles põem a segurança em primeiro lugar, avisam seus alunos para que procedam com cautela e, diferente dos estilos e instrutores antigos, trabalham com uma abordagem mais personalizada.

Para o crédito do yoga, vários praticantes esclarecidos têm se apresentado para confrontar as ameaças físicas de maneira bastante direta em artigos, livros, bibliografias e, mais recentemente, levantamentos detalhados das lesões de yoga. Os ativistas são, em geral, reformadores que buscam conscientizar a respeito dos perigos e oferecem precauções. Os levantamentos, que podem ser alarmantes, sugerem que a popularidade recente do yoga criou uma onda de professores inexperientes. Ironicamente, parece que locais idílicos de lazer são especialmente traiçoeiros.

Robin é um dos reformadores. Seus livros contêm extensos adendos que detalham algumas das maneiras como o yoga pode dar errado. Falam de membros paralisados, globos oculares inchados, danos cerebrais —

entre outras variedades de malefícios, alguns beirando o bizarro. Os apêndices refletem sua leitura atenta da literatura médica. Retratam um mundo oculto de grandes traumas, além de problemas menores, como deslocamentos e músculos rompidos, o que, na realidade, são surpreendentemente comuns. Na aula, na Pensilvânia, tomamos diversas precauções, especialmente para tirar a carga do pescoço na Postura Invertida e na Postura da Vela.

Como grupo, os ativistas tendem a ser mais intimamente alinhados com as descobertas da ciência do que os tradicionalistas do yoga. Assim como Robin e seus colegas de Iyengar repensaram a Postura Invertida, parte dos reformadores se concentrou em reinventar algumas das posturas mais perigosas ou em aconselhar os alunos a abandoná-las de vez.

Essas reavaliações podem ir de encontro à imagem atemporal do yoga. Mas, como vimos, o yoga se mostrou consideravelmente flexível na adaptação às necessidades e desejos de diferentes épocas. Atualmente, o longo silêncio dos gurus foi substituído por pesquisas científicas que estão fomentando novas estratégias de prevenção de lesões. O movimento reformador é um feliz estudo de caso do que pode acontecer se yoga e ciência cooperarem, ainda que de maneira rancorosa. A inconspícua onda de reinvenção promete beneficiar milhões de alunos em todo o mundo e, de forma nada insignificante, ajudar o yoga moderno a zelar por sua boa reputação.

Nas minhas viagens, soube de um yogi experiente que, dizia-se, conhecia a história secreta das lesões de yoga. Supostamente, gurus proeminentes tinham recorrido a ele em busca de ajuda em reabilitação e recuperação. Diziam que um cliente tinha passado por uma cirurgia de prótese total de quadril antes de retornar à vida de celebridade. Resolvi procurá-lo.

Glenn Black tinha viajado à Índia, estudado na escola de Iyengar em Pune e, como os antigos yogis, passado anos em solidão. Deu aulas intensivas de yoga nas selvas da Costa Rica. Na cidade de Nova York, durante uma década, estudou com Shmuel Tatz, um lituano que desenvolveu um método singular de fisioterapia que administrava em consultórios acima do Carnegie Hall para atores, cantores, dançarinos, músicos, compositores e estrelas da TV. Black havia se estabelecido em Rhinebeck, Nova York, às margens do rio Hudson. Respeitado como mestre-professor e anatomista, costumava ensinar yoga no Omega Institute, um empório New Age ali perto. Black tinha seguidores dedicados que haviam sido atraídos por seu estilo mundano e sem firulas. Também tinha uma clientela formada por uma elite dos exercícios corporais que incluía celebridades. Ultimamente, dizia-se que ele reduzira sua lista de clientes para um punhado de bilionários.

Um dia, notei que estava programada uma aula avançada a ser ministrada por Black em Manhattan. Hesitei, mas me disseram que a determinação era mais importante que a habilidade. Consegui agendar uma conversa com ele depois da aula.

Num frio sábado do início de 2009, fui até Sankalpa (foco, vontade, determinação) Yoga, que ficava no terceiro andar de um edifício sem elevador da Fifth Avenue, entre as ruas 28 e 29. O recinto estava repleto de corpos esbeltos, e metade dos indivíduos se identificava como professores.

A aula era brutal. Black brincava, andava bastante pelo local, conversava constantemente, tocava jazz no sistema de som, observava todos nós como um falcão e elogiava sem parar. Gotículas de suor se transformavam em riachos. Ele era altamente exigente, mas surpreendentemente delicado, pedindo para que fizéssemos alongamentos, movimentos de membros e mantivéssemos as posturas, mas sem inversões e poucas posturas clássicas. Sua forma de ensinar não era nada parecida com os estilos dominantes. Em vez disso, ele nos trabalhava de dentro para fora. Sua abordagem era quase livre, e parecia que ele estava improvisando, mudando de ritmo frequentemente para desafiar melhor a variedade de aptidões na sala ou para nos puxar de volta do que percebia ser algum tipo de penhasco. Fazendo isso, transmitia uma sensação de força vital com inteligência.

Durante todo o tempo, pedia avidamente para que nos concentrássemos e tentássemos desenvolver nosso senso de atenção e percepção, especialmente aos limites arriscados da dor. "Dificulto o máximo possível", disse-nos. "Facilitar as coisas para vocês mesmos só depende de vocês."

Brincando, ele rejeitou qualquer dúvida a respeito de seu estilo. "Isso é yoga?", perguntou enquanto suávamos para fazer uma postura que em nada se parecia com yoga. "*É*, se vocês estiverem prestando atenção."

Black nos contou uma terrível história. Na Índia, disse, um yogi viera do exterior para estudar na escola de Iyengar e se pôs a fazer uma torção. Black disse que observou, perplexo, enquanto três das costelas do homem cediam — *pop, pop, pop*.

Depois da aula, eu me juntei a Black e sua companheira, Evelyn Weber, num táxi no caminho de volta até o hotel deles. Os dois disseram ter nascido em 1949 e que estavam prestes a completar 60 anos. Eles pareciam muito mais jovens. "Não sou diplomado em nada", ressaltou Black em um determinado momento. "Não tenho diplomas. Tudo o que tenho é muita experiência."

Discreto e luxuoso, o hotel Plaza Athénée ficava localizado no arborizado Upper East Side, na rua 64, entre a Park e a Madison, com hotéis da mesma rede em Paris e Bangcoc. Subimos até a suíte deles. A luz do dia inundava os cômodos. Weber serviu nozes e chá enquanto conversávamos sobre a segurança no yoga. Black estava sentado num sofá, relaxado, mas sério.

Foi incrivelmente direto. Meus encontros com a negação e a evasão do yoga tinham me deixado despreparado para uma franqueza tão grande e visões arrebatadoras de melhores proteções. Era algo radical. Se Black governasse o mundo, ele faria muitas pessoas — incluindo muitas celebridades do circuito de yoga — abandonarem não apenas posturas difíceis, mas também a própria prática. Tanto alunos quanto professores celebrados se lesionavam aos montes, argumentou, porque a maioria estava completamente despreparada para os rigores do yoga.

Black disse que a ampla maioria ("99,9%") tem fraquezas e problemas físicos subjacentes que tornam uma lesão séria algo praticamente inevitável. Em vez de fazer yoga, "elas precisam fazer um conjunto específico de movimentos para articulação, para condicionamento de órgãos", disse. "Em geral, o yoga é para pessoas em boas condições físicas. Ou ele pode ser usado terapeuticamente. É controverso dizer isso, mas ele realmente não devia ser usado para uma aula geral. Existe uma variedade e uma gama de possibilidades tão grandes. Cada um tem um problema diferente."

Black disse que trabalhou arduamente para tentar reconhecer sinais de perigo e saber quando um aluno "não deve fazer algo — a Postura da Vela, a Invertida ou pôr qualquer peso sobre as vértebras cervicais".

Perguntei se ele modificava posturas para torná-las mais seguras.

"Constantemente", respondeu. Referindo-se à nossa recém-finalizada aula, Black ressaltou que fizéramos uma postura de pé na qual tínhamos posto os braços nas costas, unido as mãos e esticado os braços para cima. "Eu vi os rostos das pessoas se contraindo, então falei: 'Dobrem os cotovelos.'" Aquilo, disse ele, era uma válvula de segurança.

"Vir a Nova York, fazer uma aula com pessoas que têm muitos problemas e dizer: 'Certo, vamos fazer essa sequência de posturas hoje', simplesmente não funciona." Em vez disso, disse ele, todas as aulas tinham de ser feitas sob medida para a variedade particular de habilidades dos alunos daquele dia em especial.

Weber ressaltou que vinha estudando com Black fazia uma década e que nunca tivera a mesma aula duas vezes.

Black falou que seu princípio fundamental no ensino de yoga era reduzir a importância de *ásanas* e dar ênfase à percepção. "É mais difícil de ensinar", disse ele. "Mas o risco de não ensinar é muito grande. Se você simplesmente ensinar as pessoas a fazer um *ásana* sem levá-las a estados mais profundos de percepção, os *ásanas* delas serão sempre uma batalha."

Os superastros do yoga estavam tão viciados na celebridade que, com frequência, davam pouca importância à mensagem da percepção e da minuciosa atenção a seus corpos e aos limites anatômicos, disse Black. Ele falou de professores famosos que o procuravam em busca de trabalho corporal de cura depois de terem sofrido grandes traumas. "E, quando digo: 'Não faça yoga', eles me olham como se eu fosse louco. E eu sei que, se continuarem, não conseguirão aguentar."

Ele disse que celebridades do yoga pareciam ter uma predisposição não apenas à negação pessoal, mas também a evasivas. "Um yogi que conheço ia ser entrevistado pela *Rolling Stone* e disse: 'Não quero falar sobre lesões.'"

Perguntei quais as piores lesões que ele já tinha visto, e Black fez uma longa lista. Falou de renomados professores de yoga que faziam o Cachorro de Cabeça para Baixo de forma tão árdua que tinham rompido os tendões de aquiles. "É o ego", disse ele. "Todo o sentido do yoga é tentar se livrar do ego." Ele falou que tinha visto alguns "quadris bem tenebrosos. Uma das maiores professoras dos Estados Unidos tinha movimento zero na articulação dos quadris. O soquete tinha se degenerado de tal maneira que ela precisou fazer uma reconstituição dos quadris".

O RISCO DE SE MACHUCAR

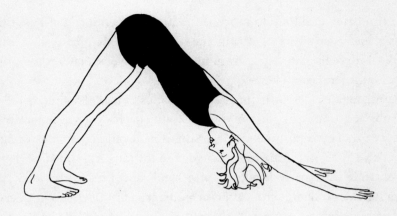

Postura do Cachorro de Cabeça para Baixo, *Adho Mukha Svánásana*

Perguntei se ela ainda dava aulas. "Ah, sim. E há outros professores de yoga que têm costas tão ruins que precisam se deitar para dar aulas. Eu ficaria muito envergonhado."

Black disse que nunca tinha se machucado, nem, até onde ele sabia, sido responsável por machucar algum de seus alunos em 37 anos de aulas. "As pessoas têm sensações, claro, e encontram limitações. Mas isso é feito conscientemente, não só porque eles estão forçando a si mesmos. Atualmente, muitas escolas de yoga só querem forçar as pessoas ao limite."

Ele falou que seus alunos lhe contavam de táticas agressivas por parte de outros instrutores. "Não dá para acreditar no que está acontecendo — professores pulando em cima das pessoas, empurrando, puxando e dizendo: 'Você devia ser capaz de fazer isso a essa altura.' Isso tem a ver com o ego deles."

Black também repreendeu alunos que praticavam yoga pela empolgação do status e do prestígio. "Eles fazem uma aula para exibir sua camiseta Missoni ou seus colants", disse, fazendo cara feia. Pedi sua opinião a respeito do *Yoga Journal*, que, ao longo das décadas, transformou-se de algo feito por entusiastas sem fins lucrativos, publicado pela California Yoga Teachers Association, em uma brilhante revista cheia de anúncios de roupas sexy, viagens de aventura e milagrosos remédios de perda de peso. Ele se recusou a comentar.

Apesar de, ao longo das décadas, muitos gurus e yogis terem permanecido em silêncio com relação à ameaça de lesões, ou de terem negado sua existência, ou admitido rancorosa e limitadamente os perigos, Black insistiu que a ameaça era, atualmente, inerente à disciplina e que estava sempre à espreita para atacar. Argumentou que diversos fatores tinham se juntado nos tempos modernos para aumentar o risco.

O maior deles era a natureza mutável dos alunos. Normalmente, os indianos pobres do passado do yoga ficavam agachados e se sentavam de pernas cruzadas, as posturas sendo, assim, uma extensão da vida cotidiana deles de certa forma. Atualmente, o yoga se tornou uma moda ocidental, aumentando o número de adeptos sem habilidade. Pessoas da cidade, que ficam sentadas o dia inteiro, passaram a querer se transformar em guerreiras de fim de semana, apesar de sua falta de flexibilidade e de seus problemas físicos. Professores amadores mandavam como sargentos e forçavam programas sem nenhuma personalização. Esses fatores se tornaram muito mais fatais, argumentou Black, com as distrações da vaidade moderna, que impediram que alunos e professores se concentrassem na importância do aqui e do agora, de ouvir seus corpos e compreender quando eles estavam prestes a ultrapassar o limite de alongamento pleno para mal excruciante.

O resultado foi uma praga.

"Tem de existir um grau de seriedade e dedicação", disse ele. "Do contrário, você vai se machucar."

A primeira luz científica foi lançada sobre o assunto das lesões do yoga há décadas. Os relatos apareceram em alguns dos periódicos mais respeitados do mundo — incluindo o *Neurology*, o *British Medical Journal* e o *Journal of the American Medical Association*. A estreia em alto nível indicava que o sistema de saúde via as descobertas como importantes informações que médicos praticantes precisavam conhecer se quisessem ajudar os pacientes. Os relatos começaram a emergir no final da década de 1960, logo depois de o Ocidente ter se tornado recém-interessado no yoga.

Várias descobertas iniciais se centravam em danos a nervos. Os problemas iam de relativamente leves até invalidez permanente, que deixava alunos incapazes de andar sem auxílio. Por exemplo, um universitário tinha feito yoga durante mais de um ano quando intensificou sua prática ao ficar sentado de forma ereta por longos períodos sobre os calcanhares, numa posição ajoelhada conhecida como *Vajrásana*. Em sânscrito, *vajra* significa "relâmpago". A posição, também chamada de Postura do

Diamante, é, por vezes, recomendada para meditação. Diariamente, o jovem fez a postura durante horas, geralmente enquanto entoava um cântico pela paz mundial. Ele logo começou a sentir dificuldades para andar, correr e subir escadas.

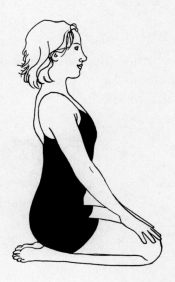

Postura do Diamante, *Vajrásana*

Em Manhattan, um exame mostrou que os dois pés dele estavam inclinados por falta de controle das pernas, e os médicos imputaram o problema a um nervo insensível. Era uma ramificação periférica do ciático, o nervo mais longo do corpo, que vai da porção inferior da coluna, passando pelas nádegas, e desce pelas pernas. A ramificação danificada passava abaixo dos joelhos, fornecendo, normalmente, sensação e movimento à parte inferior das pernas, aos pés e aos dedos. Aparentemente, o fato de o jovem ter ficado ajoelhado em *Vajrásana* tinha travado seus joelhos de forma suficientemente apertada e demorada para cortar o fluxo de sangue para a porção inferior das pernas, privando o nervo de oxigênio. O resultado foi o seu entorpecimento.

Sugeriu-se que o jovem simplesmente abandonasse a postura. Relutantemente, ele o fez, optando por entoar seus cânticos de pé. Ele melhorou rapidamente, e um check-up dois meses depois da visita inicial não mostrou nenhum problema remanescente. Ao descrever o caso, o médico que cuidou dele chamou a condição de "pé caído do yoga". O nome pegou. Com o tempo, muitos casos semelhantes surgiram.

Um dos piores era o de uma mulher de 42 anos. Ela adormeceu fazendo *Paschimottánásana* — a Postura da Pinça, seu nome em sânscrito significando "alongamento do Ocidente". Quando acordou, ela encontrou suas pernas entorpecidas e fracas. Uma equipe médica da Universidade de Washington, escrevendo no *The Neurologist*, contou que havia encontrado lesões em ambos os nervos ciáticos, responsáveis pela debilidade nas pernas. Os cientistas relataram que a mulher recuperou "alguma sensação" depois de três meses de terapia, mas ainda exibia persistentemente o pé caído.

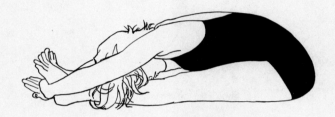

Postura da Pinça, *Paschimottánásana*

Meio ano depois do ocorrido, a mulher ainda era incapaz de caminhar sem assistência. Seus médicos disseram que as evidências de dano permanente ao nervo os deixavam em dúvida de se ela recuperaria a plena utilização das pernas algum dia.

Se os primeiros casos relatados foram relativamente brandos, uma segunda onda logo surgiu, e suas consequências foram praticamente devastadoras. O motivo era o fato de o dano se centrar no próprio cérebro — não em algum órgão periférico ou subsistema fisiológico. As notícias ainda pioravam. Os golpes ao órgão mais importante do corpo surgiam não do alongamento exagerado ou da manutenção de posturas por tempo longo demais, mas da prática habilidosa de posturas que praticantes realizavam rotineiramente e tendiam a considerar completamente seguras.

A situação era tão tenebrosa que um proeminente médico britânico fez um alerta público. No conservador mundo da medicina, é rara uma teorização abstrata vir antes de relatórios clínicos. Geralmente é o contrário — primeiro, observação; depois, esforços de explicação e generalização. Mas o médico tinha o status necessário para emitir um aviso ríspido, mesmo antes de seus colegas terem publicado qualquer relatório que descrevesse casos particulares.

À época, em 1972, W. Ritchie Russell era um respeitado líder da medicina britânica. A série de siglas depois de seu nome indicava seu status: M.D. (Doutor em Medicina), C.B.E. (Comandante do Império Britânico), F.R.C.P. (Membro do Royal College of Physicians) e D.Sc. (Doutor em Ciências). Sendo neurofisiologista, ele tinha se distinguido com uma longa carreira na Universidade de Oxford, que havia mostrado, entre outras coisas, que lesões cerebrais poderiam decorrer não apenas de impactos diretos à cabeça, mas também de movimentos rápidos do pescoço, incluindo torcicolo. Publicou sua pesquisa pioneira no início da década de 1940, enquanto a guerra varria a Europa e o número de lesões no pescoço aumentava rapidamente.

Seu novo alerta se centrava em como algumas posturas de yoga ameaçavam reduzir o fluxo sanguíneo para o cérebro e causar danos cerebrais conhecidos como AVCs. Sendo a segunda causa de morte mais importante do mundo ocidental, logo depois de doenças cardíacas, AVCs costumam atingir pessoas de mais idade cujas artérias se entopem com depósitos de gordura. O risco de morrer por causa deles aumenta com a idade. Além disso, Russell se preocupava com um tipo consideravelmente raro de AVC que tendia a incidir em pessoas relativamente jovens e saudáveis.

A expressão AVC serve para descrever uma variedade de problemas destrutivos que se desenvolvem quando o fluxo regular de sangue ao cérebro humano é interrompido. Em muitos casos, os sintomas surgem em apenas um lado do corpo, pois as áreas funcionais do cérebro espelham sua simetria bilateral. A maior parte dos AVCs começa como simples bloqueios. O fluxo de sangue através de uma artéria se reduz ou é bloqueado inteiramente por depósitos de gordura, coágulos ou o revestimento inchado de vasos rompidos ou danificados, privando o cérebro de oxigênio. Por definição, AVCs traumatizam e matam células cerebrais, que são conhecidas como neurônios. Um fluxo renovado de sangue pode, por vezes, restaurar células prejudicadas. E, às vezes, com o tempo, neurônios próximos podem substituir a função das células mortas. Mas o dano também pode ser permanente. Assim, vítimas de AVC vivenciam debilitações, que variam de fraqueza passageira, passando por dano neurológico persistente, até a morte, se a destruição envolver centros vitais do cérebro. (O tratamento rápido pode limitar o dano, e é por isso que profissionais de saúde pedem avaliações rápidas de pessoas suspeitas de serem vítimas de AVC, de preferência num intervalo máximo de sessenta minutos.) Os sintomas de AVC variam amplamente por causa da anatomia altamente especializada do cérebro. Então, AVCs nessas áreas podem afetar a fala e o pensamento crítico.

A preocupação de Russell ia mais fundo. Ele se preocupava com a parte interna do cérebro, em especial uma região funcionalmente diversificada mais para a porção traseira. Sua preocupação era a de que as posturas de yoga que envolviam torções extremas do pescoço pudessem comprometer o fornecimento de sangue à região, destruindo partes do cérebro ricas em funções básicas.

O pescoço humano é composto por sete vértebras cervicais que os anatomistas numeraram, de baixo para cima, de C1 a C7. Seus formatos especiais e discos complacentes tornam o pescoço a parte mais flexível da coluna vertebral. Cientistas mediram a faixa de movimento normal do pescoço e descobriram que os movimentos eram extraordinariamente amplos. O pescoço pode se esticar 75 graus para trás, 40 graus para a frente e 45 graus para os lados, e pode girar sobre seu eixo cerca de 50 graus. Tipicamente, praticantes de yoga movem as vértebras muito além disso. Por exemplo, um aluno de nível intermediário consegue girar facilmente o pescoço em 90 graus — quase o dobro da rotação normal.

Russell tinha se especializado fazia muito tempo na compreensão de como a dobra do pescoço podia pôr em risco o fluxo de sangue do coração ao cérebro. Sua preocupação se concentrava principalmente nas artérias vertebrais. Por natureza, cada tranco, puxão e torção da cabeça reorganiza esses vasos altamente elásticos. Mas uma grande atividade fora de sua faixa de movimento normal pode pô-los em risco, em parte devido à sua estrutura incomum.

Ao atravessar o pescoço, as artérias vertebrais passam por um labirinto de osso que é bastante diferente de todo o resto do que há no corpo, muito diferente do caminho leve e fácil que as carótidas seguem até o cérebro. As laterais de cada vértebra têm protuberâncias para fora, formando circuitos de osso, e as artérias penetram sucessivamente cada um desses circuitos no caminho para cima. As artérias vertebrais esquerda e direita adentram esse labirinto na C6 e atravessam diretamente os circuitos até chegarem ao topo do pescoço, onde começam a ziguezaguear de um lado para outro à medida que sobem até o crânio. Entre a C2 e a C1, eles costumam se dobrar para fora e, em seguida, ao saírem dos anéis ósseos da C1, costumam se curvar abruptamente para trás, na direção do forame magno — o grande orifício na base do crânio que atua como canal não apenas para vasos sanguíneos, mas para nervos, ligamentos e a medula espinhal. Anatomistas descrevem a jornada final das artérias vertebrais rumo ao cérebro como serpentina e relatam muita variabilidade na rota exata de pessoa a pessoa. Não é incomum que o topo das artérias vertebrais se ramifique em um emaranhado de voltas, dobras e anéis.

Por décadas de prática clínica e estudos em laboratório, Russell sabia que movimentos extremos da cabeça e do pescoço podiam ferir essas incríveis artérias, criando coágulos, inchaço, constrição e caos na porção de baixo do cérebro. As vítimas podiam ser bem jovens. Sua maior preocupação se centrava na artéria basilar. Localizada logo do lado de fora do forame magno, o vaso surge da união de duas artérias vertebrais e forma um largo canal na base do cérebro que alimenta estruturas como as pontes (que têm um papel na respiração), o cerebelo (que coordena os músculos), o lobo occipital da parte externa do cérebro (que transforma impulsos oculares em imagens) e o tálamo (que envia mensagens sensoriais à porção externa do cérebro e ao hipotálamo e sua área de vigilância). Em suma, a artéria basilar alimenta algumas das áreas mais importantes do cérebro. Russell se preocupava com a possibilidade de coágulos e interrupções do fluxo sanguíneo nas artérias vertebrais prejudicarem o trabalho da artéria basilar e de suas ramificações mais adiante e profundas no cérebro.

Sabia-se que a queda no fluxo sanguíneo produzia uma variedade de AVCs. Os sintomas podem incluir coma, problemas nos olhos, vômito, problemas respiratórios, fraqueza de braços e pernas e quedas súbitas — mas, por definição, tinham pouco a ver com a linguagem e com o pensamento consciente. Contudo, como AVCs da área posterior do cérebro podem danificar severamente a máquina reguladora que rege os princípios básicos da vida, eles também podem resultar em colapso e morte.

A MODERNA CIÊNCIA DO YOGA

Mesmo assim, a ampla maioria dos pacientes sobrevive ao ataque e acaba recuperando a maior parte das funções. Infelizmente, em alguns casos, dores de cabeça podem persistir durante anos, juntamente com problemas residuais, como falta de equilíbrio, tontura e dificuldade de realizar movimentos delicados.

O mundo médico da época de Russell se preocupava com esses tipos de AVCs, incluindo um tipo proeminente que começava em circunstâncias aparentemente inócuas. Em salões de beleza, enquanto aplicavam o xampu, as mulheres, por vezes, inclinavam demais o pescoço para trás sobre a borda do lavatório, reduzindo o fluxo de sangue através das artérias vertebrais e basilares. O risco era considerado especialmente grande entre os idosos. Com a idade, as artérias vertebrais podem perder sua elasticidade e se estreitar, e os ossos normalmente lisos do pescoço podem ter brotamentos de osteofitose, ou bico de papagaio. Quando o pescoço se dobra muito para trás, os discos ósseos podem comprimir ou, de alguma outra forma, prejudicar vasos que já são estreitos e inelásticos. Além disso, o sangue estagnado pode se transformar numa pequena fábrica produtora de coágulos. Quando o pescoço retorna a uma posição mais normal e o fluxo sanguíneo é retomado, os coágulos podem viajar pelas artérias, indo para uma parte mais profunda do cérebro antes de se assentar em um vaso estreito e bloquear seu fluxo. Uma pequena praga de AVCs resultou num diagnóstico conhecido como síndrome do salão de beleza.

Russell avisou dos perigos do yoga nas páginas do *British Medical Journal*, um pilar da área estabelecido em 1840, no momento em que Paul terminava a faculdade de medicina em Calcutá. Ele traçou paralelos entre o yoga e ameaças reconhecidas, tais como a síndrome do salão de beleza, ressaltando que algumas posturas produzem "graus extremos de flexão, extensão e rotação do pescoço". Citou especificamente as posturas da Vela e a da Cobra, exibindo uma boa compreensão do campo. Na Cobra, ou *Bhujangásana*, "serpente" em sânscrito, o aluno se deita com o rosto voltado para baixo e se ergue lentamente do chão, empurrando o tronco para cima com os braços e estendendo a cabeça e a coluna para trás. Iyengar, em *Light on Yoga*, sugere que a cabeça deve ser arquear "o máximo possível para trás". Fotos o mostram fazendo exatamente isso, a cabeça jogada para trás numa trajetória rumo às nádegas — em outras palavras, o tipo de manobra que Russell achava preocupante.

O RISCO DE SE MACHUCAR

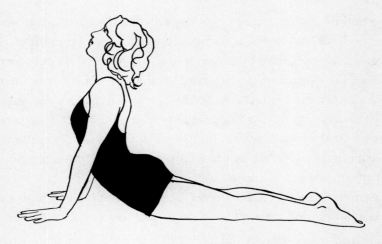

Postura da Cobra, *Bhujangásana*

Na Postura da Vela, o pescoço fica dobrado na direção exatamente oposta, indo muito para a frente, com o queixo apoiado bem fundo no peito, o tronco e a cabeça formando um ângulo reto. "O corpo deve ficar numa linha reta", enfatizava Iyengar, "perpendicular ao chão." O entusiasta de sempre, ele chamava a postura de "uma das grandes dádivas concedidas à humanidade por nossos sábios da Antiguidade".

Onde Iyengar via benefícios, Russell via perigos. As posturas, disse ele, "devem ser perigosas para algumas pessoas". Sua escolha da palavra "deve" deixava transparecer a natureza especulativa de sua preocupação — ainda que fundamentada numa vida inteira de experiência. Russell avisou que a síndrome da artéria basilar podia acometer praticantes de yoga e citou uma tenebrosa complicação — os médicos encontrariam dificuldade para discernir a origem. O dano cerebral, escreveu, "pode ser atrasado para surgir talvez durante a noite seguinte, e esse atraso de algumas horas atrai a atenção para longe do fator causal inicial, especialmente quando há um derrame catastrófico". Nesse caso, é claro, o falecido não poderia dar um relato de suas atividades anteriores.

Sua cautela se direcionava à dificuldade inerente de compreensão da causa de lesões cerebrais invisíveis. Tipicamente, pensamos na doença como algo concentrado numa parte do corpo em especial — como o coração ou os pulmões. Mas as origens de AVCs estão com frequência muito longe de onde eles atacam, começando na região do fluxo sanguíneo e terminando no cérebro. Além do mais, esse espaçamento poderia envolver não apenas a distância, mas também o tempo — horas e, às vezes, dias — enquanto um coágulo viajava pela corrente sanguínea ou enquanto uma artéria danificada se inchava lentamente e reduzia de maneira gradual o fluxo de sangue. Tais fatores de complicação significavam que, para um grande percentual de AVCs, os médicos não conseguiam descobrir nenhuma explicação óbvia. O termo médico deles para essas lesões era criptogênica, o que significava que sua origem permanecia um mistério.

Esse tipo de incerteza tinha obscurecido durante muito tempo a causa e a extensão da síndrome do salão de beleza. Em essência, Russell já se perguntava se a mesma coisa estava acontecendo com o yoga.

O alerta dele se mostrou oportuno. Talvez estivesse simplesmente à frente de seu tempo, ou talvez o aviso tenha aberto os olhos de colegas, ou talvez o crescimento do yoga estivesse resultando em mais lesões. Qualquer que seja o motivo, ou motivos, no ano seguinte, 1973, um médico americano tornou público um terrível estudo de caso. O autor era Willibald Nagler. Ele trabalhava no Upper East Side de Manhattan, na Weill Medical College da Universidade de Cornell. Uma autoridade mundial em reabilitação espinhal, tivera o presidente Kennedy entre seus pacientes.

Em seu artigo, Nagler descreveu como uma mulher de 28 anos, "uma entusiasta do yoga", como ele a chamou no nebuloso anonimato dos relatórios clínicos, tinha sofrido um AVC enquanto fazia uma postura conhecida na ginástica como Ponte e no yoga como o Arco Elevado ou a Ponte (em sânscrito, *Úrdhva Dhanurásana*). A postura começa com o praticante deitado com as costas para baixo e, em seguida, erguendo-se, equilibrando-se sobre as mãos e pés e levantando o corpo num arco semicircular. Um estágio intermediário pode envolver o erguimento do tronco e o repouso do topo da cabeça no chão.

O RISCO DE SE MACHUCAR

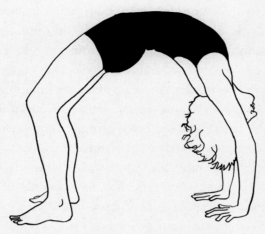

Postura da Ponte (ou Arco Elevado), *Úrdhva Dhanurásana*

Nagler relatou que o problema da mulher começou enquanto ela se equilibrava sobre a cabeça, o pescoço dobrado muito para trás. Estendida dessa forma, ela, "de repente, sentiu uma severa dor de cabeça latejante" e teve dificuldade para se levantar. Depois que recebeu ajuda para ficar de pé, não foi capaz de andar sem auxílio.

A mulher foi levada às pressas para o hospital, e foi descoberto que ela passava por uma variedade de desordens físicas. Não conseguia ter nenhuma sensação no lado direito do corpo. A perna e o braço esquerdos tremiam. Seus olhos não paravam de olhar de relance involuntariamente para a esquerda. E o lado esquerdo de seu rosto exibia a pupila contraída, a pálpebra superior caída e a pálpebra inferior erguida — um conjunto de sintomas conhecido como síndrome de Horner. Nagler relatou que a mulher também tinha uma tendência a adernar para a esquerda.

Uma investigação diagnóstica mostrou que a artéria vertebral esquerda dela havia se estreitado consideravelmente entre as vértebras cervicais C1 e C2, revelando o provável local do bloqueio que tinha resultado no AVC. Também mostrou que as artérias que alimentam o cerebelo (a estrutura da parte posterior do cérebro que coordena os músculos e o equilíbrio) tinham sofrido um severo deslocamento, o que indicava problemas ali dentro. Como não havia tecnologias de imagem avançadas na época, uma operação exploratória foi considerada necessária para melhor avaliar as lesões e as possibilidades de recuperação.

Os cirurgiões que abriram o crânio da paciente descobriram que o hemisfério esquerdo de seu cerebelo tinha sofrido uma grande falha de fornecimento sanguíneo que resultara em muito tecido morto. Também descobriram que o local vazava em hemorragias (ou sangramentos) secundárias. Em resposta, os médicos puseram a mulher num extenso programa de reabilitação. Dois anos depois, ela conseguia andar, relatou Nagler, "com um passo de base larga". Mas seu braço esquerdo continuava a vagar, e o olho esquerdo continuava a exibir a síndrome de Horner.

Nagler concluiu que tais lesões pareciam ser raras, mas serviam como aviso a respeito dos perigos da "hiperextensão forçada do pescoço". Ele urgiu profissionais de saúde a demonstrarem cautela ao recomendar posturas tão difíceis a indivíduos de meia-idade.

O caso seguinte veio à tona em 1977. Um homem de 25 anos em excelente estado de saúde vinha praticando yoga todas as manhãs por um ano e meio. Sua rotina incluía torções sentadas, nas quais ele girava a cabeça muito para a esquerda e muito para a direita. Então, segundo uma equipe em Chicago, da Escola de Medicina da Universidade de Northwestern, ele fazia a Postura da Vela com o pescoço "flexionado de maneira máxima contra o chão sem cobertura", ecoando o pedido de perpendicularidade de Iyengar em *A luz da ioga*. A equipe disse que o jovem costumava permanecer na Postura Invertida durante cerca de cinco minutos.

Certa manhã, logo após terminar sua rotina, ele sentiu uma sensação de formigamento no lado esquerdo do rosto. Quinze minutos depois, sentiu-se tonto, e sua visão ficou turva. Em poucos minutos já se encontrava incapaz de andar sem assistência e tinha problemas para controlar o lado esquerdo do corpo. O homem também tinha dificuldade para engolir. Foi levado às pressas ao hospital.

Steven H. Hanus era um aluno de medicina da Northwestern que ficou fascinado pelo caso. Ele assumiu o comando e trabalhou com o diretor do Departamento de Neurologia para elucidar a causa exata das incapacidades, publicando um estudo com dois colegas quando era residente. Os médicos viram muitas indicações de AVC e, no relatório, ressaltaram a semelhança dos sintomas do homem àqueles da paciente de Nagler. O homem tinha pouca sensação do lado direito do corpo. Seus globos oculares sofriam espasmos. A perna e o braço esquerdos estavam fracos, tinham fraca coordenação e exibiam um destacado tremor quando ele tentava pegar alguma coisa ou mover a mão ou o pé para um local preciso.

Durante o exame físico, os médicos perceberam uma série de hematomas nas costas do homem. Descolorações azuladas desciam pela parte inferior do pescoço pelas vértebras C5, C6 e C7. Aparentemente, escreveu a equipe nos *Archives of Neurology*, "elas eram resultado do contato repetido com a superfície rígida do chão sobre a qual ele fazia exercícios de yoga". Os hematomas, acrescentaram os médicos, eram um sinal de trauma no pescoço.

Hanus se concentrou em avaliar o dano interno. Testes diagnósticos revelaram bloqueios na artéria vertebral esquerda entre as vértebras C2 e C3. A equipe descobriu que o vaso sanguíneo dali havia sofrido "oclusão total ou quase completa".

Durante a primeira semana do homem no hospital, o lado esquerdo de seu rosto desenvolveu a síndrome de Horner — a pupila contraída e a pálpebra caída. Lentamente, ele recuperou sua capacidade de andar, apesar de seu passo permanecer desajeitado. Dois meses depois do ataque, e depois de muita fisioterapia, ele conseguiu andar com uma bengala. Mas a equipe relatou que "continuava a ter dificuldades pronunciadas para realizar movimentos precisos com a mão esquerda".

Hanus e sua equipe concluíram que a situação do homem não era uma anomalia, nem uma estranheza médica, mas um novo tipo de perigo. Indivíduos saudáveis podem danificar seriamente suas artérias vertebrais, avisaram, "com movimentos de pescoço que excedam a tolerância fisiológica". E o yoga, ressaltaram, "deve ser considerado um possível evento causal". Em seu relatório, a equipe da Northwestern citou não apenas o relato de Nagler a respeito de sua paciente, mas também o aviso inicial de Russell. A preocupação estava começando a percorrer o mundo da medicina.

O caso seguinte mostrou seu alastramento global. Em Hong Kong, uma mulher de 34 anos praticava yoga fielmente. Um dia, pouco depois de fazer uma Postura Invertida durante cinco minutos, ela desenvolveu uma forte dor no pescoço e entorpecimento na mão direita. Um cirurgião fez um diagnóstico incorreto e prescreveu tração do pescoço e fisioterapia. Os sintomas dela pioraram. A severidade dos ataques de náusea e tontura aumentou. Por fim, os problemas chamaram a atenção de uma equipe médica da Universidade de Hong Kong e do Queen Mary Hospital.

A MODERNA CIÊNCIA DO YOGA

Àquela altura — cerca de dois meses depois da dor no pescoço —, os médicos descobriram que a mulher exibia sinais de desorientação e paralisia do lado esquerdo do corpo, além de uma incapacidade de ter sensações de toque. Os olhos exibiam os movimentos espasmódicos típicos de um AVC da porção posterior do cérebro, e os médicos fizeram deste o diagnóstico provisório.

Os médicos realizaram repetidos exames de varredura no cérebro da mulher com dispositivos de imagem durante os dias seguintes. Mas não encontraram nada, mesmo quando a consciência dela começou a se esvair. Finalmente, a equipe localizou uma região de tecido que parecia morta devido à falta de sangue. Ela ficava sobre as pontes, o tálamo e o lobo occipital. Os médicos buscaram precisar a causa do AVC injetando um marcador nas artérias do pescoço da mulher e fazendo raios X. As imagens de diagnóstico não mostraram nenhum problema nas artérias vertebrais, mas um severo bloqueio na artéria basilar.

Os médicos tinham tratado a mulher com afinadores de sangue e drogas anticoagulantes depois do diagnóstico provisório. No devido tempo, ela passou também por uma fisioterapia intensiva. Depois de um ano, recuperou a força do lado esquerdo do corpo. Mas sua mão esquerda ainda estava prejudicada.

Jason K.Y. Fong, um jovem neurologista, liderou a análise. Em 1993, ele e seus colegas relataram que, provavelmente, os problemas da mulher tinham começado quando as artérias vertebrais da região C1–C2 tinham sofrido um rompimento ou uma severa redução no fluxo sanguíneo. Isso havia produzido um coágulo, escreveram os médicos em *Clinical and Experimental Neurology*, que acabara por entrar na artéria basilar e bloquear o fornecimento de sangue à parte interna do cérebro. Atribuíram a falta de dano visível na artéria vertebral à probabilidade de que o período excepcionalmente longo entre a Postura Invertida e a admissão dela no hospital "pudesse ter dado tempo suficiente para uma cura espontânea".

O atraso na descoberta do AVC da mulher e sua provável causa continham lições para a comunidade médica, argumentaram Fong e seus colegas. A principal era a da importância de se aprender os imperceptíveis detalhes do histórico de casos, que, se levados a sério, poderiam acelerar o diagnóstico e o tratamento. O aviso deles ecoava a observação de Russell sobre a falta de importância dada à origem do dano cerebral.

O RISCO DE SE MACHUCAR

A gravidade do caso de Hong Kong, concluiu a equipe, mostrava que o yoga poderia representar riscos extraordinários à saúde humana. Os médicos alertaram que posturas nas quais o pescoço ficava sob grande tensão poderiam ser "potencialmente perigosas ou até letais". Esta última palavra é uma que médicos, fundamentados na cultura do otimismo cauteloso e da seca subestimação, tendem a evitar se possível.

O repentino aumento nos relatos clínicos tornou os AVCs do yoga um alvo comum de preocupação médica. Considerou-se que o perigo fosse, ao menos em parte, devido às subjacentes fraquezas das artérias vertebrais de alguns indivíduos. Mas era difícil, ou até impossível, saber quem estava correndo risco. Assim, os alertas se espalharam. Apareceram não apenas em periódicos médicos, mas em livros didáticos à medida que especialistas em saúde adquiriam uma nova avaliação da ameaça.

Science of Flexibility, cuja primeira edição surgiu em 1996, continha uma seção chamada Exercícios Pesados. Ela ligava AVCs a posturas que esticavam o pescoço muito para trás, incluindo a Ponte e a Cobra. Resumindo as descobertas médicas, o autor do livro opinou que o ganho com as posturas era pequeno demais "para justificar o risco potencial, ainda que raro, de oclusão da artéria vertebral". Ele sugeria que fossem evitadas.

Lesões decorrentes do yoga se revelaram muito mais abrangentes do que os identificados danos aos nervos e AVCs. Ondas de praticantes estavam aparecendo em prontos-socorros. A Comissão de Segurança de Produto do Consumidor, no monitoramento dos perigos da vida moderna, tem um serviço de detetive pouco conhecido, chamado de Sistema Eletrônico de Vigilância de Lesões. Ele faz amostragem de registros hospitalares nos Estados Unidos e seus territórios. Em 2002, suas pesquisas mostraram que o número de admissões relacionadas ao yoga, depois de anos de aumentos lentos, tinha começado a disparar. O número de admissões tinha ido de 13 em 2000 para vinte em 2001. Então, em 2002, mais do que dobraram para 46. Por definição, todos esses episódios envolviam homens e mulheres (e, em alguns casos, crianças) que tinham se machucado o suficiente para buscar assistência emergencial.

O súbito crescimento representava a ponta de um iceberg muito grande, já que o sistema de monitoramento federal produzia apenas um esboço estatístico. A maioria dos prontos-socorros estava além de seu alcance. Além disso, apenas uma fração dos lesionados ia às salas de emergência dos hospitais. Muitos — talvez a maioria — recorriam aos médicos da família, quiropráticos, clínicas de bairro, farmácias e diversos tipos de terapeutas. Provavelmente, alguns resolviam evitar o tratamento por completo e lidar sozinhos com a lesão. Assim, muitas centenas ou até milhares de lesões de yoga ocorridas nos Estados Unidos não foram relatados.

O levantamento de 2002, como o de qualquer ano, deu uma breve descrição de cada pessoa e cada lesão. Uma análise das informações dos 46 pacientes mostrou que eles iam dos 15 aos 75 anos de idade, sendo a média de 36. A ampla maioria — 83% — era composta por mulheres. O principal tipo de lesão estava centrado nos complicados amálgamas de osso, tendão e cartilagem conhecidos como articulações, incluindo o pulso (mencionado seis vezes), o tornozelo e o pé (cinco vezes), o joelho (cinco vezes), o ombro (quatro vezes) e o pescoço (quatro vezes). A descrição detalhada das lesões continha uma área para comentários breves, que tendiam a descrever dores, tensões e torções cotidianas. Mas os comentários também revelavam vários traumas sérios. Seis das lesões envolviam deslocamentos e fraturas.

O levantamento não listou nenhum AVC — o diagnóstico deles exigiria, tipicamente, exames que iam além das capacidades básicas da maior parte das salas de emergência —, mas, em vários casos, listava sintomas que poderiam ter coincidido com o dano causal. "Dor aguda no pescoço", dizia uma das descrições. "Desabou no chão enquanto fazia yoga", dizia outra.

Os breves comentários tendiam na direção dos tipos de diagnósticos e observações sucintos ouvidos em salas de emergência: "Joelho direito deslocado", "Ombro machucado", "Dores na base das costas". Os relatórios costumavam citar o yoga em geral como causa do acidente, mas, ocasionalmente, indicavam posturas específicas. "Dor aguda no abdômen desde que fez a Cobra", dizia um relatório. Outro dizia que um paciente tinha desmaiado enquanto fazia yoga num quarto quente, caindo e batendo a cabeça com força suficiente para criar um hematoma.

A onda — fossem quais fossem suas verdadeiras dimensões — representou uma clara refutação do argumento do "leite materno".

O RISCO DE SE MACHUCAR

Fatos podem ser inflexíveis e eles já sugeriam que, havia muito tempo, o yoga envolvia não apenas benefícios celebrados, mas também diversos perigos ocultos.

Durante a maior parte do século 20, o yoga desfrutou, no Ocidente, de coberturas jornalísticas que podem ser descritas conservadoramente como excelentes. A prática era retratada como quase milagrosa em termos de promoção de saúde. Uma análise das reportagens americanas na *Columbia Journalism Review* considerou grande parte delas bajuladora. Para gurus e editoras, a cobertura favorável era, como a análise da *Columbia* chamou, "digna de sonhos".

O ano de 2002 marcou uma mudança radical no tom das reportagens à medida que o surto de lesões documentadas despertou uma discussão pública sobre a questão da segurança do yoga. O paradoxo aparente do dano do yoga havia atingido uma massa crítica em termos de tamanho e ressonância social que já tornava a questão impossível de ser ignorada.

Apareciam matérias no rádio e na TV, além de revistas e jornais, incluindo o *New York Times* e o *Washington Post*. O crescente debate público e a cobertura jornalística que o acompanhava significavam que os feridos já não eram mais retratados exclusivamente como os anônimos genéricos dos relatórios médicos e levantamentos federais, mas começavam a assumir as cores da vida real.

Holly Millea, por exemplo, era uma escritora freelance que morava na cidade de Nova York e se orgulhava de manter a forma. A pequenina corredora de 41 anos praticamente nunca ficava doente. A revista *Body & Soul* relatou o que aconteceu quando, em 2001, ela adotou o yoga Ashtanga. Em agosto de 2002, Millea começou a sentir entorpecimento e formigamento pelo braço esquerdo, chegando até os três primeiros dedos. A dor cresceu e prejudicou sua capacidade de dormir sobre o lado esquerdo. A revista disse que, em determinado momento, ela achou que o problema pudesse ser seu coração ou até esclerose múltipla — que acometia a família dela. Finalmente, depois de uma visita ao pronto-socorro e duas rodadas de exames médicos de imagem, Millea recebeu o diagnóstico: um de seus discos vertebrais tinha começado a inchar, apertando um nervo crucial. A revista relatou que o médico dela queria remover cirurgicamente o disco e fundir duas vértebras se o entorpecimento não desaparecesse sozinho.

"Tenho certeza de que isso tem relação com o yoga", disse Millea no artigo, que apareceu em 2003 em meio ao seu problema. "É na base do meu pescoço, e eu fazia a Postura da Vela com muita frequência. Estava fazendo errado e me esforçando demais." Ela culpou a si mesma e a sua tendência à competitividade, em vez de o yoga e suas exigências físicas. "Sou uma superatleta e pensei que pudesse fazer qualquer coisa", acrescentou. "Mas fui rápido demais. Ainda precisava ir aos poucos."

Várias matérias alvejaram Choudhury e seu yoga quente. Um artigo do *New York Times* disse que profissionais da saúde achavam que o calor penetrante poderia aumentar o risco de alongamento exagerado, dano aos músculos e rompimento de cartilagem. Um especialista ressaltou que os ligamentos — as resistentes faixas de fibra que conectam ossos ou cartilagem numa articulação — não recuperavam sua forma depois de alongados e que articulações frouxas poderiam promover lesões. Outro disse que as paredes espelhadas dos estúdios de Bikram incentivavam os alunos a negligenciar a concentração interna do yoga em favor de distrações externas e das pressões de uma sala cheia de indivíduos competitivos, também propiciando lesões.

Não muito depois disso, Choudhury surgiu com seu livro *Bikram Yoga*. Nada declarava sobre deslocamentos ou danos a nervos, apesar dos alertas médicos e da má propaganda. Ele também conseguia ignorar as acusações de seus críticos. As poucas referências que Choudhury fazia ao tema do dano físico centravam-se em como o yoga quente funcionava de maneira excelente para promover uma experiência segura. O calor, declarava, fazia com que os alunos pudessem "se contorcer e se alongar com menor chance de lesões".

O período por volta de 2002 também marcou um ponto crucial no sentido de que alguns elementos da comunidade do yoga começaram a superar a negação e a evasão para abordar da questão da lesão. Até certo ponto, a má publicidade deixou poucas alternativas. Agora, pela primeira vez, vários yogis experientes e publicações sobre yoga se envolviam em um sério debate sobre como lidar com a praga silenciosa e desenvolver orientações de segurança. Isso marcou um período de introspecção pública — com notáveis exceções.

Os gurus famosos, no geral, permaneceram em silêncio. Ao menos publicamente, parecia que o objetivo era evitar se envolver em qualquer

O RISCO DE SE MACHUCAR

particularidade que pudesse se mostrar uma distração, uma vergonha e, possivelmente, um problema jurídico. A honestidade tendia a vir das camadas mais inferiores da comunidade.

Um importante fórum de discussão foi o *Yoga Journal*, que publicou diversos artigos, incluindo um em 2003 no qual uma professora revelava sua própria luta. Carol Krucoff — uma instrutora, autora e terapeuta de yoga da Universidade de Duke, na Carolina do Norte — contava que tinha sido filmada um dia para uma transmissão televisiva nacional. Sob fortes luzes, impelida a fazer mais, ela levantou um dos pés, segurou o dedão e estendeu a perna para o *Utthita Pádángusthásana*, a Postura da Mão Estendida para o Dedão do Pé. Quando sua perna ficou reta, ela sentiu um incômodo estalo no tendão da parte posterior da perna.

No dia seguinte, ela mal conseguia andar. Krucoff descobriu que precisava de repouso, fisioterapia e um ano de recuperação antes de conseguir estender totalmente a perna novamente. "Estou agradecida por ter me recuperado completamente", escreveu ela no *Yoga Journal*, acrescentando que considerara a experiência "um pequeno preço a ser pago pelas valiosas lições aprendidas". Entre elas, a importância de fazer o aquecimento e nunca se exibir.

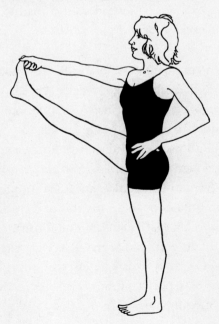

Postura da Mão Estendida para o Dedão do Pé, *Utthita Pádángusthásana*

A MODERNA CIÊNCIA DO YOGA

Uma pomposa reportagem no *Yoga Journal* dedicou dez páginas de fotos coloridas e um espinhoso texto aos riscos. "Yogi, cuidado: perigos ocultos podem estar à espreita até na mais conhecida das posturas", dizia a manchete. Judith Lasater, fisioterapeuta e presidente da California Yoga Teachers Association, argumentou que a maioria das posturas continha uma sutil ameaça. Os riscos inerentes podem se tornar bastante palpáveis, escreveu, "porque você pode não ter o conhecimento, a flexibilidade, a força e a sutil consciência necessários para proceder de maneira segura".

Em outra ocasião, Kaitlin Quistgaard, editora do *Yoga Journal*, falou sobre como lesionara novamente um manguito rotador rompido numa aula de yoga, sua dor se tornando uma cruel presença durante meses. "Vivenciei como o yoga pode curar", escreveu. "Mas também vivenciei como o yoga pode machucar — e ouvi a mesma coisa de muitos outros yogis."

E, sem dúvida, de muitos advogados. Em letras miúdas, a revista começou a publicar um aviso legal: "Os criadores, produtores, participantes e distribuidores do *Yoga Journal* se isentam de qualquer culpa por prejuízos ou lesões ligados aos exercícios mostrados ou às instruções e aos conselhos expressos nesta publicação."

Para seu crédito, a revista deu atenção aos AVCs, ainda que o tenha feito de maneira um tanto defensiva e superficial. "Proceda com Cautela", dizia o título de um artigo de uma página. A grande foto colorida mostrava alunos de cabeça para baixo na Postura Invertida. O pescoço de uma mulher no plano principal estava iluminado e em destaque. O artigo dizia que médicos tinham identificado cinco posturas arriscadas: a Invertida, a Vela, a Postura do Ângulo Estendido para o Lado (que Krishnamacharya tinha louvado como uma cura), o Triângulo (que Iyengar alinhara cuidadosamente) e o Arado, ou *Halásana*. Para esta última, os alunos se deitam sobre as costas, levantam as pernas acima da cabeça e recuam para o chão, invertendo o torso. O artigo dizia que essas posturas eram consideradas potencialmente perigosas, pois "colocam extrema pressão sobre o pescoço" ou resultavam em "movimentos bruscos do pescoço".

O RISCO DE SE MACHUCAR

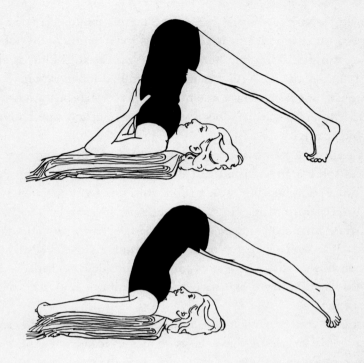

Postura do Arado, *Halásana*

O texto não dizia nada sobre as outras duas posturas que os médicos tinham identificado como sérias ameaças ao cérebro: a Cobra e o Arco, ambas consideradas posturas pesadas.

O artigo avisava que praticantes de yoga poderiam confundir lesões das artérias vertebrais com enxaquecas ou simples tensão muscular. Os sintomas de um problema mais profundo, dizia, incluíam uma dor lancinante no pescoço, dores de cabeça unilaterais latejantes e paralisia facial. "Os sinais de alerta", avisava ele, "podem se intensificar durante horas ou até dias antes de um AVC acontecer."

Até então, tudo bem. Mas, mais à frente, a revista menosprezava a ameaça ao não pôr a questão em perspectiva. Dizia que os médicos tinham concluído que lesões das artérias vertebrais advindas de todas as causas (como yoga, salões de beleza e quiropráticos) eram raras — anualmente, uma pessoa e meia a cada 100 mil.

Era um número correto. No entanto, ignorava o panorama geral. Se 20 milhões de pessoas nos Estados Unidos faziam yoga — um número padrão — e se yogis sofriam a lesão com a mesma frequência que a população geral (uma suposição cautelosa, dadas todas as torções e dobras do pescoço), isso significava que trezentos yogis nos Estados Unidos enfrentavam a ameaça de um AVC a cada ano, 3 mil ao longo de uma década. A revista não apenas ignorava esse número básico, mas buscava tranquilizar seus leitores ao afirmar que o yoga era "o culpado num minúsculo número de casos".

Era uma garantia vazia, pois o mundo médico tinha exatamente zero evidência sobre a frequência desse dano. Na verdade, nenhum cientista jamais tinha publicado um estudo sobre com que frequência yogis lesionavam artérias vertebrais. A questão era esotérica demais para ter recebido o gênero de financiamento maior que seria necessário para abordar uma profunda charada da epidemiologia. Assim, a dimensão exata do problema com yogis nos Estados Unidos era simplesmente desconhecida. O que se podia estimar facilmente era sua extensão mínima — cerca de trezentos yogis por ano.

Buscando animar ainda mais o macabro assunto, a revista afirmava que "o tratamento é simples" e que as taxas de recuperação eram altas. Mas esse feliz prognóstico exigia que se ignorassem os agonizantes meses e anos de terapia, os tremores das mãos e as dificuldades motoras ao andar, os pacientes cujos braços continuavam a vacilar e cujas pálpebras continuavam caídas.

Então, no que, aparentemente, deviam ser boas notícias, ela acrescentava: "Menos de 5% dos casos resultam em morte."

Novamente, o número estava correto, mas dava a ideia errada, pois não o punha em perspectiva. Se, nos Estados Unidos, trezentos yogis sofriam lesões das artérias vertebrais a cada ano (uma estimativa abaixo da realidade), 5% disso seriam 15 — 15 yogis que estariam mortos depois que danos nas artérias vertebrais resultassem em lesões cerebrais sérias o suficiente para matar. E o número real de ocorrências fatais, apesar de o percentual ser "menor que" cinco, era, provavelmente, mais alto, dado o grande número de posturas do yoga que envolvem contorções extremas do pescoço. Talvez fossem trinta ocorrências fatais anuais, e talvez trezentas ao longo de uma década. Globalmente, os óbitos podiam chegar aos milhares. Era uma questão em aberto.

O artigo terminava com uma lista de recomendações — ouça o seu corpo, movimente-se devagar, evite movimentos bruscos, vá até onde você aguentar, nunca além. Seu último aviso se centrava no pescoço.

O RISCO DE SE MACHUCAR

Advertia alunos, especialmente iniciantes, a evitar colocar a parte superior, relativamente fina, da coluna numa posição na qual ela precisasse suportar grande parte do peso corporal.

A tentativa da revista de lidar com o delicado assunto parece ter surtido pouco efeito no mundo dos praticantes de yoga. Fora do *Yoga Journal*, o artigo não recebeu nenhuma atenção geral de blogs na internet, estúdios ou revistas, ao contrário das notícias sobre aeróbica. Ele afundou rapidamente no vácuo do esquecimento cultural.

Mesmo assim, o assunto do AVC se mostrou um tópico de constante preocupação em meio aos yogis — ainda que as discussões fossem superficiais. Mais de três décadas depois do aviso de Russell, depois dos relatórios clínicos, depois da cristalização da preocupação médica, depois da estreia dos exercícios "pesados" e depois do sumário de ameaças do *Yoga Journal*, praticantes ainda podiam se perder numa bruma de incerteza.

Em 2002, a internet fervilhou com discussões sobre uma mulher de 39 anos que fazia Power Yoga quase todos os dias e tinha sofrido dois AVCs que a colocaram no hospital. Os médicos dela, relatou uma amiga, disseram que sua rotina de yoga era a causa aparente e a aconselharam a largar a prática. A mulher fazia uma linda Postura da Vela, relatou a amiga num fórum de discussão. Mas tinha dúvidas se a fonte identificada para o problema estaria mesmo correta.

"Desinformados e mal-orientados", disse um dos participantes do fórum a respeito dos médicos. "Culpar o yoga por um AVC é absurdo."

Durante esse período, o yoga sentiu, pela primeira vez, a ferroada da supervisão burocrática nos Estados Unidos quando os estados começaram a regular o treinamento de professores. Eles o fizeram sob a bandeira da proteção ao consumidor, o esforço se expandindo em sincronia com as novas revelações e o crescente debate.

Reguladores diziam que licenciar as escolas permitiria que os estados aplicassem normas básicas e protegessem consumidores que, tipicamente, gastavam milhares de dólares em cursos de treinamento, além de melhorar a qualidade da experiência para seus alunos. "Se você vai montar uma escola", disse Patrick Sweeney, um funcionário ligado ao licenciamento do Wisconsin, "deve seguir um conjunto de regras."

• • •

Um novo e perturbador tipo de lesão veio à tona enquanto os estados começavam seu esforço de regulamentação. O caso envolvia uma mulher de 29 anos que estava em treinamento para ser professora em Kripalu, o empório de yoga das montanhas de Berkshire. Uma noite, ela estava praticando o método de respiração acelerada conhecido como *Kapálabháti Pránáyáma*, ou Respiração do Crânio Brilhante — a forma de Respiração de Fogo que alunos de Bikram fazem como o *grand finale*. No dia seguinte, a mulher acordou com falta de ar e dor no lado esquerdo do peito. Seus sintomas pioraram lentamente, e ela foi levada para o Berkshire Medical Center, não muito longe de Kripalu, em Pittsfield, Massachusetts.

Os médicos da emergência, ao verificarem a dificuldade respiratória da mulher e ficarem sabendo dos problemas dela, puseram-na rapidamente no oxigênio. A pergunta urgente era o que tinha dado errado.

Pulmões são como esponjas que absorvem ar. São altamente elásticos, mas amplamente passivos. Durante a inspiração, a parede torácica se expande, forçando a esponja a puxar o ar. Na expiração, a esponja se contrai e o ar sai. É, principalmente, a ação da parede torácica que rege os ritmos do ciclo respiratório. A esponja consegue fazer pouco sozinha sem a aplicação de uma força externa.

Um raio X mostrou que a mulher estava sofrendo de uma séria falência desse mecanismo, conhecida como pneumotórax (das palavras gregas para "ar" e "peito"). A condição surge quando o ar vaza para o espaço entre o pulmão e a parede torácica, ao afrouxar a área de ação de costume feita pela parede e permitindo que a esponja colapse. A falta de movimento e de fôlego pode ser um risco à vida, especialmente se envolver os dois pulmões. No caso da mulher, o pneumotórax tinha feito o pulmão esquerdo dela murchar parcialmente.

Em um procedimento de emergência, os médicos administraram anestesia local, fizeram uma incisão entre as costelas dela e inseriram um pequeno tubo que penetrou a parede de seu peito e entrou no espaço pleural. Então, eles extraíram o ar indesejado, permitindo que a parede torácica voltasse a agir e que o pulmão inflasse novamente. Imediatamente, os sintomas de falta de ar desapareceram. A mulher, depois de uma semana de recuperação, foi submetida a um procedimento para remoção do tubo.

Em 2004, os médicos do Berkshire Medical Center documentaram o caso incomum no *Chest*, o respeitado periódico do American College of

Chest Physicians. Ressaltaram que um exame de varredura do peito da mulher não tinha revelado nenhuma patologia pulmonar que pudesse ser responsável pelo pneumotórax, e concluíram que a ruptura tinha sido um resultado direto da respiração do yoga. O caso não tinha nenhum precedente conhecido, disseram, e mostrava que "efeitos colaterais adversos podem ocorrer quando se força o corpo a extremos fisiológicos".

Nesse caso, a comunidade de yoga reconheceu e reagiu. Os dias de negação e evasão estavam chegando rapidamente ao fim à medida que o assunto das lesões de yoga, outrora sigiloso, ficava cada vez mais público.

Um professor de yoga e um médico que tinha aconselhado o professor no desenvolvimento de um programa para pessoas com desordens respiratórias escreveram uma carta conjunta para *Chest*. Os dois, que moravam em Sacramento, Califórnia, concordavam que o exercício de respiração acelerada, "muito provavelmente, tinha induzido o pneumotórax" e endossaram a recomendação de cautela do relatório. Mas acrescentaram que o alerta a respeito de forçar o corpo a extremos fisiológicos criava uma falsa impressão que "parece culpar injustamente todas as técnicas de yoga. Isso não é adequado para uma disciplina que, em geral, vem sendo praticada não há centenas, mas há milhares de anos".

O professor de yoga — Vijai P. Sharma — foi até as páginas do *International Journal of Yoga Therapy* para discutir o caso e argumentar em prol da relativa segurança de *Kapálabháti* e outros exercícios de respiração do yoga. Mas seu argumento era repleto de condições. Ele fazia uma distinção entre a respiração rápida e a lenta, dizendo que os estilos rápidos do yoga representavam um risco maior. A respiração rápida, escreveu, "pode reforçar ou piorar problemas estruturais ou funcionais preexistentes". Por fim, Sharma enumerou uma longa lista de orientações de segurança e fatores de risco aumentado (diabetes, hipertensão crônica, dores de cabeça persistentes) que faziam a respiração rápida parecer, em geral, um empreendimento arriscado.

A menos que os alunos exerçam "paciência e autocontrole fora do comum", avisou Sharma, "é provável que as técnicas de respiração rápida, como *Kapálabháti* e *Bhastriká*, sejam realizadas incorretamente e se mostrem prejudiciais no longo prazo".

Mais outro caso veio à tona, o de um yogi idoso. O homem tinha praticado yoga desde seus 30 anos e estava com 63 quando o problema surgiu.

A MODERNA CIÊNCIA DO YOGA

Sua prática diária incluía a Postura Invertida. Não tinha sofrido nenhum problema no pescoço ou nas costas, até que, um dia, começou a sentir formigamento e entorpecimento nos dedos das mãos e dos pés. No decorrer de alguns meses, suas pernas e braços ficaram cada vez mais fracos, e ele começou a sentir uma vontade frequente de urinar.

Os médicos dele viram os sintomas como clássicos da tetraplegia — fraqueza dos membros devido à medula espinhal lesionada. O diagnóstico com técnicas de imagem mostrou uma região de compressão de disco e deslocamento entre as vértebras C3 e C6. Profissionais da saúde, escreveram em seu relatório de 2007, "precisavam ter ciência dessa complicação potencialmente séria de um exercício relativamente inócuo".

Quando eu tinha trinta e poucos anos, consegui, de alguma forma, romper um disco da parte inferior das costas. A causa parecia ser os repetidos choques por correr sobre o pavimento, em vez do yoga. Analisei a possibilidade de cirurgia, mas descobri que podia evitar acessos de dor com uma seleção de posturas de yoga e exercícios abdominais.

Em 2007, vivenciei minha própria "complicação séria" quando estudava com Robin na Pensilvânia. Aconteceu enquanto eu fazia a Postura do Triângulo Lateral Estendido ou *Utthita Párshvakonásana*. Era a postura que Krishnamacharya elogiava como sendo a cura para muitas doenças. Eu estava saindo da postura e conversando com meu parceiro — em vez de prestar atenção no que eu estava fazendo — quando minhas costas cederam.

Uma dor cegante me obrigou a ignorar tudo, a não ser a explosão de chamas. Foi excruciante. Minhas pernas falharam, e o recinto desapareceu em meio às lágrimas. Meu corpo bateu com força numa parede.

A recuperação levou semanas. Mas a experiência humilhante me deu maior apreciação pela segurança no yoga.

O replanejamento de posturas pela comunidade de yoga variava de ajustes até reorganizações completas. De forma mais drástica, algumas autoridades clamavam pela remoção total de posturas arriscadas da estrutura do Hatha ou que fornecessem avisos ríspidos o suficiente para que servissem praticamente como proibições, assim como com *Kapálabháti* e *Bhastriká*. A onda de novas precauções era diferente daquela do momento no qual médicos de fora tinham criado listas de exercícios pesados. Ela apresentava alguns dos maiores nomes do yoga, o que lhe dava uma autoridade disciplinar. Até Iyengar se envolveu. Além disso, com frequência, os astros faziam suas recomendações na literatura de yoga, em vez de na de medicina, o que significava que o conselho tendia a ter um público mais amplo em meio aos praticantes cotidianos.

A Postura Invertida se tornou um dos primeiros alvos. No geral, professores aconselhavam alunos a tirar o peso do pescoço. Mas raramente mencionavam que esse alívio contradizia Iyengar. "Todo o peso do corpo", escreveu o guru em *A luz da ioga*, "deve ser suportado apenas pela cabeça, e não sobre os antebraços e as mãos."

Richard Rosen — um professor de Oakland, Califórnia, que tinha estudado no Iyengar Institute de São Francisco — pedia exatamente o inverso, com a eliminação completa do peso sobre a cabeça e o pescoço. A ideia era suspender a cabeça do chão pressionando os antebraços para baixo. "Se tudo der uma sensação relativamente confortável", escreveu em *Yoga World*, "baixe lentamente o topo da sua cabeça para o chão, até que ele o toque de leve. Mantenha 95% do seu peso sobre os antebraços e ombros." As recomendações dele pareciam exigir um nível atlético de habilidade e força que muitos alunos iniciantes e intermediários achariam intimidador. Quanto aos riscos, Rosen não mencionou nada especificamente pelo nome, mas simplesmente chamou a Postura Invertida de "perigosa, se não for praticada inteligentemente".

Robin pedia que fizéssemos Posturas Invertidas nas quais transferíssemos o peso do corpo do pescoço e da cabeça para os braços. Com a prática, isso era consideravelmente fácil de se fazer. "A essa altura do jogo", ressaltou ele enquanto praticávamos a pose redefinida, "você precisa pôr o máximo de peso sobre os braços e o mínimo sobre a cabeça." Alguém perguntou quanto peso devia ser transferido. "Exatos 72,3%", respondeu ele, provocando uivos com as risadas.

Timothy McCall, um médico que se tornou editor médico do *Yoga Journal*, advogava em prol de uma abordagem mais drástica. Ele dizia que a Postura Invertida era perigosa demais para aulas comuns de yoga, a menos que o professor tivesse uma comprovada habilidade de evitar problemas. Seu alerta era baseado, em parte, na própria lesão. Por meio de tentativa e erro, ele descobrira que fazer a Postura Invertida tinha levado a uma condição conhecida como síndrome da abertura torácica superior, que decorre de uma compressão de nervos que passam do pescoço para os braços. Como resultado, ele sentia um formigamento incomum na mão direita, além de entorpecimento esporádico. McCall parou de fazer a postura, e seus sintomas foram embora. Mais tarde, ao recomendar que aulas gerais de yoga evitassem a Invertida, ele ressaltou como a inversão poderia produzir outras lesões, incluindo artrite degenerativa da coluna cervical e rompimentos da retina, porque a Invertida aumenta a pressão ocular. "Infelizmente", concluiu McCall, "os efeitos negativos da Postura Invertida podem ser sorrateiros."

Atualmente, diversas escolas evitam ensinar a inversão ou a excluem por completo. Os estilos cautelosos incluem Kripalu, Bikram, Viniyoga e Kundaliní. Se, como afirma Iyengar, a Postura Invertida é a "rainha de todos os *ásanas*", seu reino sofreu uma grande redução.

Outras posturas que sofreram exclusão em alguns círculos incluem o Lótus Completo — uma das posições mais veneradas do yoga. "Joelhos são articulações em dobradiça, que são feitas apenas para se dobrar e se esticar, não girar", disse Dawn MacLear, uma professora de yoga de Washington D.C., aos leitores da revista *Health*.

Um dos mais prolíficos reformadores é Roger Cole, um professor de Iyengar com diplomas de Stanford e da Universidade da Califórnia que se especializou em anatomia e segurança do yoga. Ele escreve extensivamente para o *Yoga Journal* e já deu palestras sobre segurança no yoga à American College of Sports Medicine. Notadamente, Cole utilizou consistentemente a ciência para documentar os aspectos arriscados de posturas do yoga e recomendar práticas seguras.

Em uma coluna, discutiu como reduzir a ação de dobra do pescoço na Postura da Vela levantando os ombros em uma pilha de lençóis dobrados e permitindo que a cabeça caísse abaixo desse nível, como tínhamos praticado na aula de Robin. Em tese, isso poderia aumentar o ângulo entre a cabeça e torso de 90 para talvez 110 graus. Cole também expressou uma rara crítica a Iyengar. Disse que, em *A luz da ioga*, o guru talvez tivesse "contribuído inadvertidamente" para lesões do pescoço ao pedir uma Postura da Vela perfeitamente vertical. Em vez disso, escreveu Cole, os professores deviam instruir os alunos "a repousar o peso na direção da parte posterior dos ombros e dobrar o corpo o suficiente para retirar a pressão do pescoço".

O RISCO DE SE MACHUCAR

Cole enumerou os perigos de se fazer a Postura da Vela sem essas precauções. Sua lista incluía distensões musculares, ligamentos estirados e lesões dos discos cervicais. Estranhamente, ele não disse nada a respeito de AVCs.

Consequentemente, os yogis buscaram mapear o mundo das lesões por meio de pesquisas com praticantes. Os questionários prometiam uma visão geral mais abrangente do que os levantamentos estatísticos do governo americano e, nas mãos de profissionais de yoga, uma melhor base para refinamento e reinvenção de posturas. Os pesquisadores, assim como era o caso com muitos dos reformadores, costumavam ter históricos que combinavam yoga e ciência.

Em 2008, pesquisadores de yoga na Europa publicaram um levantamento sobre praticantes de Ashtanga — o estilo fluido de Krishnamacharya que Holly Millea havia praticado. O estudo se limitou a danos aos músculos e ao esqueleto, envolveu praticantes apenas da Finlândia e produziu apenas 110 respostas. Mas os resultados foram consideravelmente dramáticos. A maioria dos que responderam à pesquisa — 62% — disse que tinha sofrido ao menos uma lesão que durara mais de um mês, e alguns relataram problemas múltiplos. As lesões eram, em geral, torções e distensões, além de dois deslocamentos.

Em 2009, uma equipe da cidade de Nova York sediada na Columbia College of Physicians and Surgeons publicou um levantamento muito mais ambicioso de professores, terapeutas e médicos de yoga pelo mundo. Ele foi feito em cooperação com a International Association of Yoga Therapists, a Yoga Alliance e o Yoga Spirit, um grupo educativo de Toronto. Mais de 1.300 pessoas em 34 países responderam. O levantamento da Columbia não perguntava apenas a respeito de experiências pessoais, mas também pedia observações sobre alunos e pacientes de yoga. Ele apareceu no *International Journal of Yoga Therapy*, garantindo sua ampla leitura entre yogis interessados em cura.

Os participantes relataram a prática de Hatha e de suas muitas vertentes, incluindo Vinyása, Iyengar, Anusara, Ashtanga e Kripalu. A pergunta central do levantamento — "Quais são as lesões mais sérias (incapacitantes e/ou de longa duração) que você já viu?" — produziu diversas revelações.

O maior número de lesões (com 231 relatos) se centrou na porção inferior das costas. Em ordem decrescente de prevalência, os outros locais principais foram o ombro (219 incidentes), o joelho (174) e o pescoço (110).

Em meio a essas generalidades, surgiram relatos mais específicos. Os participantes disseram que sabiam de 43 ocorrências de hérnias de disco, 17 em que ossos tinham fraturado e cinco vezes nas quais praticantes tinham sofrido problemas do coração.

Em seguida, vinha o AVC. Sua estreia num levantamento sobre yoga veio quase quatro décadas depois do aviso de Russell. Os participantes disseram que tinham testemunhado quatro casos — em outras palavras, eles sabiam de quatro ocasiões nas quais as dobras e contorções extremas do yoga tinham resultado em algum grau de dano cerebral.

Para a comunidade, admitir isso foi um passo significativo. Poucos livros de yoga falavam do perigo — ou analisavam a literatura médica —, e o sinistro assunto raramente encontrava lugar nas páginas animadas das revistas de yoga. Agora, um grande levantamento feito por profissionais do yoga tinha documentado a ameaça. Era algo honesto e inédito.

Outra surpresa se centrava nos julgamentos sobre o que explicava as lesões. As opções para os que respondiam à pesquisa incluíam fatores como aulas longas, esforço demais e uma quantidade expandida de alunos. Uma ampla maioria dos participantes — 68% — indicou "treinamento inadequado do professor". Isso foi incrível porque a maioria deles era composta por professores. Na realidade, eles estavam criticando a si mesmos e a seus colegas.

A honestidade se voltava para uma inconspícua deficiência do yoga moderno — a de que o treinamento de professores varia enormemente em quantidade e qualidade, de negligente a rigoroso. É possível se obter um certificado de instrutor com parcas cem horas de treinamento e até fazer o curso inteiramente online, sem tempo nenhum em sala de aula e sem receber nenhuma supervisão de um professor experiente.

Atualmente, muitos estilos populares aderem às normas mínimas estabelecidas pela Yoga Alliance, um grupo particular de Arlington, Virgínia, que busca edificar a confiança pública no yoga. Sua definição de um professor de yoga é qualquer um que tenha participado de ao menos duzentas horas de treinamento de verdade. Mesmo assim, esse esforço — igual a quatro ou cinco semanas — parece um padrão extraordinariamente baixo em termos de educação séria. Você estudaria com um professor de violino que só tivesse treinado durante um mês? Com um escultor? Com um jogador de basquete?

O RISCO DE SE MACHUCAR

Bikram é mais exigente. Ele treina seus instrutores durante nove semanas. A Yoga Alliance também endossa uma categoria de treinamento que exige ao menos quinhentas horas — o que dá cerca de três meses.

Compare isso ao Iyengar. Ele exige que os candidatos para treinamento de professor tenham estudado o estilo durante, no mínimo, três anos, e, em seguida, treina-os por um mínimo de dois anos e administra dois exames para garantir o progresso necessário. Como vimos, foi o pessoal de Iyengar que redefiniu algumas das posturas mais perigosas do yoga. O treinamento de professores dá muita ênfase em como reduzir os riscos.

Minha reportagem sobre lesões do yoga continuou produzindo surpresas, quase nenhuma maior do que a que envolveu Glenn Black. No final de 2009, quase um ano depois de conhecê-lo, recebi um e-mail. Black dizia que tinha se submetido a uma cirurgia na coluna. "Foi um sucesso", escreveu ele. "A recuperação é lenta e dolorosa. Telefone se quiser."

Eu o encontrei no Plaza Athénée. Ele disse que a cirurgia tinha levado cinco horas, fundindo as vértebras lombares três, quatro e cinco. No devido tempo, ele ficaria bem, mas tinha recebido ordens do cirurgião para pegar leve com a parte inferior da coluna. Sua variedade de movimentos, acrescentou, jamais seria exatamente a mesma.

O culpado fora ele próprio, insistiu Black. A lesão nada tivera a ver com o trauma ou com o envelhecimento, mas, em vez disso, tinha suas origens em quatro décadas de curvaturas e torções extremas das costas. Para mim, isso lembrava as lesões de desgaste e rompimento do yogi idoso cujas Posturas Invertidas tinham levado a formigamento nos membros, e também Timothy McCall e seus problemas no braço.

No caso de Black, parecia que a longa prática tinha resultado em estenose espinhal — um sério estado no qual as aberturas entre as vértebras começam a se estreitar, comprimindo nervos espinhais e causando dor severa. Black disse que tinha percebido a sensibilidade começar vinte anos antes, quando saía de posturas como o Arado e a Vela. Em 2007, a dor se tornara extrema. Um cirurgião dissera que ele acabaria ficando incapacitado de andar. Então, o mestre-professor — um homem que estivera sempre pronto a falar dos perigos do yoga e a rebaixar instrutores que se submetiam a sorrateiras rodadas de cirurgia de reconstrução — preparara-se para ser operado.

Black disse que tinha ficado bastante irritadiço à medida que a data se aproximava. "Foi incrível", disse ele. "Foi um caos muito grande."

Perguntei se o problema não poderia ter sido congênito ou resultado do envelhecimento. Não, respondeu ele. Black disse que tinha certeza de que ele próprio lhe causara aquilo.

Depois da recuperação? "Vou ser um velho decrépito", brincou.

A moral?

"Você precisa deixar seu ego de lado e não ficar obcecado", respondeu ele, instantaneamente sério. "Precisa ter uma perspectiva diferente para ver se o que você está fazendo vai acabar sendo ruim para você."

Black disse que tinha levado recentemente essa mensagem a uma conferência no Omega Institute, com seus sentimentos a respeito do assunto aprofundados por causa da cirurgia. Mas os alertas dele — articulados com novo vigor — pareceram encontrar ouvidos surdos. "Fui um pouco mais enfático que de costume", disse ele. "Minha mensagem era a de que '*Ásana* não é uma panaceia, nem uma cura milagrosa. Na verdade, se você fizer a postura com ego ou obsessão, vai acabar causando problemas.' Muitas pessoas não gostam de ouvir isso."

Black disse que os resultados eram totalmente previsíveis. "Mais pessoas estão descobrindo que o yoga está causando lesões."

5
CURA

Loren Fishman continuou sendo seduzido. Estudou matemática, lógica e filosofia na Universidade de Michigan e em Oxford, e, paralelamente, interessou-se por yoga e meditação. Mas não deixou de se sentir atraído por novos assuntos, de continuar a querer aprender algo que o possibilitasse ajudar aquilo que ele considerava um mundo enfermo. Na Inglaterra, ele acabou se deparando com o livro de Iyengar e foi arrebatado. O yoga era tão limpo, tão sofisticado anatomicamente, tão avançado em comparação com qualquer outra coisa que ele já tivesse encontrado. O livro se tornou sua Bíblia. Ao mesmo tempo, Fishman continuou com sua sede por viagens, indo à Índia para aprender sânscrito e gramática antiga, de modo que pudesse buscar pistas relativas às origens da matemática.

Num dia de 1973, um amigo mencionou que Iyengar vivia ali por perto. Ah, pensou Fishman — o mestre. O jovem de Chicago já estava muito distante de casa. Mas queria ir ainda mais longe.

Fishman bateu à porta de Iyengar e se surpreendeu quando o próprio yogi atendeu.

"O que você quer?", rosnou Iyengar.

"Quero aprender o seu yoga."

"Por quê?"

"Porque quero curar."

"Esse é o meu grande negócio! Entre."

Fishman contou seus sonhos ao yogi e se hospedou num hotel próximo. Ele tinha um jardim exuberante no terraço e tudo o que um acadêmico itinerante pudesse querer. Como professor, Iyengar era rígido e irritadiço. Provocava Fishman, dizendo que o ávido aluno se iludia ao pensar que compreendia o sistema Iyengar.

A MODERNA CIÊNCIA DO YOGA

Finalmente, depois de um ano de ensinamentos, Iyengar mandou que Fishman fosse para casa e começasse a ensinar. Foi o que Fishman fez. Mas também decidiu levar a cura muito a sério e entrou para a faculdade de medicina, a Rush Presbyterian St. Luke's, em Chicago, uma das faculdades de medicina mais antigas e respeitadas dos Estados Unidos. Tinha sido fundada em 1837, dois anos depois da inauguração da Bengal Medical College, do outro lado do mundo.

Atualmente, um crescente número de médicos estuda yoga depois da faculdade de medicina. Fishman foi um dos primeiros a estudar antes. Sua imersão médica quando já era um aluno avançado da disciplina permitiu que ele visse o yoga através das lentes ocidentais, compreendendo suas rotinas em termos de finas distinções de anatomia e fisiologia, química e física. Em alguns aspectos, ele foi capaz de fundir o tesouro de conhecimento científico ocidental à inspiração da criatividade visceral de Iyengar. Era uma abordagem nova que fervilhava com possibilidades e parecia oferecer um novo jeito de ministrar para o mundo.

Fishman se formou em 1979 e fez estágio em psiquiatria no Tufts Harvard Medical Center, em Boston, ávido por ajudar mentes perturbadas. Mas não achou aquilo gratificante e acabou se lançando na medicina de reabilitação.

O campo busca ajudar indivíduos com ossos quebrados, músculos rompidos, nervos amortecidos, tecidos lesionados e outros problemas físicos. Suas reabilitações se utilizam de uma variedade de ferramentas e tratamentos. Os mais comuns incluem tipoias, escoras, muletas, drogas, próteses, andadores, treinamento físico, exercício terapêutico e muitos ajustes na vida dos pacientes.

No caso de Fishman, as opções incluíam o yoga.

Poucas localidades no mundo dos imóveis ocupados por médicos têm mais classe que o número 1.009 da Park Avenue, na cidade de Nova York, entre as ruas 84 e 85. Ele tem um grande, ainda que discreto, toldo e o costumeiro brilho de metal polido. O antigo edifício é tão elegante quanto qualquer outro do Upper East Side. O consultório fica localizado em meio a uma constelação de médicos especialistas, em ambas as direções do largo bulevar, na calçada oposta à alta torre e aos vitrais Tiffany da Park Avenue Christian Church, um ícone do bairro. O Plaza Athénée fica vinte quarteirões ao sul.

Lá dentro, nada sugere que o consultório seja especial. Tem a arte e as revistas de costume. O primeiro toque de individualidade fica atrás da recepcionista: uma grande prateleira com livros de Fishman sobre yogaterapia. Eles discutem como tratar tudo, desde esclerose múltipla até ciática, a condição na qual a irritação do nervo ciático faz a dor irradiar pelas nádegas, descendo pelas pernas.

Soube a respeito de Fishman na ocasião em que buscava meios de fortalecer minhas costas. Seu livro, *Relief Is in the Stretch: End Back Pain Through Yoga*, prescrevia o que parecia ser um regime sensato de posturas. Gostei especialmente da sua explicação para o tipo de alongamento que fazia. Ele falava de uma interação oculta entre dois tipos de órgãos sensoriais entrelaçados com os tendões e músculos do corpo. Quando um músculo se estendia, escreve, os dois sistemas enviavam sinais conflitantes. A contração era mais forte que o relaxamento, por isso o músculo permanecia tenso. No entanto, se o alongamento continuasse, esse sinal começava a diminuir por conta própria, e o impulso de relaxamento passava a dominar. A transição demorava, escrevia Fishman. Começava quando o alongamento se prolongava de 15 a 30 segundos e o sinal de relaxamento aumentava para ficar dominante em menos de dois minutos.

Esse mecanismo, escreveu Fishman, era o motivo pelo qual alunos de yoga deviam manter pacientemente as posições — no mínimo, de 15 segundos a dois minutos. Só então o músculo poderia relaxar o suficiente para se alongar ainda mais. Ele dizia que a extensão podia ajudar vítimas de dores nas costas substancialmente. Podia aumentar a abrangência do movimento normal, relaxando as regiões da coluna e deixando-as mais elásticas, flexíveis e resilientes. E que isso, por sua vez, podia ajudar a evitar condições que levavam ao espasmo muscular, a contração súbita e involuntária de músculos, por vezes acompanhada de uma dor forte.

Gostei não apenas da redação clara de Fishman, mas também de sua qualidade mundana. Muitos livros de yoga usam modelos da moda para ilustrar as poses. Fishman, flexível e elástico, usava a si próprio como modelo com frequência.

Ele apareceu na recepção, viu uma paciente e lhe deu um abraço, dizendo algumas palavras de incentivo. Era baixinho e musculoso, um feixe de energia com um sorriso fácil. Usava uma camisa azul-clara com estampa xadrez e uma gravata-borboleta discretamente colorida.

Entramos no consultório dele, que serviu bandejas de sushi para viagem. A parede atrás de sua mesa estava abarrotada com os diplomas de costume, além de uma grande fotografia de Iyengar. O famoso yogi estava sentado em um Lótus Completo, a cabeça erguida e os olhos abertos, uma imagem de orgulho e vitalidade. Fotos próximas também mostravam dois filhos crescidos usando capelo e beca de formatura. Por meio da minha pesquisa, eu sabia que Fishman tinha conseguido um considerável sucesso em sua carreira. Além de tratar pacientes, ele tinha uma cadeira como professor da área clínica na Columbia College of Physicians and Surgeons, o braço médico da Universidade de Colúmbia. Publicara mais de cem textos e artigos. Em determinado momento, Fishman liderara a New York Society of Physical Medicine and Rehabilitation, como seu presidente. Sua próspera prática, a Manhattan Physical Medicine and Rehabilitation, empregava médicos em quatro escritórios pela cidade — na Park Avenue, no Upper West Side, no Queens e na City Island. Também trabalhava como tesoureiro do Manhattan Institute for Cancer Research, instituição de caridade.

Enquanto comia, Fishman contou a respeito de seu trabalho terapêutico. Com frequência, costumava levantar-se de repente da sua mesa para mostrar o que queria dizer, fosse fazendo uma pose ou demonstrando seu argumento em um esqueleto humano pendurado ali por perto. Dizia que tinha 66 anos, mas que parecia ter cinquenta e poucos.

Sim, disse ele, aprendera muito com Iyengar. Mas, à medida que Fishman falava, tornava-se claro que seu guru não era um guru no sentido de um modelo a ser seguido submissamente. Em vez disso, Fishman honrava seu mentor exibindo o mesmo tipo de independência obstinada que Iyengar tinha, experimentando as coisas por conta própria, fazendo experimentos consigo mesmo e com seus pacientes, chegando a curas e tratamentos de maneira indireta. Parecia que Iyengar fornecia o contexto, não o conteúdo. Fishman aparentava ser um pensador moderno que gostava de fuçar as coisas, algo como um Thomas Edison da yogaterapia.

Falou de sua dolorosa experiência com seu manguito rotador rompido e de como isso levou ao que ele chamou de cura milagrosa. Usou a expressão com um sorriso irônico.

O ombro é a articulação mais flexível das 150 do corpo humano. Permite que o braço atinja uma incrível abrangência de movimentos —

para cima, para baixo, para os lados, girando — por meio de um inteligente, mas arriscado, estratagema com centro numa rasa articulação esferoide. A cabeça arredondada do úmero, o principal osso do braço, repousa num soquete muito modesto na escápula, ou omoplata, que as crianças gostam de chamar de asa de anjo. O caráter raso do soquete dá ao úmero uma ampla liberdade de movimento, mas também aumenta o risco de a esfera saltar para fora. O trabalho de mantê-la em seu lugar é, em geral, do manguito rotador. Seus quatro ou cinco músculos (o número depende da autoridade) se originam na escápula e se fixam à cabeça do úmero por meio das robustas cordas chamadas de tendões. No alto da cabeça do úmero, os tendões se fundem para formar uma tensa tampa de tecido conectivo que não apenas mantém o ombro firmemente no lugar, mas que também, numa espécie de contradição, ajuda a mover o braço.

Rompimentos do manguito rotador costumam envolver os tendões, limitar o movimento do braço, e podem ser bem dolorosos. Atletas que erguem os braços em movimentos repetitivos — nadadores, tenistas, arremessadores de beisebol — conhecem bem esse problema. Os rompimentos ocorrem de maneira mais frequente no tendão de um músculo conhecido como supraespinhal, que fica acima do grupo rotador. Seu nome é derivado de sua origem logo acima de uma espinha óssea que atravessa a escápula.

Fishman disse que rompeu seu manguito rotador direito enquanto esquiava. Passou por uma cirurgia nele e, alguns anos depois, rompeu o manguito rotador esquerdo também. O cirurgião dele considerou o rompimento bastante sério e sugeriu que ele marcasse consultas com os melhores especialistas da cidade. Tinha sido uma ruptura total do supraespinhal, e Fishman sentia a dor e as limitações de costume no braço. Sem ajuda, ele não conseguia levantar o braço mais do que 80 graus — pouco menos que até a posição perpendicular ao corpo.

Um dia, em casa, durante a espera de um mês por uma consulta cirúrgica (sim, até médicos são afetados por esse tipo de atraso), Fishman estava fazendo yoga e resolveu tentar a Postura Invertida. Descobriu que conseguia fazê-la. Baixar a cabeça e pôr os braços na posição correta não era problema.

"Minha esposa disse: 'O *que* você está fazendo?'", relembrou ele. "Eu me levantei para dizer a ela e descobri que conseguia levantar o braço. Antes, não conseguia. Fui para o consultório e fiz outra vez. Continuou funcionando."

Surpreso, Fishman mergulhou de cabeça num programa de pesquisa e confirmação, incluindo consultas com os melhores cirurgiões. Ambos disseram que ele não precisava mais de cirurgia e expressaram perplexidade com a falta de compreensão da mecânica do braço por parte da ciência.

Em seu próprio consultório, Fishman conduziu uma investigação a respeito de como a Postura Invertida tinha conseguido a cura. Sua principal ferramenta era o eletromiógrafo — o sucessor dos métodos de Jacobson de monitoramento de atividade muscular. Ele permitiu que Fishman e seus assistentes identificassem a ativação do rotador. A equipe fez medições enquanto ele ficava de pé e de ponta-cabeça. As leituras mostraram que dois outros músculos rotadores tinham se juntado à ação — o subescapular e o romboide maior. O momento em que eles mais eram ativados era quando Fishman invertia sua postura e começava a levantar os ombros — uma das principais características da Postura Invertida de Iyengar. Iyengar ensinava que, uma vez que os alunos estivessem de ponta-cabeça, deviam afastar e levantar os ombros para o mais longe possível do chão. Esse levantamento extra acabou se revelando o principal fator de produção dos benefícios de cura.

Fishman concluiu que a Postura Invertida ensinava os outros rotadores a assumir novas funções. "É treinar a si mesmo para usar um músculo diferente", disse ele, sorrindo, falando com uma incrível velocidade. Em outras palavras, era a compensação muscular — evitar um problema existente usando outros músculos.

Satisfeito com os resultados, Fishman resolveu ver se os benefícios poderiam ser levados a outras pessoas. Perguntou a pacientes com manguitos rotadores rompidos se eles gostariam de tentar a cura pela Postura Invertida. Claro, dez responderam. Ele e seus assistentes ensinaram a eles uma forma fácil da inversão que poderiam fazer com a ajuda de uma cadeira dobrável.

A prescrição de Fishman? Fazer uma vez ao dia durante trinta segundos. Nada mais. Ao final de seis semanas, ele e sua equipe verificaram os pacientes. Para a felicidade de Fishman, nove dentre os dez descobriram que conseguiam mexer os braços como uma pessoa com ombros saudáveis. Todos decidiram desistir da cirurgia.

Sharon Williams, uma diretora de evolução do Dance Theater of Harlem, chegara até Fishman com uma dor crônica no ombro direito. O membro doía fazia um mês, e o exame revelou um manguito rotador parcialmente rompido. Depois que ela começou a fazer a Postura Invertida, a dor foi embora e ela descobriu que tinha voltado a ser capaz de mover o braço em toda a sua faixa de movimento de costume. Foi um imenso alívio.

Os resultados eram surpreendentes. Fishman e seus assistentes os publicaram para que outros profissionais da saúde pudessem aprender o truque.

Perguntei onde mais o yoga podia curar.

Fishman disse que era excelente para coisas como osteoporose — a doença óssea que remove minerais e leva ao aumento do risco de fraturas. Com frequência, ataca mulheres mais idosas e, sem dor, sintomas ou diagnóstico, está por trás de milhões de fraturas de quadril, coluna e pulso. O alongamento do yoga, disse ele, funcionava maravilhosamente para estimular a reconstrução do osso. Isso acontecia num nível molecular. A tensão num osso fazia com que ele ficasse mais denso e mais forte do melhor jeito para se contra-atacar a tensão. Fishman disse que fazia três anos que ele vinha conduzindo um estudo para descobrir que posições funcionavam melhor para estimular o rejuvenescimento.

"É uma coisa bem séria", disse ele a respeito da doença. "Dois milhões de mulheres no mundo a têm, e a maioria não tem como comprar os remédios." Alguns dos quais produzem sérios efeitos colaterais. Em contraste, Fishman se entusiasmou: "O yoga é grátis." E totalmente natural.

"Há coisas ruins no yoga", disse ele sem que eu perguntasse. Mas não o suficiente para superar os benefícios.

Na realidade, Fishman conhecia o lado negro em detalhes. Contou-me a respeito de uma pesquisa sobre lesões que ele e seus colegas estavam fazendo — a realizada na Columbia College of Physicians and Surgeons, que documentava centenas de lesões de yoga, incluindo AVCs.

No lado positivo, disse Fishman, o yoga era excelente no combate à rigidez da artrite. A inflamação e as articulações contraídas restringem o movimento, e o yoga funcionou para aumentar a abrangência do movimento. Como era seu hábito, Fishman tinha escrito um livro sobre isso, *Yoga for Arthritis*.

Com que frequência você prescreve yoga para os seus pacientes?

Duas vezes hoje de manhã, respondeu Fishman.

Uma mulher de algo entre 35 e 40 anos tinha osteoporose severa. A perda de minerais dos ossos enfraquecera sua constituição, e ela quebrara o pé quatro vezes fazendo exercícios. Fishman prescreveu uma série de alongamentos de yoga para serem feitos com ela deitada apoiada sobre as costas, reduzindo a chance de fratura espinhal e dando um estímulo para ajudar a trazer os minerais de volta.

Outra mulher, de quarenta e poucos anos, tinha uma forte dor no pescoço. Também sofria de degeneração da mácula — a parte altamente sensível da retina, responsável pela visão central. Fishman suspeitou que a fraca visão fizera com que a mulher, uma investidora da bolsa de valores, ficasse com a cabeça esticada para a frente e para o lado o dia inteiro em uma posição nada natural que resultara em seus problemas de pescoço. Ele prescreveu posições de yoga nas quais ela ficaria deitada de barriga para baixo e levantaria a cabeça para cima e para trás — o movimento oposto à sua exaustiva repetição diária. Ele disse que aquilo fortaleceria o pescoço dela e atuaria para anular a degeneração, permitindo que os tecidos danificados se curassem.

"Prescrevo muito", disse Fishman. Ele tinha uma injusta vantagem com relação à maioria dos terapeutas de yoga, acrescentou, porque podia usar todas as ferramentas de diagnósticos da medicina moderna para identificar o problema e, em seguida, desenvolver os remédios de yoga com uma especificidade incomum.

"Muitos dos terapeutas de yoga não têm essa possibilidade", disse Fishman. "Tratam de uma forma muito genérica que pode ser perigosa."

A mulher com as dores no pescoço daquela manhã ilustrava a importância de um bom diagnóstico, disse ele. Uma eletromiografia revelou dano no nervo do pescoço dela e permitiu que ele prescrevesse o tratamento físico correto. Já um diagnóstico que fosse mais informal poderia ter indicado erroneamente um tratamento de yoga com uma falsa promessa e, possivelmente, efeitos colaterais ruins.

Fishman disse que nunca distribuía panfletos mostrando posturas de yoga, apesar de, por vezes, distribuir livros sobre o assunto. Em vez disso, disse que dava prescrições do tipo usado para medicamentos controlados. Mas, em vez de escrever nomes de comprimidos, fazia desenhos.

Ele procurou em sua mesa, encontrou um bloco e começou a rabiscar. Depois de um minuto, mostrou os resultados. Era um plano de três estágios para combate de estenose espinhal — a condição que afetara Glenn Black, na qual o canal espinhal se estreita, causando sérios problemas.

Seu esboço mostrava felizes bonequinhos compostos por traços. O primeiro estava de pé, os braços abertos, e o quadro seguinte o mostrava curvado lateralmente, a mão no pé. O segundo estava sentado ereto no chão, uma das pernas estendida e um dos braços voltado para as costas num giro espinhal. O terceiro estava deitado reto e levantava as pernas com um cinto. Os bonequinhos eram descrições informativas, mas apenas rudimentares. Fishman disse que seu método de costume era descrever os detalhes para os pacientes.

Toda terça-feira, no final da tarde, ele realizava uma sessão de yoga em seu consultório do Upper West Side. Ele o chamava de circuito de três anéis e me convidou para uma visita.

O consultório estava ligeiramente caótico em meio à transição do horário normal para a yogaterapia. Os pacientes iam e vinham. Um homem corpulento mancava, usando muletas, sua perna num imenso gesso. Um jovem estava sentado no chão, massageando um tornozelo dolorido. "Invictos nos Play-offs", diziam as costas da camiseta vermelho vivo dele. Uma grande caixa de papelão transbordava de coloridos tapetes de yoga. A recepcionista dobrou um biombo, e, de repente, a área se tornou grande o suficiente para uma pequena turma.

Os pacientes entraram, posicionaram os tapetes e começaram a se alongar. Havia seis ou sete, dos 20 aos 60 anos. Também havia duas professoras de yoga. Uma era frequentadora regular. A outra tinha conhecido Fishman recentemente num encontro sobre yogaterapia em Los Angeles e queria observá-lo em ação.

Fishman entrou, saltitante e contagiante, tornando-se imediatamente o mestre de cerimônias. Tagarelou e conduziu aquecimentos, usando short de ginástica amarelo fosforescente e uma camiseta cinza sem mangas. Em nada ele aparentava ter 66 anos.

Quando a professora visitante disse que tinha passado recentemente por uma cirurgia de hálux valgo, popularmente conhecido como joanete — a dolorosa curvatura e inchaço do dedão do pé —, ele nos mostrou um tratamento simples. Consistia em esticar ambos os dedos um na direção do outro e, em seguida, fazê-los voltar a sua posição reta normal; para a frente e para trás, para a frente e para trás, estendido e relaxado.

Todos experimentaram. Ele disse que o exercício funcionava para fortalecer um músculo específico, o abdutor do hálux. Na sola do próprio pé, ele nos mostrou a localização do músculo e previu confiantemente que exercitá-lo de vinte a trinta segundos por dia evitaria joanetes e poderia reduzi-los ou desfazê-los. Fishman disse que tinha desenvolvido o método quatro anos antes, depois de descobrir um joanete se formando em seu próprio pé. O joanete desapareceu. Ele previu que a professora de yoga nunca precisaria de cirurgia no outro pé se fizesse o exercício. Fishman acrescentou que, para um estudo, ele estava monitorando cerca de vinte pacientes com joanete que faziam regularmente o alongamento.

"Parece estar funcionando", comentou ele.

Fishman dividiu a turma em grupos. No menor, a assistente dele trabalhava com uma pequenina mulher que tinha esclerose múltipla. Essa doença degenerativa do sistema nervoso central deixa as vítimas debilitadas, entorpecidas, com coordenação deficiente e propensas a problemas de visão, fala e bexiga. Fishman escreveu um livro a respeito da doença com Eric L. Small, um yogi de Los Angeles que, na época dessa colaboração, tinha lutado contra a esclerose múltipla durante mais de meio século e encontrara alívio no yoga fazia muito tempo. A rotina recomendada por eles não tinha nada a ver com o estímulo a curas e tudo a ver com a promoção de uma melhor qualidade de vida — com a tentativa de reduzir os obstáculos e a deficiência, aumentar a segurança, diminuir a fadiga, fortalecer os músculos, aumentar a abrangência do movimento e a coordenação, melhorar o equilíbrio, aumentar a confiança e promover a tranquilidade.

Professora e paciente começaram a sessão de pé. O exercício era confortável, informal, bem diferente das rodadas tradicionais de posturas de yoga.

A yogini, Rama Nina Patella, pediu que a paciente começasse se apoiando no topo de um armário de arquivo e se curvando para baixo, alongando os braços e as costas de maneira semelhante ao que aconteceria

CURA

no Cachorro de Cabeça para Baixo. Não funcionou. O lado esquerdo do corpo da paciente estava começando a se atrofiar, e sua mão esquerda tinha dificuldades para segurar o armário. Então, Patella pediu para que ela tentasse novamente. Só que dessa vez a paciente se segurou nos quadris de Patella, e Patella segurou os braços dela. Funcionou. A paciente conseguiu se alongar para baixo de forma longa e lenta.

"Ponha as coxas para trás. Estique este braço o máximo que puder", disse Patella com relação ao lado enfraquecido. "Continue respirando. Estique este braço, o braço que está muito relutante. Estique este braço. Ótimo."

Depois de um ou dois minutos naquela postura, a paciente ficou ereta novamente, radiante.

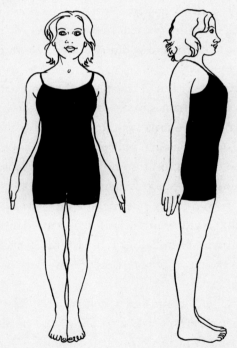

Postura da Montanha, *Tadásana*

Patella pediu para que ela fizesse a Postura da Montanha, ou *Tadásana*. Para quem vê de fora, a postura parece simples e sem consequências. O aluno simplesmente fica ali de pé. Mas, feita de maneira correta, ela envolve, na verdade, a reorganização e o realinhamento sutis de todo o corpo, da cabeça aos calcanhares, com músculos se contraindo e se repuxando, e desdobrando os ossos, o pescoço reto, os ombros abertos, a respiração relaxada.

"Faça pressão com os pés no chão e erga o peito", disse Patella. "Você está buscando a sensação de que os seus pés são como as raízes de uma árvore crescendo para dentro da terra e, a partir dessa ação enraizada, levantando-se. O peito fica aberto. Seus ombros ficam para trás. Deixe a respiração fluir com o máximo de liberdade possível. Ótimo."

A paciente estava de olhos fechados, concentrada, levantando e alongando. Sua inclinação de costume à esquerda estava um tanto quanto reduzida. Ela sorria.

Em todos os cantos, o recinto pulsava. Um homem da turma tinha, como eu, herniado o disco que fica entre a quarta e a quinta vértebras lombares. Fishman pediu para que ele fizesse uma série de extensões e alongamentos da coluna vertebral, e pediu que a professora de yoga visitante lhe desse toda a atenção.

Quanto ao próprio, Fishman trabalhou com um grupo de três mulheres que, disse ele, tinham diversos tipos de problemas abdominais. Uma sofria de prolapso — uma condição na qual o útero sai do lugar, descendo da pélvis para a vagina. Normalmente, os músculos e ligamentos do piso pélvico mantêm o útero no lugar. O prolapso uterino ocorre quando os músculos e ligamentos se enfraquecem e se esticam, desfazendo o suporte de costume. Os tratamentos incluem cirurgia, exercício, mudanças no estilo de vida e um dispositivo usado dentro da vagina que dá sustentação ao útero. Fishman usou uma abordagem direta que atacava as raízes do problema ao buscar fortalecer os músculos principais e o suporte abdominal.

Mostrou às mulheres como fazer uma variação da Postura do Guerreiro, ou *Vírabhadrásana*. A partir de uma posição de pé, ele levou um pé à frente e o outro para trás, levantou os braços, retos, e dobrou o joelho da frente. O resultado foi uma lenta descida da pélvis, além do alongamento das pernas e do abdômen. "Aí você desce", disse Fishman, baixando tanto a coxa que ela formou um ângulo reto com as costas. "Assim." Ele esticou os braços bem para cima e a pélvis bem para baixo. Então, as mulheres tentaram.

CURA

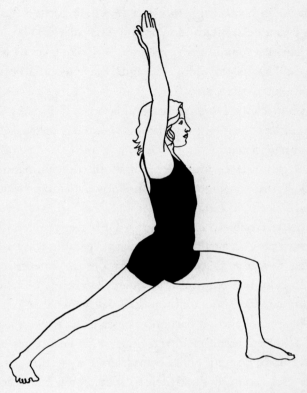

Postura do Guerreiro, *Vírabhadrásana*

Fishman se moveu entre elas, oferecendo palavras de aconselhamento, incentivo e — moderadamente — elogio. Emanava confiança e as incentivava a se esforçar.

"Alonguem o mais alto que puderem", pediu ele, "alongando bem para cima, bem para cima. Ótimo."

Depois de uma pausa, Fishman levou as mulheres para outra variação do Guerreiro. Exigia não apenas alongamento, mas equilíbrio. A partir da primeira postura, ele pediu que elas se apoiassem numa perna, enquanto levantavam a perna de trás para uma posição horizontal, baixando os braços e o torso. Era como o Super-Homem voando com uma perna estendida totalmente para baixo. Fishman andou em meio às mulheres, oferecendo dicas de alinhamento.

"Desça este quadril", disse a uma das mulheres, tocando levemente o quadril. Ela girou rapidamente os quadris para um plano horizontal.

"Ótimo. Com o quadril para baixo, levante a perna." Ele pôs a mão debaixo da perna dela, indicando como queria que ela a levantasse, e ela soltou um pequeno gemido com o esforço. "Viu o que você está fazendo?", perguntou ele. "Está alongando tudo aqui", ele indicou a porção inferior do torso dela, "na frente e atrás."

E assim por diante. Durante quase uma hora, Fishman guiou as mulheres por inúmeras posturas sentadas e de pé, todas voltadas para alongar e fortalecer a região central.

"Tentem ativar esses músculos", disse em determinado momento, incentivando as mulheres a se esforçar mesmo enquanto prestavam atenção às sensações.

Fishman encerrou com uma meditação. Ela começou com alguns minutos de respiração relaxada de olhos fechados para incentivar a consciência interna da posição e da sensação do corpo, especialmente nos pulmões.

"Sinta do lado direito e do lado esquerdo", disse ele. "Está igual? Sinta a camisa contra a pele. Está empurrando igualmente? E o tom da respiração? Você é soprano, alto ou barítono? Ouça a sua respiração. Não tente fazer nada. Só preste atenção. Como o ar entra? Pelas duas narinas? Por uma? Sinta o fundo dos seus pulmões, as laterais, a parte de trás e da frente. Sinta o que está acontecendo lá dentro, essas coisas caprichosas de que precisamos tão desesperadamente e nunca vemos."

Então, fez-se o silêncio.

Semanas depois, voltei ao consultório de Fishman no Upper East Side para fazer algumas perguntas de acompanhamento. Ele disse que sua equipe estava desmontando o consultório do West Side em favor de um espaço maior perto do Columbus Circle. Teria uma sala maior para aulas, disse Fishman. O aspecto de yoga de sua clínica estava claramente se expandindo.

Ele disse que nenhum dos outros médicos de sua clínica fazia yoga ou o prescrevia para pacientes. Era especialidade só dele, apesar de um de seus assistentes e um fisioterapeuta também estudarem a disciplina, acrescentou ele.

Perguntei como, no geral, o yoga ajuda o método dele. Ele disse que agia como um tipo de laboratório para cultivar a criatividade física, permitindo que experimentasse com o próprio corpo e com o de pacientes dispostos para descobrir novos tipos de curas e terapias naturais. Sem yoga, disse ele, "eu ficaria sem a forma mais interessante, mais barata e mais útil e versátil de tratamento que tenho".

Perguntei se ele já tinha feito cirurgia em seu manguito rotador esquerdo. Não, respondeu. A solução do yoga, acrescentou, vinha funcionando perfeitamente bem já fazia sete anos.

Ele levantou o braço esquerdo bem acima da cabeça e sorriu.

Para se tornar médico, Fishman precisou passar por uma provação de ensino e avaliação formal que, no final das contas, permitiu que ele entrasse num clube de elite. A primeira grande avaliação foi a U.S. Medical Licensing Examination, uma série de testes realizados durante a faculdade de medicina e a residência. Então, ele conseguiu uma licença para a prática médica do estado de Nova York e sua diretoria de avaliadores médicos. Para continuar em boa situação com sua licença, ele precisava fazer cinquenta horas de educação continuada a cada ano. Também obteve certificações profissionais da American Academy of Physical Medicine and Rehabilitation, da New York State Worker's Compensation Board e de órgãos profissionais como a National Multiple Sclerosis Society.

Da mesma forma, os fisioterapeutas que trabalham para Fishman são licenciados pelo estado e pela American Physical Therapy Association. Essas organizações exigem diplomas de graduação em fisioterapia, além de educação continuada. A princípio, o diploma tendia a ser o de mestrado, mas, ultimamente, o campo tem se deslocado rapidamente para a exigência de um doutorado. O trabalho de curso para um diploma desse tipo é intenso em embriologia e histologia, anatomia e fisiologia, patologia e farmacologia, cinesiologia e técnicas de imagem. Muitos estados exigem a dissecção de cadáveres.

O objetivo da licenciatura obrigatória é formar grupos cujos membros atendam a determinados requisitos mínimos que — entre outras coisas — têm a finalidade de proteger o público. O mundo altamente regulado da medicina é previsivelmente apoiado pelo poder legal e busca demover e punir intrusos. No estado de Nova York, onde moro, praticar medicina sem licença é um crime passível de punição com até quatro anos de prisão.

O que Fishman fez para se tornar um terapeuta de yoga não se parece nem um pouco com isso. Ele não recebeu nenhum treinamento formal, não obteve nenhuma licença, não enfrenta nenhum requisito de educação continuada e jamais será confrontado por uma banca de supervisão ou uma ameaça de reprimenda e punição. Sua completa liberdade de atividade resulta não de alguma deficiência da parte dele, mas do fato de os Estados Unidos não terem um órgão regulador de yogaterapia. Nenhum. Zero. Nada. Poucos países têm. No geral, o campo é completamente sem licença e sem regulamentação.

Mesmo assim, a comunidade de yoga conseguiu fomentar a ilusão de que os Estados Unidos têm um sistema estabelecido para credenciamento de terapeutas de yoga. Essa ficção Nova Era está ajudando a promover o crescimento do campo. Infelizmente, também está enganando as pessoas, algumas desesperadas pela cura por causa de sérias doenças e lesões.

Professores de yoga aspirantes ao cargo de curandeiro contemporâneo frequentemente põem depois de seus nomes as iniciais RYT — abreviação, em inglês, de Terapeuta de Yoga Registrado. Fazem isso em livros, panfletos e sites da internet. A prática pode parecer inocuamente semelhante à maneira como médicos usam MD (Doutor em Medicina), e dentistas, DDS (Doutor em Cirurgia Dental). Mas a situação é totalmente diferente.

Como a terminologia RYT não é conhecida por muita gente, yogis e grupos de yoga costumam usá-la por extenso. Por exemplo, o *Yoga Journal* utiliza regularmente a expressão "terapeuta de yoga registrado" para descrever seus especialistas e autores. Da mesma forma, uma busca no Google produz muitas centenas de resultados para a expressão, identificando curandeiros locais de leste a oeste do país.

Em 2006, o Montgomery County Department of Recreation, no subúrbio de Washington, D.C., anunciou aulas com um terapeuta de yoga registrado "sensível às necessidades individuais". Autores e livreiros adoram esse reconhecimento de méritos. O material de divulgação para *Yoga and the Wisdom of Menopause*, de Suza Francina, uma autora de livros de yoga popular, a identifica como "uma terapeuta de yoga registrada com trinta anos de experiência".

E por que não? A expressão passa autoridade. O dicionário define "terapeuta" como "a pessoa treinada nos métodos de tratamento que não o uso de drogas ou cirurgia" e define "registrado" como "formal ou oficialmente qualificado". Um Terapeuta de Yoga Registrado, presumivelmente, teria passado por um extenso treinamento e sido aprovado em rigorosos exames de um órgão nacional de especialistas em saúde.

Errado. Na verdade, não existem Terapeutas de Yoga Registrados. É uma ilusão — talvez, em alguns casos, uma mentira. O mundo do reconhecimento profissional *tem*, de fato, uma categoria centrada na prática de registro, mas ela é considerada o estágio mais inferior da hierarquia dos especialistas — muito menos significativa que, por exemplo, ser licenciado por uma diretoria médica estadual. Grupos nacionais que registram profissionais costumam cadastrar apenas diversos tipos de informações pessoais, como nome, endereço e forma da prática. Da mesma forma, em geral, candidatos a registro não enfrentam nenhum requisito de comprovação de suas credenciais acadêmicas para serem aprovados em exames nacionais ou de demonstração de qualquer outra prova de proficiência especializada. Em suma, o registro não tem comparação com o rigoroso mundo da certificação em saúde.

Terapeutas de yoga adotaram a evocativa terminologia por malícia ou negligência, ou talvez um misto inconsciente das duas que atenda a seus interesses econômicos. Seja qual for o motivo, muitos simplesmente afirmam o status. Ao fazê-lo, podem, discutivelmente, utilizar-se da cobertura das longas discussões da comunidade de yoga a respeito da *possibilidade* de se criar uma categoria reguladora conhecida como Terapeuta de Yoga Registrado, além da confusão com relação ao significado de semelhantes credenciais.

A Yoga Alliance usa RYT como abreviação de Professor de Yoga Registrado. Os professores listados por ela podem usar RYT de maneira legítima depois do nome. Mas yogis individuais, em suas propagandas e autopromoções, costumam transformar o termo *professor* em *terapeuta* — uma mudança que os líderes do campo desencorajam ativamente.

"Um número crescente de instrutores de yoga parece estar assumindo a função de 'terapeuta de yoga' sem ter o treinamento e a experiência necessários", admitiu Georg Feuerstein, editor do *International Journal of Yoga Therapy*, num editorial de 2002. O termo, acrescentou, é usado de forma liberal e, frequentemente, intercambiável com "professor de yoga". Como solução, líderes de yoga começaram a discutir por volta de 2003 se a aliança deveria expandir seu registro para incluir terapeutas de yoga. Quase uma década depois, nenhum registro desse tipo se materializou.

A MODERNA CIÊNCIA DO YOGA

Durante vários anos, a International Association of Yoga Therapists, com sede em Prescott, Arizona, liderou discussões públicas a respeito da possibilidade de se criarem normas, além de um registro próprio, para terapeutas de yoga. Ela o fez nas páginas do *International Journal of Yoga Therapy*, sua publicação. Por exemplo, em 2004, John Kepner, o diretor executivo da associação, escreveu um editorial argumentando que o registro nesse grupo "deveria ser uma marca de alta realização, reconhecida por aqueles fundamentados na tradição do yoga e confiável para prestadores de serviços de saúde integradores". Seu artigo fez repetidas referências a Terapeutas de Yoga Registrados.

Mas, até 2011, depois de mais de uma década de discussão, nada se fez com relação à ideia de registro. A yogaterapia permanece um campo livre. Qualquer um pode alegar ser um terapeuta de yoga.

Cursos particulares buscaram preencher essa lacuna (e suas contas bancárias) oferecendo cursos de restabelecimento e formando o que eles chamam de Terapeutas de Yoga Autorizados. Mas os cursos criam seus próprios currículos e ensinam o que consideram adequado, como faz, por exemplo, o Namaste Institute for Holistic Studies, de Rockport, Maine. *Namastê* é uma saudação hindu que significa "eu me curvo ao divino dentro de você". O programa do curso para terapeutas certificados "fornece treinamento aprofundado", dura um mês e custa quase 4 mil dólares. Assim como com relação ao registro, nenhum órgão nacional aplica testes, concede certificações, fiscaliza o campo ou estabelece regras do que constitui os requisitos mínimos de educação para Terapeutas de Yoga Autorizados. Novamente, vale tudo.

"Não existem Terapeutas de Yoga Registrados", disse-me Kepner, da International Association. "E os cursos que oferecem certificações em yogaterapia ministram treinamentos amplamente diferentes em qualidade e quantidade — digamos, de oitenta a oitocentas horas." Kepner também depreciou a ideia de um registro, considerando-a uma "forma fraca de credenciamento e credibilidade, e não verdadeiramente suficiente para se desenvolver um campo profissional confiável".

Disse que seu grupo estava investigando o caminho convencional para o credenciamento profissional — como fizeram com sucesso ao longo dos anos nutricionistas, quiropráticos e acupunturistas. Como primeiro passo, disse ele, a associação estava dando apoio à formação de um conselho de cursos que estabeleceria um currículo acadêmico padrão para treinamento de terapeutas de yoga.

Tudo isso pode parecer bastante razoável e vanguardista. Mas a associação se envolve há muito tempo em atividades que ajudaram a turvar a questão do que constitui uma credencial genuína.

Toda vez que os membros pagam suas obrigações anuais com a associação, recebem um pomposo certificado, próprio para ser emoldurado, que se parece muito com um diploma. E também é personalizado. Recebi vários deles — um quando me afiliei e outros quando renovei minha afiliação (que custa, atualmente, 90 dólares). O primeiro está pendurado na porta do meu home office.

Tem uma aparência bem elegante. O certificado é impresso em papel com cor de pergaminho e tem uma borda dourada com uma fina estampa geométrica. Toda a ideia de um certificado — que o dicionário define como "documento que prova que um determinado indivíduo satisfez os requisitos de um campo em especial e pode se envolver em sua prática" — evoca o sucesso profissional. A referência que o certificado faz à "concessão" e as duas assinaturas na parte inferior reforçam essa ideia. Mas uma rápida leitura mostra que o documento, na verdade, não significa quase nada. No meu caso, diz que recebi o certificado "em reconhecimento do apoio ao yoga como uma terapia estabelecida e respeitada no Ocidente".

O documento é assinado por Kepner, o diretor do grupo, e por Veronica Zador, sua presidente. Já vi outros semelhantes exibidos com destaque em estúdios de yoga — emoldurados e dando um ar de autoridade ao empreendimento de ensino e cura.

A falsa credencial é uma injustiça com os terapeutas de yoga talentosos que trabalharam durante anos e décadas para desenvolver sua especialidade em cura e ajudaram incontáveis pessoas. Vi Nina Patella, do consultório de Fishman, ajudar uma paciente que precisava de atenção especial com grande habilidade e compaixão. Assim como fez Amy Weintraub, a yogini especializada no tratamento de depressão. Os altos e baixos organizacionais do campo revelam seu confuso desenvolvimento, mas pouco dizem a respeito das habilidades terapêuticas genuínas de indivíduos particulares.

Ainda assim, a continuada falta de regulação e as centenas de falsas alegações que aspirantes a curandeiros fazem a respeito de suas credenciais estão ajudando a alimentar o rápido crescimento do campo. A International

Association of Yoga Therapists viu sua lista de membros crescer de centenas para milhares. Dezenas de livros louvam a yogaterapia como um tratamento legítimo para praticamente todos os tipos de problemas — incluindo câncer e AIDS, Alzheimer e Parkinson. E clientes estão fazendo fila, prontos para pagar pelo que parece ser um tipo de cura totalmente natural e inovador.

O surto está criando não apenas um vigoroso comércio, mas, como mostrou o último capítulo, uma ameaça, já que o yoga em mãos não treinadas pode representar um risco de sérias lesões. Pacientes podem se machucar. Em alguns casos, terapeutas de yoga conseguiram prescrever o que se mostrou exatamente a opção errada. Como disse Fishman: "Eles tratam de uma maneira muito genérica que pode ser perigosa."

Em 2008, o *Yoga Journal* divulgou um estudo de mercado feito pela Harris Interactive. A pesquisa, realizada com mais de 5 mil pessoas — uma amostra grande o suficiente para ser considerada estatisticamente representativa de toda a população dos Estados Unidos —, mostrou que a yogaterapia tinha atingido ampla aceitação entre os pacientes e, possivelmente mais importante, entre os profissionais de saúde da nação. A pesquisa extrapolou para concluir que algum médico ou terapeuta havia recomendado yoga a quase 14 milhões de americanos — ou mais de 6% da população. E quase metade de todos os adultos relatou que tinha o campo em alta conta, dizendo que achava que o yoga ajudaria na situação de estar sendo submetida a tratamento para uma condição médica. Ainda que a pesquisa tenha tido como alvo entusiastas do yoga e exagerado o grau de interesse nacional, as tendências, mesmo assim, pareceram bem reais.

"Yoga como medicina representa a nova grande onda do yoga", afirmou Kaitlin Quistgaard, editora do *Yoga Journal*, durante a divulgação do estudo. "Nos próximos anos, veremos muito mais yoga no contexto dos cuidados com a saúde e mais yoga recomendado pela comunidade médica."

Talvez. Mas, por ora, terapeutas de yoga não atendem a nenhum tipo de regulamentação e, portanto, a qualidade de seus cuidados é aleatória. Alguns são gênios. Outros charlatães. E muitos são, sem dúvida, medíocres e potencialmente perigosos, com a cabeça cheia de besteiras oníricas a respeito do restabelecimento e vazia do verdadeiro conhecimento a respeito dos sérios perigos de algumas posturas. Atualmente, a yogaterapia

CURA

está em seu estágio Velho Oeste de desenvolvimento. Alguns profissionais estão ocupados pendurando placas, prometendo mais do que podem cumprir e fazendo impressionantes alegações. Cuidado, consumidor.

Se as origens do campo moderno podem ser rastreadas até uma única pessoa, essa é Larry Payne, presidente e fundador da International Association of Yoga Therapists. Como Fishman, Payne chegou cedo à yogaterapia, décadas antes de sua popularidade atual. Mas sua história é bem diferente da de Fishman, e sua longa busca por credibilidade profissional ilustra algumas das dificuldades que o campo precisa vencer se seus pretendentes a curandeiros quiserem se tornar membros confiáveis da comunidade de profissionais de saúde.

Um californiano nativo de constituição e interesses atléticos, Payne começou como profissional de publicidade em Los Angeles. Era uma boa vida. Payne tinha muito dinheiro e privilégios, incluindo uma generosa conta para despesas e um carro da empresa. Entretanto, em 1978, as crescentes pressões começaram a causar danos. A pressão arterial disparou, e suas costas pifaram.

A dor o deixou louco. (Consigo me identificar. Uma vez, fui levado de ambulância, cego de agonia.) Ele tentou especialistas em ortopedia, fisioterapeutas e remédios. Nada funcionou. Considerou a cirurgia. Sentia-se como um velho, apesar de ter trinta e poucos anos.

Desesperado por alívio, Payne deixou que um amigo o arrastasse para uma aula de yoga. Ele fez as posturas, a respiração profunda, o relaxamento. Foi incrível. Pela primeira vez em dois anos, suas dores nas costas desapareceram. Ele ficou maravilhado com a sensação nada familiar de um feliz relaxamento. No geral, era como se um imenso peso tivesse sido tirado dos ombros dele. De certa forma, ele se sentia renascido.

Payne continuou com as aulas e largou seu emprego em publicidade. Logo resolveu se dedicar ao yoga.

Na Índia, ele viajou até Madras (posteriormente conhecida como Chennai) e estudou na Krishnamacharya Yoga Mandiram, uma escola de yogaterapia que tinha sido recentemente fundada por T.K.V. Desikachar, filho de Krishnamacharya, o guru dos gurus. A escola, como dizia seu nome, louvava os benefícios terapêuticos do yoga e se concentrava na cura. Em meio a suas especialidades: o alívio da dor na base das costas. Também tratava de tudo, de dores de cabeça e pressão alta até asma e esquizofrenia. Em 1980, Payne já tinha sido conquistado. Voltou a se encher de toda a energia e habilidade de mercado de um executivo de publicidade.

Em 1981, ele fundou um centro de yoga em Los Angeles, o qual chamou de Samata, que em sânscrito significa "equilíbrio". Ficava localizado perto de Venice e Marina del Rey, dois playgrounds litorâneos. Payne ensinava yoga comum. Mas também se esforçava para promover o tipo de cura que ele próprio experimentara e integrá-la à medicina ocidental. No mínimo, foi uma jogada de negócios astuta que ajudou a distinguir o empreendimento dele do crescente número de professores de yoga da região.

Para garantir alta credibilidade em sua nova vocação, a melhor credencial seria um diploma de medicina. Mas o trabalho do curso era descomunal. A segunda melhor coisa era um doutorado. Isso também poderia abrir portas. Mas fosse a obtenção do grau de doutor em filosofia ou em fisioterapia um imenso investimento de tempo e dinheiro para um jovem, o que dizer então para um homem de 40 anos que estava tentando se reinventar? Uma solução se apresentou. Era conveniente, localizada logo na outra ponta da Santa Monica Freeway, em Brentwood, lar dos ricos e famosos. Payne encontrou um livro de universidades alternativas que a aprovava.

A Universidade de Pacific Western só tinha um porém. Era o que os investigadores federais tinham passado a ver como fábrica de diplomas. A faculdade particular dava a aparência de ser uma instituição de ensino superior, mas, na realidade, fornecia pouco em termos de educação para seus alunos. Aceitava a transferência de créditos acadêmicos e dava créditos por experiência de vida, mas não exigia nenhum estudo ou instrução em sala de aula. O que ela fazia com entusiasmo era conceder diplomas de mestre e doutor — todos por uma taxa fixa. Um doutorado custava pouco mais de 2 mil dólares. Isso não era nada comparado ao que um aluno pagaria numa faculdade de verdade, semestre após semestre.

A Pacific Western não era reconhecida pelos órgãos competentes, e isso significava que seus diplomas não tinham validade para acadêmicos e empregadores informados. Posteriormente, os governos estaduais, federal e estrangeiros passaram a considerar a faculdade uma fraude educacional. Alguns estados colocaram seus diplomas na lista negra, considerando-os inválidos ou ilegais.

CURA

Em 1987, quando Payne conseguiu seu doutorado, a faculdade era consideravelmente nova e ainda precisava ser alvo de escrutínio. Em seu currículo, ele declarava ter "mestrado e doutorado em educação física com ênfase em Hatha Yoga pela Universidade de Pacific Western". A faculdade podia não ter nenhuma exigência de idioma estrangeiro ou desafios em sala de aula, mas sua mensagem era implacavelmente animada. "Olhe para dentro de si mesmo", a faculdade dizia a potenciais alunos. "Vá além com força de vontade dinâmica através do pensamento positivo e da persistência, e você ampliará seus talentos e sua imaginação e atingirá novos patamares de aprendizado enquanto obtém sucesso profissional e pessoal."

Payne fez exatamente isso. Tornou-se um furacão. Armado com suas novas credenciais, deu palestras, escreveu livros, fez vídeos de instrução, participou de programas de rádio e TV e, em 1989, ajudou a fundar a International Association of Yoga Therapists. Como seu presidente fundador, e, posteriormente, diretor e presidente do comitê de direção, ele desfrutou de um novo mundo de influência global. O grupo começou seu periódico em 1990, e Payne trabalhou arduamente em seu novo negócio para atrair novos leitores e membros.

Coisas maiores o chamavam e, em 1999, Payne entrou no próspero campo de livros populares de yoga. *Yoga para leigos* estampava com destaque o Ph.D. dele na capa, juntamente com o de seu coautor, Georg Feuerstein. Em equipe, Payne cobria os aspectos modernos do yoga, enquanto Feuerstein, um indólogo, cuidava dos antigos. As credenciais duplas deram ao livro um ar de autoridade e o distinguiam dos concorrentes, apesar de seus materiais biográficos não darem indicações de onde Payne recebera seu doutorado ou em que campo. O livro o identificava como presidente do comitê de direção da International Association of Yoga Therapists e professor de yoga com uma próspera prática que "reagia aos problemas de saúde específicos de seus clientes", insinuando que ele era um curandeiro credenciado. No mínimo, muitos leitores presumiram que o seu doutorado — ostensivamente uma prova de alto nível acadêmico — significava que o livro refletia a melhor compreensão da ciência moderna.

O que não era a verdade.

O capítulo sobre respiração de yoga se distinguiu por seus repetidos elogios ao oxigênio suplementar como o segredo dos poderes do yoga.

A MODERNA CIÊNCIA DO YOGA

A inspiração profunda, declarava, "carrega o seu sangue com oxigênio". Três páginas depois, *Yoga para leigos* aumentava o erro. O *pránáyáma*, dizia, "permite que você absorva mais oxigênio, que serve de alimento para os 50 trilhões de células do seu corpo". Isso, é claro, não só descrevia um falso aumento no oxigênio, mas fazia a alegação soar mais autêntica ao vinculá-la ao incrível número de células do corpo.

Duas páginas depois, o livro cometia outro erro. Depois de lembrar ao leitor que a respiração do yoga "traz mais oxigênio para dentro do seu organismo", *Para leigos* fazia um alerta. "Não se surpreenda", avisava ele, "se você se sentir um pouco zonzo, ou até tonto." Essa explicação, é claro, era para as repercussões não do acréscimo de oxigênio, mas da expulsão de dióxido de carbono, que pode resultar em desmaios. Era outra oportunidade de compreensão perdida.

A tendência culminava com a descrição de um exercício respiratório que, garantia o livro, iria "tratar o seu corpo com um monte de oxigênio". Todas as células do corpo, enfatizava, "ficarão vibrando de energia, e o seu cérebro ficará muito agradecido a você pela ajuda extra".

O livro de Payne também tratava de forma equivocada uma das maneiras mais fundamentais das quais o yoga afeta o corpo humano. Como já vimos, pesquisas científicas, começando no século 19, estabeleceram que uma das características que definem o yoga — talvez *a* característica que o defina — é o modo como ele pode *frear* o corpo, a mente e o metabolismo geral para cultivar a tranquilidade. Paul se concentrou na hibernação; Behanan, na "desaceleração das funções mentais"; Bagchi e seus colegas, na "redução extrema de velocidade" da respiração e dos batimentos cardíacos; Bera e seus colegas no ashram de Gune, no metabolismo reduzido; muitos cientistas, na frenagem parassimpática; e Benson, nas amplas reduções fisiológicas que levavam ao hipometabolismo. Sim, alguns estilos de respiração — como *Bhastriká* e *Kapálabháti* — podem empolgar. Mas, no geral, são a exceção, não a regra. Como relatou a equipe de cientistas indianos em Bangalore, a prática regular de yoga faz o ritmo metabólico em repouso cair.

Esse fato fisiológico da vida tem uma óbvia prova social. O yoga conseguiu seguidores no mundo inteiro não por causa de alguma suposta habilidade de consertar as pessoas, mas de seu poder demonstrado de desacelerá-las. Provou-se extraordinariamente eficiente para desfazer o

CURA

estresse urbano e as tensões da vida moderna. O motivo para estúdios de yoga serem tão abundantes em cidades grandes é o fato de serem um ótimo antídoto para as cidades grandes.

Payne, sem citar provas, declarou que a verdade física estava exatamente na direção oposta. A respiração do yoga, afirmava, "intensifica o seu metabolismo". Ele se sentia tão confiante com a alegação que, mais à frente no livro, generalizou o efeito da disciplina como um todo. Praticar yoga, afirmava, irá "acelerar o seu metabolismo" e "ajuda você a melhorar um metabolismo cansado".

A desinformação ajudou a preparar o caminho para a chegada de autores crédulos, incluindo Tara Stiles, a ex-modelo autora de *Slim Calm Sexy Yoga*. Ele deu nova energia ao mito.

Yoga para leigos pegou o pensamento confuso a respeito da fisiologia e, como Stiles, aplicou-o à sensível questão da aparência pessoal. O aumento metabólico, garantia Payne aos leitores, poderia ajudar na realização de um dos objetivos mais obsessivos da vida moderna — manter uma silhueta esbelta. O estado metabólico aumentado, declarava, era "o melhor gestor do aumento de peso". Sua alegação era incrível. Por implicação, a palavra "melhor" colocava o yoga acima da dieta, do exercício, da caminhada, da ginástica em geral e da nutrição inteligente como meios de se queimar calorias e controlar o peso. E, para o caso de os leitores esquecerem, ele reiterava a alegação do emagrecimento. Posturas de yoga, dizia, "mantêm os pneus longe da sua cintura". A disciplina, ressaltava *Yoga para leigos*, "ajuda você a deixar para trás quilos excedentes".

Posto isso, a pseudociência de Payne sobre oxigênio e metabolismo abrangia apenas uma pequena parte de seu livro. A maior parte dos seus conselhos estava nas posturas padrão e dicas, histórias e incentivos. Uma série de fotos o mostrava — atlético e bonito — fazendo as posturas e ajudando os alunos. De modo interessante, ele dedicava a maior parte do livro ao que chamava de "Manutenção e Restauração da Saúde", mas fazia poucas alegações diretas de cura.

O livro vendeu. Começando em 1999, *Yoga para leigos* recebeu ao menos 14 reimpressões — muito mais do que a maioria dos livros de yoga. Tornou-se referência-padrão para iniciantes. E, quase magicamente ao longo dos anos, o tamanho da fonte que anunciava o Ph.D. de Payne na capa aumentava.

A MODERNA CIÊNCIA DO YOGA

Em 2000, viajou para Davos, Suíça, para o Fórum Econômico Mundial. Ele era, como dizia um release da Samata, o primeiro professor de yoga a se dirigir ao grupo — uma reunião de mais de 2 mil líderes mundiais. Os notáveis incluíam Bill Clinton e Tony Blair, Bill Gates e o romancista Umberto Eco. A manhã de domingo em Davos costuma ser reservada para relaxamento e esportes. Muitos participantes esquiam nas encostas próximas. Mas não naquele domingo — não com a forte neve, ventos fortes e visibilidade zero. Payne encontrou sua sessão abarrotada.

Ele tinha conseguido.

Por volta dessa época, Payne conheceu um médico de quem se tornou muito próximo. O médico, Richard Usatine, tinha trabalhado na Venice Family Clinic e ajudara a administrar o programa de medicina familiar na Universidade da Califórnia, na Los Angeles School of Medicine — uma das melhores faculdades de medicina do mundo, localizada a poucos quilômetros do centro de yoga de Payne. Os dois se conheceram depois que Usatine sofreu um acidente de carro que o deixou com sérias dores nas costas. Ele tentou os tratamentos costumeiros, mas não obteve alívio. Logo foi indicado a Payne e começou uma rotina de yoga que rapidamente encerrou sua angústia.

Os homens se identificaram um com o outro por causa das costas, da cura e de uma profunda crença nos poderes ocultos de recuperação do corpo. Os dois começaram a discutir como dar a estudantes de medicina uma ideia dos benefícios do yoga e logo criaram uma disciplina eletiva. Algo inédito nas faculdades de medicina dos Estados Unidos, a aula na UCLA dava uma visão geral do yoga e da yogaterapia. O popular curso se tornou parte regular do currículo eletivo da faculdade.

Incentivados, Payne e Usatine uniram forças para escrever *Yoga Rx*, publicado em 2002. O livro ensina como o yoga pode tratar de tudo, de azia e asma até dores nas costas. Em negrito, sua capa apresentava não apenas o doutorado em medicina de Usatine, mas o Ph.D. de Payne. O ex-executivo de publicidade estava não apenas avançando, mas também subindo.

De maneira significativa, *Yoga Rx* estava mais alinhado à ciência do que *Yoga para leigos*. O livro, conforme se autoproclamava desde a abertura, refletia a experiência médica de Usatine em "cada página". Em especial, não fazia nenhuma das falsas alegações de Payne a respeito de aumentar o

CURA

metabolismo e de queimar mais calorias como método de controle de peso, apesar de dedicar uma longa seção ao combate à obesidade. O registro era simples, mas honesto.

À medida que Payne avançava em seu monte de projetos, conseguia se manter mais intimamente alinhado com a ciência. Seu encontro com um coautor esclarecido parecia produzir um tipo de correção em seu caminho.

Sua nova moderação foi demonstrada num subproduto. Em 2005, ele lançou o DVD *Larry Payne's Yoga Rx Therapy: Weight Management for People with Curves*. O programa era pouco aprofundado. Fazia a omissão de costume a respeito de como o yoga tendia a reduzir a taxa metabólica e, com todo o resto inalterado, ameaçava adicionar alguns quilos extras aos alunos. Mas Payne, parecendo sincero, falando com facilidade e confiança, não fazia nenhuma alegação extravagante ou declarações conflitantes com a ciência estabelecida. Em vez disso, dizia verdades simples e incentivos.

"O controle real do peso tem a ver com a realização de mudanças sensatas no estilo de vida, incluindo exercício", dizia Payne. Ele acrescentava que o yoga regular construía autodisciplina. "Você não imaginaria que fazer yoga evitaria que você abrisse a porta da geladeira. Mas evita." E sorria.

Por mais improvável que pareça, a vida profissional de Fishman se cruzou e se aproximou ao longo dos anos com a de Payne. Pode-se argumentar que seja um tipo de restabelecimento.

Fishman se juntou ao Conselho Consultivo da International Association of Yoga Therapists, onde trabalha com Payne em um esforço para melhorar os padrões da profissão, além de seus métodos de prática e ensino. Eles vão a conferências juntos, conversam e se socializam.

Fishman me disse que gostava de Payne.

"Ele é bom, bem informado e sério... e, além de tudo, um cara legal", disse Fishman.

Da mesma forma, Payne manteve sua trajetória científica. Em 2005, ajudou a fundar e se tornou diretor do primeiro programa dos Estados Unidos para certificação de terapeutas de yoga em uma universidade — a Loyola Marymount, em Los Angeles, uma faculdade católica com vista para o Pacífico. O programa formou dúzias de terapeutas — a maioria, mulheres — e faz parte do conselho letivo que a associação estabeleceu como forma de promover o treinamento padronizado.

Payne me contou que sua recente ênfase em ciência surgiu do crescente interesse da comunidade ao longo dos anos, além do seu próprio. Com relação a seu Ph.D., defendeu o título como uma considerável credencial que ele usava de boa-fé e disse que não estava ciente das coisas que não estavam adequadas na faculdade.

"Honestamente, eu não sabia nada dessas coisas duvidosas."

Parece claro que, no início, Payne foi tanto uma vítima da pseudociência quanto culpado. Ele não criou a obscuridade da desinformação, mas simplesmente mergulhou nela e passou a mandá-la em direção a um público maior. Era crédulo, não enganador. O que não quer dizer que seus equívocos tenham sido inevitáveis. Iyengar e alguns outros yogis famosos conseguiram evitar essa névoa. Mas Payne não, e se tornou uma de suas principais baixas.

Fishman sabe tudo a respeito dos riscos que ficam além da rigidez da medicina moderna. Ele diz que trabalha com Payne, com a associação e com terapeutas de yoga por um desejo de ajudar para que se tornem mais científicos.

"O yoga está em perigo", ele me disse em seu consultório de Manhattan. "Ele pode pender para qualquer um dos lados; na direção da ciência ou da religião, na direção de pessoas que estão buscando conhecer a verdade ou na direção de pessoas que gostam de hierarquias." A maioria dos terapeutas de yoga recebe suas informações de um guru, ressaltou. "É nisso que eles acreditam e confiam."

Mas, agora, a ciência tem meios de determinar o que realmente funciona na yogaterapia e por quê, argumentou Fishman. Seus métodos podem reduzir falsos diagnósticos e tratamentos arriscados. Seu respeito pelos fatos, acrescentou, pode ajudar a transformar a disciplina iniciante em uma profissão de verdade.

6
SEXO DIVINO

Em 1970, quando tentei minha primeira Postura Invertida, a questão sexual era ostensivamente ignorada. Meus livros de yoga e os dos meus amigos faziam pouca, ou nenhuma, referência a aspectos sexuais da disciplina. O *livro de yoga completo e ilustrado* nunca mencionava o Tantra, a excitação sexual ou a descoberta de um "parceiro do sexo feminino" cheio de disposição, como chamava de maneira tão encantadora o *Hatha Yoga Pradípiká*. Meu primeiro professor fez alguns breves comentários sobre sexo. Mas nunca consegui entender exatamente o que ele estava falando e deixei por isso mesmo pelo que acabaram sendo décadas.

Comecei este livro no mesmo tom. O sexo parecia meio irrelevante. Ah, eu imaginava que ele estava por aí em algum lugar e que talvez desse um bom capítulo. Mas, durante um longo tempo, eu não tinha ideia do que se materializaria e continuava ficando incomodado toda vez que vasculhava a literatura científica.

Os estudos eram pouco numerosos e mostravam-se contraditórios, até melancólicos. Um dizia que o yoga reduzia os níveis de circulação de uma importante classe de hormônios sexuais. Intuitivamente, isso parecia errado. Pela experiência pessoal, parecia óbvio que o yoga despertava vários hormônios, alguns mais provavelmente sexuais em sua natureza.

Mas a evidência científica dava a impressão de indicar outra coisa. Segui o caminho mais fácil e deixei o assunto de lado.

O que acabou me fazendo mudar de ideia foi o testemunho de yogis avançados. Fiquei maravilhado ao encontrar uma nova geração falando com grande fervor a respeito de suas ondas autoeróticas e de como o yoga, por natureza, buscava moldar o corpo para fins de prazer sexual. Em entrevistas, alguns falavam francamente de sua felicidade e de seus esforços para tornar o arrebatamento permanente. Uma atraente yogini chamou, brincando, seus estonteantes êxtases de o melhor sexo que já havia feito. Alguns abordavam a questão com o que parecia uma grande reverência, dizendo que o yoga podia transformar a experiência sexual no mais divino dos sacramentos.

Fui em frente e descobri que o yoga moderno lateja com franca sexualidade, variando do descaradamente erótico e do bizarramente pervertido até o profundamente espiritual. O véu pendurado de maneira tão cuidadosa pelos gurus mais antigos e pelos nacionalistas hindus caiu.

Como rotina, o yoga já promete transportar qualquer praticante sério para os reinos da felicidade sexual que vão além do tipo ardente, com gemidos e de deixar os joelhos bambos no quarto. A tendência tem uma natureza altamente comercial e produziu muitos milhares de livros, websites, artigos de "como fazer" e vídeos. *Better Sex Through Yoga* — um conjunto de três DVDs (iniciante, intermediário e avançado) — promete recompensar o aluno com "orgasmos intensos, de longa duração e de corpo inteiro". Quão longa? A professora não dá detalhes. Mas, vestida com pouca roupa e sorrindo timidamente, ela promete fazer você ir "mais fundo, mais intensamente e mais longe do que jamais foi em sua malhação... e na vida sexual".

Depois de explorar esse mundo por um tempo, o quadro geral me ocorreu subitamente. Vi como a limitada ciência tinha obscurecido evidências cruciais, por que motivo o yoga reverberava com tantos escândalos e como a própria disciplina tinha começado como um culto sexual. Como costumam dizer, as peças do quebra-cabeça se encaixaram.

Uma revelação se centrava no mau comportamento sexual entre alguns dos gurus mais celebrados do mundo. Aprendi a respeito de galanteadores que agiam com impunidade e mulheres vítimas que tendiam a racionalizar o sexo como um tipo de teste espiritual ou iniciação ritualística. A maioria tinha dificuldade para encontrar culpa nos homens que elas viam praticamente como deuses.

Felizmente, minha pesquisa também mostrou que as mulheres tinham começado a resistir e até a entrar na justiça. Em 1991, manifestantes agitando cartazes ("Parem com o Abuso"; "Acabem com o Acobertamento") marcharam em frente a um hotel na Virgínia onde o *swami* Satchidananda (1914-2002), um superastro do yoga com cabelo comprido, uma farta barba e que tinha feito a invocação em Woodstock, estava palestrando em um simpósio.

"Como você pode chamar a si mesmo de instrutor espiritual", gritava uma ex-devota na plateia, "tendo molestado a mim e a outras mulheres?"

Outro caso envolveu o *swami* Rama (1925-1996), o homem que impressionou cientistas ao assumir o controle da temperatura de sua palma. Em 1994, uma de suas vítimas entrou com um processo que o acusava de ter dado início ao abuso em seu ashram na Pensilvânia quando ela tinha 19 anos. Ele conseguiu se esquivar de dar seu depoimento. Por fim, viajou à Índia, deixando para trás seu ashram no sopé das montanhas de Pocono e seus extensos 400 acres. O processo seguiu em frente, apesar da sua ausência. Em 1997, pouco depois de sua morte, um júri da Pensilvânia concedeu à jovem quase 2 milhões de dólares como indenização punitiva por danos.

Até Kripalu foi atacado. Ex-devotos do ashram de Berkshires ganharam mais de 2,5 milhões de dólares depois que seu guru de longa data — um homem que fazia discursos inflamados a respeito do valor espiritual da castidade — confessou ter relacionamentos múltiplos.

Passei a ver esses episódios como janelas para as forças desordeiras que existem em alguns dos órgãos mais desenvolvidos de yoga. Os derrotados pareciam confirmar o argumento de Iyengar sobre as encruzilhadas do destino. Para a ciência, os casos sugeriam que a prática vigorosa poderia despertar os hormônios e paixões de tal maneira que até homens devotos altamente ambiciosos poderiam se desvirtuar. As desventuras também ofereciam um amargo tributo à revitalização pelo yoga. Na realidade, um surpreendente número dentre os gurus galanteadores tinha seus 60 ou 70 anos de idade.

Minha opinião a respeito do assunto continuava sendo reforçada à medida que novos episódios vinham a público — por vezes, com um espalhafatoso novo ângulo. Perguntaram a Bikram Choudhury, o famoso empresário, um homem conhecido por sua energia libidinosa e amor pela hipérbole, a respeito de boatos de que ele fazia sexo com alunas. O guru de 64 anos não negou, mas afirmou que era chantageado.

"Só quando não me dão escolha!", exclamou. "Se me dizem: 'Chefe, você tem de transar comigo, ou vou me matar', eu faço! Pensem só se eu não fizer! O carma!"

A MODERNA CIÊNCIA DO YOGA

Com nova determinação, vasculhei mais a fundo e descobri uma pequena coleção de relatos e investigações esclarecedores. Mostravam que o yoga pode, de fato, resultar em surtos de hormônios e ondas cerebrais sexuais, entre outros sinais de excitação sexual. Os estudos mais recentes dão ainda mais peso à evidência clínica. Exames médicos de varredura indicam que yogis avançados podem fechar os olhos e promover estímulos cerebrais a estados de êxtase indistinguíveis daqueles do clímax sexual. Enquanto isso, novos praticantes relatam que o yoga melhora sua vida sexual. Homens e mulheres dizem que os benefícios incluem melhores excitação, satisfação e intimidade emocional com os parceiros.

Poucas dessas informações são conhecidas publicamente, apesar do reencontro do yoga com o Tantra e o erótico. A maior parte se perde no labirinto da ciência moderna.

Passei a ver a falta de compreensão como não apenas uma fraqueza disciplinar, mas algo como uma oportunidade perdida. Praticantes de yoga podem saber por experiência própria que a disciplina pode agir como um potente afrodisíaco e revitalizar sua vida sexual. Mas as profissões da medicina, saúde e aconselhamento psicológico sabem pouco ou nada de tais benefícios, apesar de sua incansável promoção de caros tratamentos para baixa libido, desordem de excitação e frustração sexual. O mesmo vale para guias populares de saúde.

Como resultado, autoridades em sexo raramente, ou nunca, mencionam uma terapia holística que é bastante natural e — como Fishman colocou — gratuita.

A ignorância vai diretamente ao topo. Quando Abraham Morgentaler escreveu em seu livro de 2008, *Testosterone for Life: Recharge Your Vitality, Sex Drive, Muscle Mass & Overall Health!*, o professor de Harvard falou, em geral, de géis, cremes, emplastros, injeções e comprimidos — todos os quais exigem prescrição. Seu livro não mencionava o yoga, como a maioria dos guias de terapia hormonal.

O complexo farmacêutico global prospera com tratamentos de sexo, com vendas explodindo nos últimos anos. A pressão do marketing é conhecida de forma pejorativa como Orgasmos Ltda., e críticos questionam se ela põe lucros corporativos acima da saúde pessoal.

Na realidade, a ciência, ao longo das décadas, vem descobrindo lentamente uma alternativa que se aproveita dos recursos ocultos do próprio corpo. Não tem propaganda, força de vendas, bochicho, distribuição para médicos nem questões de se tomar remédios desnecessários e possivelmente sem segurança. No mínimo, parece que vale a pena ser investigada.

Katil Udupa era um ambicioso médico da Universidade de Benares, sua vida profissional uma massa de atividade no extenso campus universitário do lado de fora da cidade sagrada do Ganges. De muitas formas, ele era um sucessor de Paul — um homem da medicina ocidental que se tornara profundamente interessado nas artes de cura da Índia. Também exibia parte da paixão de Gune por construir instituições. Em 1971, Udupa fundou o Instituto de Ciências Médicas da universidade.

Então, começou a entrar em colapso. Depois de anos de administração e suas previsíveis crises, sua natureza extrovertida começou a desmoronar, e Udupa acabou com uma variedade de doenças nervosas — dores no peito, irritabilidade, apreensão difusa, instabilidade emocional e uma sensação constante de fadiga. O diagnóstico formal foi neurose cardíaca. Chamaríamos isso de esgotamento. Seja qual for o nome, ele estava uma pilha de nervos.

Udupa começou com o yoga e encontrou um rápido alívio que se desenvolveu lentamente em uma profunda sensação de renovação pessoal. Intrigado, ele começou a estudar a literatura médica sobre o yoga e a investigar seu potencial de tratamento de pacientes — especialmente os portadores de doenças crônicas que pareciam estar ligadas ao tipo de tensões e doenças que ele próprio havia experimentado. Seus estudos mostraram que o yoga poderia melhorar radicalmente o perfil hormonal de um paciente, baixando, por exemplo, os altos níveis de adrenalina e outros hormônios relacionados à reação instintiva de lutar ou fugir liberados em resposta ao estresse.

O corpo sempre põe a sobrevivência acima do prazer. Uma consequência desse princípio é o fato de o estresse poder abafar as chamas do desejo, e de o relaxamento poder criar uma situação na qual as brasas fumegantes são transformadas num incêndio.

Udupa se perguntou que tipo de relacionamento seria verdadeiro do ponto de vista bioquímico e, especificamente, se as reduções que ele estava vendo em hormônios de estresse significavam que os hormônios sexuais estavam tendendo a aumentar. Foi uma pergunta inteligente.

Ele e seus colegas estudaram uma dúzia de homens jovens. A idade média era de 23 anos, cerca de metade deles era solteira. Os voluntários se submeteram ao tratamento pelo yoga durante seis meses. As lições começaram fáceis e, mês a mês, ficavam mais difíceis. O primeiro mês incluía a Cobra, a Torção, o Arco e o Lótus Completo.

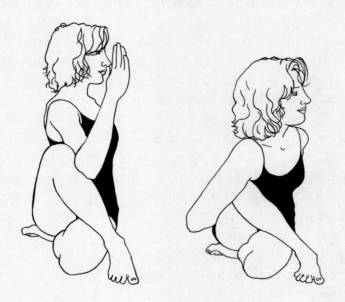

Torção (ou Meia-postura do Senhor dos Peixes), *Ardha Matsyendrásana*

Novas posturas acrescentadas ao longo dos meses incluíam o Arado, o Gafanhoto, o Arco, a Vela e a Invertida. Os *pránáyámas* incluíam *Bhastriká* e *Ujjáyi*, ou Respiração Vitoriosa. No geral, por critérios modernos, o treinamento era consideravelmente rigoroso.

Os cientistas colheram amostras de urina dos jovens no início do programa e em sua conclusão. Descobriram que a excreção urinária de testosterona crescia significativamente, seus níveis mais do que dobravam em alguns dos homens casados. Em média, os níveis tinham crescido 57%. Os resultados, escreveram os cientistas em 1974, sugeriam que o yoga podia induzir uma "revitalização das glândulas endócrinas". Com relação ao mecanismo, especularam que o yoga havia melhorado a microcirculação do sangue. Nos homens, a testosterona é produzida principalmente nos testículos, mas também, num nível mais baixo, nas glândulas suprarrenais. Parece que posturas como o Arco, que exercem pressão na região genital, podem servir de estímulo à melhora na circulação.

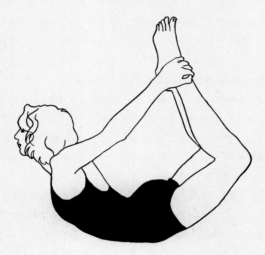

Postura do Arco, *Dhanurásana*

Em 1978, Udupa fez um resumo das descobertas hormonais no livro *Stress and Its Management by Yoga*. Ele indicou a evidência clínica do aumento de testosterona e o atribuiu à "considerável melhora na função endócrina dos testículos".

Sua intuição se mostrou correta. Mas Udupa não deu muita importância. Sua descoberta era uma partícula de ciência básica em uma nevasca de pesquisa global.

Vivendo em paz no Ganges, a alguns quilômetros de Benares e Udupa, havia yogis avançados que exibiam um forte interesse em ciência, tendo seu guru batizado seu ashram de Bihar School, por sua localização no estado de Bihar. Na realidade, estavam interessados em aprender, além de ensinar. Um artigo do *swami* na *Yoga Magazine*, publicada pela escola, chamou atenção para a descoberta de Udupa com relação à testosterona. Era uma referência ligeira no meio da síntese sobre as pesquisas de Udupa. Mesmo assim, o autor, num empolado inglês britânico, ressaltava como a descoberta a respeito do hormônio sugeria que as posturas do yoga poderiam melhorar "a vitalidade e o vigor sexual".

Sua análise era sóbria, mas rara. Em sua maior parte, a ciência, além da literatura popular e de yoga, ignorara a descoberta. Os yogis de Bihar perceberam o aumento da testosterona em 1979, logo depois da publicação do livro de Udupa. Parece plausível que a descoberta tenha chamado a atenção deles não apenas por causa de sua proximidade à pesquisa, mas também porque suas próprias experiências os tinham convencido de sua verdade fisiológica.

Se a ciência ignorava a descoberta, ainda assim pesquisadores se lançavam na busca por uma melhor compreensão da testosterona. Na época de Udupa, o potente hormônio era visto, em geral, como a força por trás do ímpeto sexual masculino. Os cientistas sabiam que seus níveis caíam com a idade, e que aumentos poderiam levar à revitalização.

Mas, ao longo dos anos, a biologia moderna encontrou muitas outras maneiras por meio das quais a pequena molécula pode influenciar o comportamento e a sexualidade — fazendo isso tanto em indivíduos machos quanto fêmeas. Com considerável importância, estudos mostraram que ela atua para melhorar o humor e a sensação de bem-estar de uma pessoa. Parece provável que o hormônio seja parte significativa do coquetel de substâncias químicas de boas sensações do yoga.

Significativamente, mostrou-se que a testosterona reforça a atenção, a memória e a capacidade de visualização de tarefas espaciais e relacionamentos. Que ela aguçava a mente.

A testosterona também se revelou responsável por um importante papel na excitação feminina. Enquanto homens adultos tendem a produzir dez vezes mais testosterona que as mulheres, cientistas descobriram que as mulheres são bastante sensíveis a baixas concentrações do hormônio. Elas o fabricam em seus ovários e suprarrenais, e a produção atinge o pico por volta da época da ovulação — uma fase do ciclo reprodutivo associada ao aumento na atividade sexual. Diversos estudos ligaram os aumentos de testosterona em mulheres à melhora do desejo, da atividade erótica, da ousadia íntima e da gratificação sexual. A indústria farmacêutica está estudando atentamente o hormônio, na esperança de encontrar uma droga revolucionária como o Viagra que ela possa vender para as mulheres.

• • •

A pesquisa de Udupa não recebeu pouca atenção apenas por ter sido feita na longínqua Índia. Durante muitos séculos, a ciência vem sendo internacional, e, na década de 1970, artigos obscuros poderiam receber atenção rapidamente se revelassem algo ousado e novo. Um fator que contribuiu para que ele não fosse considerado foi o surgimento de outros estudos que pareciam contradizer as descobertas de Udupa com relação à testosterona. Assim, cientistas, cientes do trabalho, viam as conclusões dele como sendo cada vez mais vazias. Em suma, o assunto se tornou confuso — um problema comum em campos científicos pouco desenvolvidos que não recebem o tipo de intenso escrutínio que pode esclarecer rapidamente assuntos complicados.

Foram as descobertas relacionadas à baixa testosterona que me levaram a concluir falsamente que o yoga tinha pouco a ver com a sexualidade humana.

O discreto questionamento às descobertas de Udupa cresceu a partir de um ambicioso órgão de pesquisa de yoga que buscava mostrar como o yoga podia resultar em grandes benefícios para a saúde cardiovascular. O tipo de coisa no qual Dean Ornish tinha sido pioneiro nas décadas de 1970 e 1980 e que, ao longo do tempo, tinha recebido ampla percepção e repetição. Na pesquisa científica, pediam tipicamente que os participantes adotassem não apenas o Hatha Yoga, mas também outras mudanças de estilo de vida, como se tornar estritamente vegetarianos. Em 1997, por exemplo, cientistas da Universidade de Hannover, na Alemanha, relataram um estudo que examinava mais de cem adultos que tinham participado de um abrangente programa de yoga e meditação durante três meses. O cenário era uma escola de yoga que tinha seus próprios campos, jardim e cozinha, e na qual os participantes aderiam à sua dieta vegetariana regular. Os resultados mostraram que eles tinham perdido peso e reduzido a pressão arterial e o ritmo cardíaco, baixando significativamente os fatores de risco de doenças do coração. Essa era a principal pergunta do estudo, e os cientistas anunciaram os resultados como demonstrativos dos benefícios do yoga para a saúde cardiovascular.

Mas o relatório deles também ressaltava que a testosterona caía significantemente. Era um adendo — uma descoberta de menor importância em relação à questão principal. Mas, de qualquer forma, a ideia ficou presa à literatura científica.

Agora, como se descobriu, o vegetarianismo, por si só, reduz os níveis corporais de testosterona, e esse tipo de redução já é compreendida há muito tempo. O fator vegetariano significava que, muito provavelmente, o yoga nada tinha a ver com as quedas de testosterona relatadas. Mesmo assim, o relacionamento tinha se tornado nebuloso. Além disso, a confusão cresceu, provavelmente, por causa da tendência estrutural que favorece novas descobertas em detrimento das antigas. Sejam quais forem os motivos, as falácias ganharam valor.

"Você não vai aumentar a testosterona fazendo yoga", declarava num panfleto Al Sears, um popular autor e médico da Flórida especializado em saúde masculina. "Tente luta livre, boxe ou caratê, em vez disso."

A confusão significou o desaparecimento da testosterona do mapa para autores de guias de yoga. Era compreensível. Na melhor das hipóteses, notícias da redução do hormônio eram intrigantes, dada a experiência pessoal de revitalização, e, na pior, parecia algo vergonhoso. Como o yoga podia fazer isso, dada a importância da testosterona na melhora do humor, da atenção e da sensação de bem-estar — sem falar no sexo?

Uma forma como o yoga popular lidou com a situação ambígua foi louvando os benefícios sexuais da disciplina, ao passo que omitia qualquer menção à testosterona. O livro *Real Men Do Yoga*, de 2003, relata que a prática "recarrega a sua vida sexual" com "efeitos parecidos com os do Viagra". Mas não fazia nenhuma menção ao potente hormônio.

A ciência continuava avançando aos poucos, apesar da desordem. Na Rússia, três décadas depois de Udupa, pesquisadores relataram novas evidências que ecoavam as descobertas dele. O líder da equipe era Rinad Minvaleev, um fisiologista que praticava yoga e liderava expedições ao Himalaia. Entre seus interesses estava o yoga tibetano de Tummo. Ele gera calor interno que dizem proteger os praticantes do frio extremo. Uma fotografia de Minvaleev no Himalaia o mostra sentado no alto de uma geleira usando apenas uma sunga.

Sua equipe na Universidade de São Petersburgo e na Medical Academy of Postgraduate Studies da cidade realizou um estudo do yoga com um foco bastante concentrado. Os participantes incluíam sete homens e uma mulher, as idades variando de 22 a 50. Ensinou-se aos voluntários como fazer a Cobra e mantê-la por dois a três minutos. A equipe se limitou a estudar as repercussões fisiológicas daquela única postura.

A Cobra, ou *Bhujangásana*, do sânscrito para "serpente", é uma das posturas mais antigas do Hatha. Vem dos dias do Tantra puro, antes da era da sanitização, e assume posição central em obras como o *Gheranda Samhitá* — um livro sagrado do Hatha cuja origem acadêmica data da transição entre os séculos 17 e 18. Partes do *Gheranda Samhitá*, não menos que o *Hatha Yoga Pradípiká*, parecem um manual de sexo, cheias de referências ao períneo, ao escroto, ao pênis e assim por diante, além de uma aclamação do objetivo de atiçar "o fogo corporal". A *Bhujangásana* é elogiada como um fator de ignição. Quando o yogi a realiza, diz o livro, "o fogo físico aumenta constantemente". O livro descreve o passo conclusivo da jornada do yoga como "prazeres, gratificações e o êxtase máximo".

Fácil de ser feita, a Cobra é básica no yoga introdutório e foi uma das mais de dez posturas que os voluntários de Udupa realizaram. Seus voluntários começaram com a Cobra no primeiro mês de prática e, portanto, eles a fizeram durante mais tempo que muitas das outras posturas. O aluno, deitado com a barriga para baixo, as pernas juntas, simplesmente leva as mãos à frente e apoia o peso nas palmas, levantando o peito e a cabeça. Feita corretamente, a postura exerce muita pressão nos genitais. Como diz Iyengar delicadamente em *A luz da ioga*, o pupilo deve levantar o tronco "até que o púbis esteja em contato com o chão e fique nessa posição". Ele acrescenta que o aluno, uma vez erguido, deve "contrair o ânus e as nádegas", um movimento que aumenta a pressão para baixo.

Ao projetar seus experimentos, as equipes indiana e russa usaram abordagens muito diferentes e tiveram objetivos muito diferentes em mente. Os indianos observaram os efeitos cumulativos do yoga ao longo de seis meses, enquanto os russos observaram as repercussões de apenas uma sessão. A equipe russa simplesmente colhia sangue antes e depois de os voluntários terem feito a Cobra, dando um intervalo de não mais do que cinco minutos entre as amostras. Era uma fotografia contra um filme. E, devido ao período mais curto de treinamento, os resultados russos pareciam predispostos a mostrar um crescimento mais modesto na testosterona.

Em seu relatório, publicado em 2004, os russos falavam primeiramente das mudanças que tinham observado em níveis de cortisol — um hormônio que, como parte da reação do corpo ao estresse e ao estímulo simpático, aumenta o açúcar e a pressão no sangue, preparando o indivíduo para lutar ou fugir. Em média, o cortisol caiu 11%.

Com relação à testosterona, a equipe relatou um crescimento médio de 16%. Cada homem exibiu aumentos que variavam de 2% a 33%.

Mas o prêmio de maior aumento foi para a única mulher do estudo. Os níveis de testosterona dela subiram acima daqueles dos homens e continuaram crescendo até chegarem a 55% — rivalizando com os aumentos experimentados pelos voluntários masculinos de Udupa depois de fazerem yoga por seis meses.

Os cientistas russos, em seu relatório, puseram sua celebridade em evidência. A foto mostrava a atraente jovem usando biquíni, subindo para a Cobra, uma imagem de vitalidade e vigor. Ela parecia quase incandescente.

O yoga, como exercício, parece consideravelmente singular em sua capacidade de aumentar os níveis de testosterona. Ao longo de décadas de estudo, cientistas descobriram consistentemente que esportes de resistência têm o efeito exatamente oposto. Corredores, por exemplo, exibem níveis de testosterona mais baixos que não corredores. As quedas podem ser o resultado do contínuo estresse do impacto no chão.

Cientistas que investigavam o relacionamento entre o yoga e a revitalização sexual lançaram seu olhar para muito além dos hormônios e do sistema endócrino do corpo. Com o tempo, identificaram um órgão muito mais central: o cérebro. Novamente, a pesquisa ocorreu fora dos Estados Unidos, dessa vez na Tchecoslováquia. Um dos principais pesquisadores tinha diplomas tanto de medicina quanto de doutorado.

Ctibor Dostálek se apaixonou pelo yoga quando tinha quarenta e poucos anos e já era um habilidoso neurofisiologista tcheco e um acadêmico que já trabalhava em Praga fazia muito tempo. O ano era 1968, e o profundo interesse pessoal dele alterou a trajetória de sua carreira. Fez com que ele fosse à Índia e ao ashram de Gune. Seu interesse começou com a versão saneada da disciplina, mas logo envolveu o antigo Hatha. No total, ele foi à Índia 11 vezes. Sua pesquisa não examinou Posturas Invertidas ou Saudações ao Sol, mas os diversos tipos de estímulos saídos das páginas do *Gheranda Samhitá* e do *Hatha Yoga Pradípiká*.

SEXO DIVINO

A principal ferramenta de Dostálek era o eletroencefalógrafo, ou EEG. Comparado à máquina de raios X de Gune, ele era a incorporação das nuanças e da sutileza, dando um vislumbre da ação de neurônios disparando. Ele cobria o couro cabeludo de um yogi avançado com uma dúzia ou mais de eletrodos, ligava a máquina e espiava um mundo oculto. O EEG monitora fracas correntes de bioeletricidade que correm pelo cérebro e as amplifica basicamente um milhão de vezes, produzindo um registro gráfico das linhas onduladas. Em 1973, Dostálek tinha se tornado tão proficiente em eletroencefalografia que foi nomeado diretor do Instituto de Regulamento Fisiológico da Academia de Ciências Tchecoslovaca. Ele trabalhava no coração de Praga.

Dostálek logo voltou a atenção para seu interesse pessoal, o yoga. Um dos experimentos se concentrava em um único exercício — um tipo de minimalismo que reduzia a influência de variáveis com potencial para confundir, muito parecido com o que os russos tinham feito em seu estudo da Cobra. A postura era a *Agni Sara*, "atiçar a chama" em sânscrito. Batizada em alusão ao deus hindu do fogo, ela não tinha nada a ver com o yoga pop ou com a ginástica sofisticada, mas, em vez disso, vinha do nebuloso mundo do Tantra. Gurus modernos têm alto apreço pela prática a ponto de alguns recomendarem que ela seja feita diariamente, se o tempo não permitir nenhum outro exercício.

Fazer a *Agni Sara* de maneira adequada pode ser difícil. O yogi se curva a partir de uma posição de pé, os joelhos levemente dobrados, as mãos nas coxas. Depois de uma inspiração profunda, ele prende o fôlego e puxa repetidamente o abdômen para dentro e para fora. O objetivo é puxar para trás na direção da coluna e, em seguida, relaxar a barriga e deixar o abdômen cair para a frente. O ciclo é repetido dez ou 15 vezes antes de o yogi inspirar. O *Gheranda Samhitá* diz aos alunos para fazer a *Agni Sara* cem vezes. *Swami* Rama, o moderno yogi conhecido por façanhas e flertes, sugeriu fazê-la 150 vezes por dia.

Ao longo das décadas, a ciência aprendeu muito a respeito do objetivo dessas ondulações. As ondas que passam pelo abdômen inferior massageiam os órgãos internos e os nervos do sistema reprodutor. A área é frequentemente caracterizada como uma zona erógena. Masters e Johnson relataram que, durante o sexo, as contrações dos músculos abdominais se transformam em espasmos que amplificam as ações do impulso pélvico.

A MODERNA CIÊNCIA DO YOGA

Ondulações em pontos mais altos do abdômen massageiam a região dedicada à digestão e seu sistema nervoso especializado. A complexidade da área é tão grande que cientistas comparam sua rede de nervos e neurotransmissores a um segundo cérebro. O sistema envolve as vísceras em círculos de nervos e receptores sensoriais para exercer controle sobre os complexos processos de digestão e eliminação. Para esse fim, ele fabrica dúzias de diferentes hormônios e neurotransmissores. Às vezes, os indivíduos podem sentir o sutil trabalho do "segundo cérebro" como sensações instintivas internas, desconforto intestinal antes de falar em público ou um frio na barriga. O sistema pode sentir emoções e se lembrar de experiências. Estresse e sentimentos reprimidos podem desequilibrar seu funcionamento, piorar o humor e prejudicar a saúde geral.

Para seu experimento, Dostálek escolheu um voluntário de elite, um discípulo de Gune que tinha feito yoga por mais de três décadas. As batidas da *Agni Sara* enviaram ondas de estímulo pela sua cavidade abdominal, e os eletrodos do EEG revelaram eclosões de excitação cerebral. Os picos ficam maiores à medida que as batidas se intensificavam.

Em um relatório de 1983, Dostálek classificou os picos como "muito significativos". A teia de eletrodos na cabeça do yogi permitiu ao eletrofisiologista identificar a origem das eclosões. Elas surgiam dos lobos parietais centrais — uma região do cérebro responsável por processar sensações corporais, inclusive toque e pressão. São os lobos parietais que contêm uma miniatura do mapa sensorial do corpo, cuja expressão antropomórfica é conhecida como homúnculo — uma minúscula figura humana distorcida para mostrar a importância relativa de entradas sensoriais do cérebro. O homúnculo tem lábios, mãos e genitais relativamente grandes.

Dostálek ampliou suas investigações para incluir mais yogis experientes e mais posturas tântricas, além de respiração rápida, incluindo *Bhastriká*, ou Respiração de Fogo, além de *Kapálabháti*, ou Respiração do Crânio Brilhante. A combinação disparou grandes eclosões. Dostálek descobriu que os picos cresciam com mais força agora, subindo com uma frenética excitação. Em um relatório de 1985, ele chamou os picos de "paroxísticos"; em outras palavras, como um ataque epilético ou uma convulsão. Ressaltou que outros cientistas tinham observado anteriormente esse tipo de leitura em pessoas em clímax sexual.

Dostálek fez uma pausa em um determinado momento de suas investigações para refletir a respeito da situação geral. Ele o fez nas páginas de *Yoga Mímánsa*. Na realidade, seu artigo era um agradecimento à instituição de Gune.

Havia surgido um mal-entendido na compreensão que a ciência tinha com relação ao yoga, argumentou Dostálek. Diversos pesquisadores e estudos tinham passado a ver a disciplina como estritamente calmante e relaxante, enxergando seus métodos como produtores de "estados de excitação autônoma reduzida e desativação EEG". Mas essa era só parte da situação, argumentou. A outra parte tinha a ver com a excitação. Seus próprios estudos, disse Dostálek, revelavam a magnitude do estímulo. Ele ressaltou que as excitações fisiológicas do yoga estavam associadas principalmente aos tipos de práticas e respiração rápida descritos no *Hatha Yoga Pradípiká* e no *Gheranda Samhitá*.

Mesmo assim, em seu raciocínio Dostálek remodelou a linha convencional. Retratou os pontos altos como simples ajudas ao corpo para que ganhasse nova flexibilidade fisiológica, permitindo que ele não só atingisse novas alturas, mas também novos pontos baixos. O yoga trabalhava no geral, argumentou Dostálek, para promover o relaxamento, reduzindo os superestímulos simpáticos da vida moderna. No final das contas, ele viu o yoga como um sedativo.

Poucos cientistas vislumbraram um mundo diferente. Suas análises de yogis avançados sugeriram que o relaxamento profundo, em vez de ser um fim por si próprio, poderia representar um estágio calmo no caminho para um incrível tipo de excitação contínua. Seus voluntários exibiram claros sinais de estímulo autônomo enquanto se perdiam em deliciosos transes. Os estudos eram relativamente poucos. Mas eram amplos o suficiente para sugerir que, ao menos em alguns casos comparativamente raros, o tipo de excitação passageira que Dostálek documentara poderia durar.

James C. Corby, psiquiatra da Escola de Medicina da Universidade de Stanford, realizou o estudo mais minucioso desse mundo oculto. Sua equipe analisou vinte membros de uma seita tântrica chamada Ananda Marga, ou "caminho da felicidade". O grupo, fundado na Índia, trilhava um duro caminho. Além de fazer *ásanas*, *pránáyáma* e muitas práticas rigorosas, os iniciados meditavam durante longos períodos. Os cientistas recrutaram números iguais de alunos e especialistas. Em média, os especialistas tântricos, todos da região de São Francisco, meditavam por mais de três horas e meia por dia e vinham fazendo isso havia anos. Em seu estudo, a equipe de Stanford percebeu que os praticantes relatavam com frequência a sensação de ondas e rajadas de energia durante suas meditações. Os cientistas também recrutaram dez indivíduos inexperientes para atuarem como grupo de controle.

Cada voluntário ficava sentado sozinho num quarto fracamente iluminado durante as sessões de monitoramento, que duravam uma hora. Os cientistas pediam que os participantes — fossem de controle, alunos ou especialistas — realizassem a mesma rotina. O participante passava vinte minutos relaxando, vinte minutos prestando atenção à sua respiração e vinte minutos meditando. Os do grupo de controle usavam mantras de duas sílabas que eles tinham inventado, enquanto os membros da Ananda Marga usavam seus mantras pessoais.

Corby e sua equipe estudaram não apenas as ondas cerebrais dos participantes, mas seus batimentos cardíacos, ritmos respiratórios e condutividade da pele. Esta última era um importante sinal de excitação emocional e, em alguns casos, excitação sexual. Cientistas sabem há muito tempo que o suor faz a condutividade elétrica da pele aumentar, e veem isso faz muito tempo como uma indicação de excitação simpática. Nos primórdios dos estudos de condutividade, cientistas monitoravam a reação da pele como forma de sondar o inconsciente. Da mesma forma, cientistas desenvolveram detectores de mentiras como uma maneira de medir a condutividade da pele em busca de pistas se uma pessoa estava relaxada e dizendo a verdade ou se estava pegajosa e mentindo.

A equipe de Stanford descobriu que os especialistas e alunos tântricos exibiam sólidas evidências de excitação autônoma. Os sinais incluíam ritmo cardíaco acelerado e aumentos significativos na condutividade da pele. O grupo de controle, por outro lado, exibia sinais de relaxamento geral.

Em um dos casos, uma mulher adepta do Tantra fez as medições dispararem quando experimentou o que ela descreveu posteriormente como "quase *samádhi*" — o estado extático de iluminação. Enquanto meditava, a condutividade de sua pele cresceu muito, ela começou a respirar rapidamente e seu ritmo cardíaco disparou para mais de 120 batidas por minuto — igual ao de amantes frenéticos. Abruptamente, ela parou de respirar totalmente, e as batidas de seu coração também desaceleraram. Finalmente, depois de mais de um minuto e meio, tempo no qual seu peito permaneceu praticamente imóvel, ela começou a respirar normalmente.

"Tivemos uma sorte extrema", escreveu a equipe de Corby na observação da experiência da mulher.

Corby e seus colegas não disseram nada sobre excitação sexual. Usaram frases como "ativação fisiológica" e "excitação autônoma". Mas o artigo deles — publicado no *Archives of General Psychiatry*, parte do cauteloso mundo da American Medical Association, sediada em Chicago — insinuava fortemente a base sexual de suas descobertas, dado o fato de os voluntários do estudo serem tântricos.

Até onde sei, esse artigo representa o mais próximo que a comunidade científica já chegou da identificação do que passei a considerar o paradoxo do yoga — a acentuada inversão em yogis avançados do arrefecimento fisiológico para a excitação, de estados de hipometabolismo para hipermetabolismo. O paradoxo não tem nada a ver com o tipo de falso crescimento metabólico que Payne anunciava e tudo a ver com um dos maiores segredos do yoga.

Infelizmente, o artigo de Corby afundou como uma pedra. Ele citava parte da pesquisa de Benson e surgiu enquanto *A resposta do relaxamento* ainda era popular e estava a caminho de vender milhões de exemplares. Durante muitos anos, o paradigma do relaxamento continuou a dominar o conceito científico de como o yoga funcionava. A perspectiva alternativa que ressaltava estados raros de excitação contínua — por uma variedade de motivos — permaneceu nas sombras.

Enquanto Udupa analisava hormônios, Dostálek, ondas cerebrais, e Corby, a condutividade da pele, outros cientistas estavam examinando um paralelo um tanto ou quanto curioso, mas muito pouco compreendido, entre yoga e sexo — a respiração pesada. Dostálek teve um vislumbre da semelhança quando seus voluntários de *Bhastriká* sentiram "euforia e até alegria". O mesmo aconteceu com Corby quando sua meditadora tântrica disparou rumo ao *samádhi*. Mas ondas cerebrais e condutividade da pele eram apenas duas das muitas formas de se explorar as repercussões da respiração rápida. Na realidade, seu estudo básico não exigia nenhum equipamento especializado. O método mais fundamental era simplesmente ficar sentado em silêncio e observar.

A MODERNA CIÊNCIA DO YOGA

Em *Human Sexual Response*, Masters e Johnson descrevem a respiração rápida como parte integral do comportamento masculino e feminino que leva ao clímax sexual. Os cientistas relataram taxas de mais de quarenta respirações por minuto no ápice de fortes orgasmos. Comparadas às taxas normais de respiração relaxada, elas são basicamente três vezes mais rápidas.

O ritmo da respiração pesada durante o sexo pode parecer rápido, mas não é nada comparado a um *Bhastriká* agressivo. Professores de yoga dizem aos iniciantes para que comecem com uma respiração por segundo e vão aumentando até duas respirações por segundo — ou 120 respirações por minuto. Alunos avançados são incentivados a chegar a quatro respirações por segundo. Se feito sem pausa, isso é igual a 240 respirações por minuto — uma taxa cinco ou seis vezes mais rápida que a de amantes.

Como vimos nos capítulos 3 e 4, a respiração pesada pode representar sérios riscos de danos à saúde e até morte. Mas, se feita com moderação, pode ser bastante benigna. Uma hiperventilação leve não causa danos permanentes ao cérebro nem ao sistema nervoso, simplesmente contribui para a sensação de euforia que torna tanto o sexo quanto o yoga tão agradáveis.

Ao longo das décadas, cientistas trabalharam duro para explorar a hiperventilação sexual, geralmente interessados em compreender o sexo ocidental, em vez do ascetismo oriental. Mesmo assim, os campos se sobrepõem de maneira suficiente para que alguns pesquisadores tenham argumentado que as observações se aplicam a ambos.

Mais recentemente, um órgão de pesquisa emergente revelou que a respiração rápida pode não apenas baixar o fluxo de oxigênio para o cérebro, como vimos no capítulo 3, mas reduzir acentuadamente a atividade especificamente em suas camadas mais externas. As descobertas vêm, em geral, da tecnologia de varredura cerebral. Ela permite que cientistas enxerguem mais profundamente — indo bem abaixo das regiões superficiais que pesquisadores exploraram com o eletroencefalógrafo — comparando os níveis de atividade interna e externa.

A varredura desvendou uma experiência primitiva que amplificava os surtos de hormônios e ondas cerebrais prazerosos do corpo.

Em biologia, a parte externa do cérebro é conhecida como córtex. O termo confunde muitos dos que não são especialistas por não ter nada a ver com um núcleo. Ele designa bordas e coberturas. O termo é derivado da palavra em latim para "tronco", como o de uma árvore. O córtex tem importantes funções na memória, atenção, cálculo, ciência, pensamento, empatia, raciocínio abstrato, linguagem e sensações, como vimos também com o lobo parietal. Neste exato momento, ele está interpretando estas palavras. Ele também parece ser a sede da consciência. A área conhecida como córtex pré-frontal ("pré" por ser a parte mais frontal do cérebro, bem na frente, logo atrás da testa) é bem desenvolvido apenas em primatas, especialmente humanos. Ele controla funções superiores, como planejamento, tomada de decisões e estabelecimento de prioridades.

Mais para baixo, há o cérebro mais primitivo. Ali fica o apetite bruto e a paixão incontida. As profundas estruturas do cérebro primitivo incluem o sistema neuroendócrino, composto pela epífise, a glândula pituitária e o hipotálamo, com sua área de vigilância e seu controle do sistema nervoso autônomo. Outro amontoado compõe o sistema límbico. Ele fica envolto em torno do tronco encefálico e suporta funções como emoção, motivação, homeostase e memória de curto prazo.

O sistema límbico também controla o sexo. A amígdala, um órgão límbico feito de dois lobos de tamanho próximo ao de uma amêndoa (seu nome vem da palavra grega para "amêndoa"), tem papéis importantes na emoção, incluindo agressividade e prazer. Com relação à sexualidade, ela tem a maior densidade de receptores do cérebro para hormônios sexuais, incluindo a testosterona. Cientistas mostraram que o estímulo da amígdala resulta em uma ampla variedade de atividades sexuais, incluindo ereção, ejaculação, ovulação e os movimentos rítmicos da cópula. O estímulo pode ser puramente hormonal. Cientistas holandeses estudaram recentemente mulheres de meia-idade cujas amígdalas tinham sofrido um declínio e descobriram que pequenas doses de testosterona podiam restaurar o vigor jovial aos órgãos.

À medida que as técnicas de varredura permitiam que os cientistas enxergassem mais a fundo, começaram a ver que a respiração rápida tinha repercussões diversas em diferentes partes do cérebro. O sistema límbico não exibia nenhuma queda de atividade como as do córtex. Ele dançava com seu próprio ritmo. O sexo e a hiperventilação podiam privar o córtex cerebral de sangue e oxigênio, diminuindo as funções superiores do cérebro, mesmo enquanto suas regiões internas continuavam fortes. Era como uma madrugada no subúrbio. Os moradores desligavam as luzes no andar de cima, enquanto continuavam a festa no porão.

Na Alemanha, Torsten Passie, um psiquiatra da faculdade de medicina da Universidade de Hannover, utilizou-se das descobertas límbicas para propor uma teoria da hiperventilação sexual. A queda no gerenciamento cortical, escreveu, resultava em um "modo mais primitivo de funcionamento do cérebro" marcado pelas emoções aumentadas, reduções no autocontrole e um transe sexual que se aprofundava.

Tudo isso levava a uma intrigante pergunta. A respiração rápida do yoga ou de qualquer outra coisa seria capaz de produzir um estado de euforia sexual por si só? A pergunta implicava complexas questões de causa. A respiração era unicamente um resultado do estímulo sexual, ou ela poderia também funcionar como iniciador?

Em Vancouver, Lori A. Brotto e outros pesquisadores sexuais da Universidade da Colúmbia Britânica começaram a buscar respostas. Os cientistas recrutaram 25 mulheres — todas heterossexuais e sexualmente experientes — e mediram as reações delas a um filme erótico. As reações eram observadas duas vezes, uma depois da hiperventilação e a outra num dia diferente, sem o benefício da respiração acelerada. As mulheres fizeram trinta respirações profundas por minuto durante dois minutos. Pelos padrões da *Bhastriká* e de outros tipos de respiração rápida do yoga, a rotina era consideravelmente leve. Ainda assim, os pesquisadores julgaram que a respiração produzia um estado de dominância simpática que durava ao menos sete minutos.

Seu relatório, publicado em 2002, mostrava que as mulheres, enquanto assistiam ao filme, experimentavam um significante crescimento na amplitude de suas pulsações vaginais, sugerindo que ver o filme sensual realmente produzia excitação genital. Como um grupo, a amplitude dobrava.

Isso levou a uma investigação para verificar se a técnica de respiração podia ter aplicações práticas. Brotto e seus colegas recrutaram sessenta mulheres com desordem de excitação sexual e um grupo de controle de 42 mulheres com vida sexual saudável. Novamente, as voluntárias eram todas heterossexuais e sexualmente experientes. As mulheres assistiram a dois filmes eróticos seguidos. Um grupo hiperventilou antes do primeiro filme e, em seguida, teve um período de descanso antes de assistir ao segundo. O procedimento com o segundo grupo foi inverso, de forma que a respiração rápida ocorreu antes do segundo filme.

SEXO DIVINO

Os resultados sugeriram que mesmo períodos curtos de respiração rápida podiam melhorar a excitação. Como antes, as mulheres saudáveis reagiam mais vigorosamente ao filme erótico se tivessem hiperventilado anteriormente. Mas as mulheres com desordens de excitação sexual também. Seus históricos incluíam a ausência ou a redução da capacidade de reagir a estímulos físicos dos genitais, além de sinais visuais e audíveis que normalmente resultam em sensações excitadas. Em muitos aspectos, essas mulheres eram casos difíceis. Contudo, seus níveis de excitação eram quase tão altos quanto os de suas colegas.

Em suma, a evidência sugeriu que a hiperventilação podia promover a excitação não apenas em mulheres saudáveis, mas também naquelas com a libido reduzida.

A respiração acelerada atiçava as chamas.

Minha primeira visita a um estúdio de Bikram fez cair a ficha da natureza primitiva da respiração do yoga. Eu vinha fazendo yoga há décadas. Mas, agora, no meu novo estado mental, percebia que a maioria das aulas era estruturada — por acidente ou intenção — para ecoar uma das mais básicas dentre todas as experiências humanas.

A casa estava cheia naquela noite, o salão espelhado abarrotado de homens e mulheres, a maioria em grande forma e composta, aparentemente, por entusiastas que praticavam muito. Um homem lá na frente mantinha uma grande jarra de água ao seu lado. Claramente, ele compreendia melhor do que eu como o yoga quente podia produzir torrentes de suor e a necessidade urgente de uma bebida refrescante (uma situação que não é desconhecida nos relacionamentos adultos). Ninguém parecia estar acima do peso. O grupo, no geral, parecia em forma e atraente.

Aulas de Bikram seguem uma rotina de 26 posturas que começa e termina com o *pránáyáma*. Nosso primeiro exercício respiratório foi lento e calmante — bom para aquecer e ajudar os iniciantes a se sentirem em casa. Por definição, era a hipoventilação que punha levemente o pé no freio parassimpático, relaxando o corpo e a mente. Eu me sentia quente, calmo e ciente, pronto para qualquer coisa.

As posturas começaram fáceis e ficaram mais desafiadoras, como de costume numa aula de yoga. As torções e alongamentos se aprofundavam e ficavam cada vez mais pronunciados, as tensões crescendo lentamente.

Sexólogos descrevem a crescente tensão muscular como parte integral da reação sexual humana. As contrações começam levemente na fase de excitação e se desenvolvem em tensões e flexões que são bastante pronunciadas na fase do platô — o momento de atividade extrema pouco antes do clímax. Da mesma forma, nós realizamos as posturas mais difíceis mais para o final da sessão, indo até onde aguentávamos, alongando e realizando o esforço, banhados em suor.

O último exercício respiratório foi muito rápido. Era *Kapálabháti*, a forma relativamente leve de *Bhastriká*. Para mim, eram as boas e velhas hiperventilação e excitação simpática, com a onda de costume e, depois que terminamos, uma sensação de calma e felicidade. Sexólogos chamam isso de fase de resolução.

Ficamos deitados de costas em *Shavásana* enquanto o instrutor reduzia as luzes.

As aulas de yoga — com suas flexões, suor, respiração rápida e diversos estados de despimento — adquiriram uma certa reputação. *Sex and the City* lançou a questão em termos descritivos. Em um episódio, Samantha fica tão excitada e incomodada que dá em cima de um homem perto dela. Rejeitada, ela tenta outro e consegue um entusiasmado movimento positivo de cabeça dele, depois do qual ambos saem do recinto às pressas.

A série inventou um termo para descrever a união do yoga com o orgasmo: *yogasmo*. Uma campanha publicitária perguntava aos leitores qual era a definição do termo. Opção um: um truque de ioiô. Opção dois: sexo com Yogi Berra. Opção três: o que Samantha tem com um cara de sua aula de yoga.

A palavra entrou no *zeitgeist*. Em 2009, a *New Yorker* publicou uma charge de uma mulher lendo na cama ao lado do marido. "Esta noite não, querido", dizia a mulher. "Tive um yogasmo na aula."

Vikas Dhikav estava interessado na questão de se o yoga podia não apenas excitar indivíduos, mas também melhorar a vida sexual de casais. Em Nova Déli, o jovem médico reuniu uma equipe médica e mais de cem voluntários homens e mulheres. Dhikav e seus colegas publicaram dois artigos em 2010. Os resultados iam muito além das insinuações contidas em décadas de pesquisa fisiológica — sem falar nos cartuns e vídeos, escândalos e processos jurídicos, histórias e testemunhos. A evidência clínica argumentava que o yoga tinha, de fato, um talento para a promoção da intimidade.

A equipe médica pediu aos homens e mulheres que relatassem sua vida sexual antes e depois de praticarem yoga durante três meses. As posturas da rotina diferiam ligeiramente da composição de costume. Os cientistas escolheram posturas pelo que chamaram de seu potencial para melhorar o "tônus muscular, gônadas, sistema endócrino, digestão, movimentos das articulações e humor". Apesar de a equipe não ter feito nenhuma referência aos estudos sobre excitação discutidos neste livro, a seleção de posturas acabou incluindo várias das que esses relatórios tinham identificado como sexualmente estimulantes. As posturas incluíam o Arco, a Ponte, o Arado e o Gafanhoto (todos do estudo de Udupa), a Cobra (do estudo russo) e *Agni Sara* (do estudo de Dostálek). Outras posturas incluíam o Triângulo e a Postura da Pinça. Os *pránáyámas* incluíam *Kapálabháti*, a respiração acelerada que fizemos no estúdio de Bikram. Como de costume, os voluntários encerravam suas sessões com a Postura do Cadáver e relaxamento.

Os resultados delataram. Os yogis novatos exibiram melhorias em todas as categorias da experiência sexual que estavam sendo investigadas — incluindo desejo, excitação, orgasmo e satisfação. Os homens, com média de idade de 40 anos, relataram melhoria na capacidade de manter a ereção durante a relação sexual e aumento no grau de rigidez. Também expressaram uma confiança maior.

As mulheres exibiram uma empolgação recém-descoberta. Suas idades variavam de 22 a 55. Como grupo, elas relataram melhoras em todas as categorias mensuradas, incluindo vários indicadores de prazer aumentado, além de intimidade emocional com seus amantes. Os cientistas também descobriram que mulheres em diferentes estágios da vida diferiam no que consideravam os melhores resultados. Mulheres acima de 45 anos relataram que os maiores ganhos se centravam na excitação melhorada. Em contraste, as mais jovens relataram que as principais melhoras tinham a ver com a qualidade de seus orgasmos.

A história natural do orgasmo humano é um assunto sobre o qual a ciência fez esclarecimentos. Ao longo das décadas, equipes de pesquisadores mediram sua duração e discerniram uma experiência bem definida que pode variar consideravelmente em duração e caráter. A faixa habitual fica entre poucos segundos e 22 segundos. Masters e Johnson descobriram que, em raras ocasiões, determinadas mulheres podiam experimentar orgasmos que duravam um minuto ou mais. Eles cunharam um pomposo termo para a situação, chamando-a de *status orgasmus*. O *status* implicava um estado contínuo, em vez de um breve interlúdio. Os cientistas descobriram que mulheres que experimentavam tais episódios pareciam se mover com extrema rapidez entre picos orgásticos sucessivos, conforme indicado por contrações repetidas de sua parede vaginal. As medições em uma mulher mostraram que ela passava por mais duas dúzias de rápidas contrações.

Nada surpreendente, o sistema nervoso se mostrou o orquestrador das excitações. A alteração mais importante apresentava a troca da dominância parassimpática pela dominância simpática. A parassimpática — a parte do repouso e da digestão — começava a atividade promovendo um estado relaxado de inchaço e ereção. Nessa fase, o órgão reprodutivo tanto de homens quanto de mulheres se enchia de sangue. Então, a porção simpática do sistema nervoso autônomo entrava em ação, bombeando adrenalina e lançando o corpo num crescente frenesi de tensão, respiração e atividade avassaladora, além de exorbitantes aumentos da frequência cardíaca e da pressão arterial. O pico simpático vinha com o clímax.

Explorando esse mundo, a ciência descobriu uma notável classe de mulheres que conseguiam entrar em estados de êxtase sexual *pensando* — um fenômeno conhecido clínica e popularmente como orgasmo espontâneo. Na Universidade de Rutgers, cientistas analisaram dez mulheres que afirmavam ter tal habilidade. Cada uma foi examinada separadamente. No laboratório, os cientistas pediam que cada mulher se deitasse numa cama de hospital cheia de almofadas decorativas, mediam a excitação dela e comparavam sua reação às leituras geradas quando estimulava os genitais manualmente.

Os resultados não foram ambíguos. Os cientistas descobriram que ambas as condições produziam aumentos significativos na pressão arterial, na frequência cardíaca e na dilatação das pupilas (todos devidos à excitação simpática), além de na tolerância à dor — o que acabou se mostrando um fator característico do orgasmo. Algumas das mulheres, ressaltaram os cientistas, "exibiram um vigoroso movimento muscular" durante suas excitações não genitais, enquanto outras "pareciam estar deitadas imóveis".

SEXO DIVINO

As descobertas gerais, escreveu a equipe em um artigo de 1992, pediam "uma reavaliação da natureza do orgasmo".

De maneira significativa, o yoga desempenhava um papel central no desenvolvimento de alguns desses talentos. Uma das mulheres era uma yogini que ficou feliz em demonstrar suas habilidades em nome da ciência. Disse que conseguia se concentrar em sua coluna vertebral e lançar rapidamente suas energias em ação.

"É só me dizer que chakra vocês querem medir", disse ela aos cientistas responsáveis. "Consigo criar orgasmos em todos os centros de energia. Não sei quanto tempo vocês têm, mas não tenho nenhum problema em passar a tarde inteira fazendo isso."

À primeira vista, a ideia de experimentar o ápice sexual durante o curso de horas, dias ou uma vida inteira parece absurda. Se orgasmos regulares envolvem a passageira perda de contato com a realidade (o que, por vezes, é conhecido como *la petite mort*, "a pequena morte"), seria de esperar que uma arrebatadora experiência que continuasse indefinidamente deixasse seus receptores alheios ao mundo, vagando permanentemente. Como alguém comeria, jogaria futebol ou conduziria uma reunião? A ideia de existir simultaneamente em ambos os mundos parece uma contradição lógica.

O objetivo pode parecer um tanto quanto menos duvidoso se você levar em consideração a longa mistura de misticismo com sexualidade. Ao longo das eras e das culturas, os objetivos de ambos se mostraram incrivelmente semelhantes, se não idênticos. Os dois incentivam estados movidos por uma única causa. Religiões orientais como o taoismo, o hinduísmo e o budismo ensinam a mutualidade da espiritualidade e da sexualidade. Ascetas cristãos também evocaram a união. Falavam com frequência da alma, ou da "noiva", como busca de assimilação com a pessoa amada.

Qualquer um que visite Roma e contemple a escultura *O Êxtase de Santa Teresa*, de Bernini, vê um comovente retrato desse tipo de euforia espiritual. A cabeça da santa está jogada para trás, os lábios entreabertos no que parece uma expectativa erótica. É quase possível ouvi-la gemer.

Não que viver em dois mundos seja fácil. Na Índia, indivíduos enlaçados por transes extáticos frequentemente têm devotos que ajudam com a parte básica da sobrevivência. Ramakrishna (1836-1886), um dos grandes santos do hinduísmo moderno, mantinha assistentes à mão para lhe dizer quando ele já tinha comido o suficiente. O santo também podia esquecer de respirar. À noite, devotos ficavam de vigília e o acordavam se fosse necessário.

No yoga, o caminho para a felicidade contínua é conhecido como kundaliní, apesar de ninguém poder culpar um observador casual por pensar o contrário. A palavra está no topo da minha lista de termos mais confusos do yoga. Em primeiro lugar, a kundaliní se refere tanto a uma variedade comum de yoga quanto a uma das experiências mais esotéricas da disciplina (que o estilo almeja). Yogis avançados me disseram que talvez 1% ou menos de todos os praticantes passe pelo despertar da kundaliní. Mas o público é muito maior. Discussões públicas do fenômeno evocam todos os tipos de tentações — conhecimento, poder, mistério, excitação, perigo, êxtase e mais —, ao mesmo tempo que velam o estado de felicidade com mal-entendidos e eufemismos. Meu dicionário universitário faz um trabalho relativamente bom na parte fundamental, ao passo que evita qualquer insinuação da natureza sexual que há por trás: "Na tradição do yoga, energia espiritual que está adormecida na base da coluna até que seja ativada e canalizada para cima, rumo ao cérebro, para produzir iluminação."

A definição em sânscrito para kundaliní é "enrolada" ou "aquela que está enrolada", como uma cobra enrolada. Essa é a representação icônica. Diz-se que a serpente está dormindo na base da coluna e que seu desenrolar ou despertar e o movimento de subida pela coluna marcam o início da iluminação. O simbolismo pode parecer estranho. Mas a cobra tem uma longa história de representação do renascimento por causa de sua capacidade de trocar de pele. Na vida religiosa hindu, cobras desfrutam de um alto status e são frequentemente adoradas como deuses e deusas. Assim, a imagem tradicional da kundaliní faz sentido em termos de suas origens culturais. A serpente que sobe marca um novo início. É claro, serpentes têm associações muito diferentes para leitores da Bíblia. Não é nenhuma surpresa que, em anos recentes, alguns evangélicos tenham atacado a kundaliní como o trabalho do diabo.

A sinuosa imagem está enraizada, ao menos em parte, na sensação. Ramakrishna dizia que, às vezes, sentia a corrente mística subindo "como uma cobra" por sua coluna, o movimento sendo feito "num caminho em zigue-zague".

SEXO DIVINO

Diz-se também que o despertar da kundaliní resulta em sensações ardentes, seu caminho através do corpo descrito como quente como fogo. Em seu tratado sobre yoga, Eliade, o historiador da religião, citou textos antigos que se referiam à kundaliní como "grande fogo" e "fogo ardente". Em suma, a kundaliní foi retratada repetidamente como um tipo de chama viva. A etimologia da palavra reforça essa imagem. Seu radical no sânscrito, o verbo *kund*, significa "aquecer ou queimar".

Fontes autorizadas em tantrismo descrevem o fogo místico como de origem divina e feminino em caráter, chamando-a de a deusa adormecida que o yogi de sucesso buscava despertar. Seus nomes incluíam Shakti e Íshvari, a deusa da realidade suprema. Diz-se que o elemento cósmico feminino sobe em um surto pela espinha até o topo da cabeça e, lá, une-se à sua contraparte masculina, Shiva, a comunhão produzindo um estado de felicidade transcendente.

Relatos antigos tendem a ser vagos na descrição da base física da kundaliní. Descrições modernas não são nada melhores. As definições incluem energia mística, fluxos melhorados do *prána*, a energia vital que está por trás do crescimento espiritual, e a força matriz que guia o desenvolvimento humano.

Yogani, um tântrico americano que escreve com um pseudônimo e faz frequentes referências à ciência moderna, rejeita essas descrições como acobertamentos da verdade. Seu livro de 2004 resume a sua perspectiva em um franco título de capítulo: "Kundaliní — Um Codinome para o Sexo". Ele chama a experiência mística de "um desabrochamento do orgasmo, uma expansão do orgasmo para o florescimento total infinito no corpo inteiro".

Os principais pesquisadores da kundaliní do mundo da ciência não foram sexólogos ou biólogos, mas psicólogos e psiquiatras. O grupo é consideravelmente pequeno e trabalha previsivelmente à margem do mundo terapêutico. Além disso, não chegou a nada semelhante a um acordo com a relação à benignidade ou malignidade, ao caráter saudável ou patológico dessa ligação direta do corpo humano. Em vez disso, os especialistas são caracteristicamente conflitantes.

Notavelmente, um dos primeiros pesquisadores — se não *o* primeiro — foi ninguém menos que Carl Gustav Jung (1875-1961), psiquiatra suíço. Ele encontrou um caso de despertar da kundaliní no início de sua carreira e desenvolveu um profundo interesse. Por volta de 1918, descobriu o caso de uma mulher de 25 anos cujos sintomas incluíam uma onda de desordem física que subia a partir de seu períneo, indo ao útero, à bexiga e, finalmente, ao alto da cabeça.

Ele ficou intrigado — e ela, felicíssima.

"Está indo de maneira esplêndida!", falou a mulher das sessões analíticas deles. "Não importa se você não entende os meus sonhos. Sempre tenho os sintomas mais loucos, mas tem algo acontecendo o tempo inteiro." Para a perplexidade de Jung, ele percebeu tardiamente que a mulher achava o caos físico e fisiológico agradável.

Jung deu várias aulas sobre a kundaliní ao longo dos anos e, em 1932, proferiu quatro palestras em Zurique sobre sua psicologia. Endossou seu estudo acadêmico, mas alertou que as pessoas mantivessem distância da prática. Uma de suas advertências mais severas foi feita em 1938, duas décadas depois de tratar a kundaliní de sua paciente.

Jung chamou a experiência de um "estado psicótico deliberadamente induzido, que, em determinados indivíduos instáveis, pode levar facilmente a uma psicose verdadeira". O termo é um dos mais sombrios da psiquiatria. Indica sérias dissociações da realidade marcadas por delírios, alucinações e outras incapacitantes falhas da consciência.

A kundaliní, concluiu Jung, "ataca as raízes da existência humana e pode libertar uma inundação de sofrimento com a qual nenhuma pessoa de mente sã já tenha sonhado".

O tom analítico mudou radicalmente na década de 1970 à medida que ondas de gurus indianos tomavam os Estados Unidos, e muitos yogis e pessoas em busca do espiritual começaram a passar por excitação da kundaliní. Lee Sannella (1916-2010) fez uma das primeiras e mais animadas avaliações. Formado pela Faculdade de Medicina de Yale, o psiquiatra de São Francisco organizou os primeiros seminários no Esalen Institute, o ícone do movimento do potencial humano que explorava drogas e sexo, religião e filosofia.

Para Sannella, a pergunta era se o fogo místico levava à genialidade ou à loucura, ou a algum misto ambíguo dos dois. Seu livro de 1976, *Kundalini: Psychosis or Transcendence?*, falava de 13 pessoas que tinham passado pelo despertar. Entre elas, uma atriz, um psicólogo, um bibliotecário, um professor, um escritor, dois artistas, duas donas de casa, um curandeiro, uma secretária, um psiquiatra e um cientista. As descrições dele eram anônimas.

Sannella disse que sua pesquisa indicava que a kundaliní não representava nenhum salto de um penhasco, mas "um processo de renascimento tão natural quanto o nascimento físico. Parece patológico apenas pelos sintomas não serem compreendidos em relação ao resultado: um ser humano iluminado".

Sendo um acadêmico, Sannella mencionou Jung, que, àquela época, tinha se tornado um herói da contracultura por causa de sua aceitação do Oriente místico. Mas Sannella tirou a importância das advertências. Dedicou uma frase à conclusão de Jung de que a kundaliní poderia levar à loucura.

Os estudos de caso de Sannella tendiam a seguir o mesmo script — dificuldades iniciais seguidas por lentas recuperações de maneira que o despertar terminasse num final feliz, com o indivíduo tendo uma profunda sensação de renovação pessoal. Mas as evidências sugerem que ele usou um considerável grau de ponto de vista interpretativo. Por exemplo, sua descrição do reverendo John Scudder, um curandeiro paranormal de Illinois, não se parece em nada com o relato do próprio sacerdote.

Scudder falava de seu corpo se enchendo de calor, luz e energia. Seu sangue parecia ferver. Seus órgãos pareciam estar em chamas. Ondas de energia martelavam sua cabeça. Seu coração batia tão violentamente que amigos alarmados conseguiam ouvi-lo estrondando dentro do peito, e a igreja deles, mais tarde naquele dia, anunciou que ele tinha sofrido um ataque cardíaco. Ele tinha dificuldades para dormir. Semanas de agonia o deixavam temendo pela própria vida e por sua sanidade, ainda que ele se considerasse capaz de ler mentes e enxergar com uma visão clarividente. Então, de maneira bastante repentina, o horror terminou, e ele se sentiu totalmente limpo de uma forma como nunca se sentira antes.

Depois disso, Scudder dizia a qualquer um que lhe perguntasse que a experiência devia ser evitada a todo custo.

"Fui levado a acreditar que a abertura da kundaliní era uma experiência oculta grande e gloriosa", relembrou. "Aquilo pelo que passei foi um absoluto inferno. Se existe um inferno, não pode ser nada pior do que eu suportei."

· · ·

A MODERNA CIÊNCIA DO YOGA

Na década de 1980, gurus e práticas agressivos tinham presenteado a região de São Francisco com muitas centenas de kundalitas, como são chamados os estudiosos do fogo interno. Sannella, por si só, encontrou quase mil casos e ajudou a fundar um serviço de assessoria conhecido como a Kundalini Crisis Clinic. A Rede de Emergências Espirituais — posteriormente renomeada como Rede para a Emergência Espiritual, dando um toque mais positivo — não dava assessoria, mas tinha um teleatendimento. Entre 1986 e 1987, atendeu a mais de quinhentas ligações. Uma análise mostrou que o perfil típico dos atendidos era mulher de 40 anos com perguntas sobre a kundaliní.

Atualmente, muitos websites ao redor do mundo oferecem conselhos, a maioria exaltando a ígnea experiência com um caminho certo para o crescimento espiritual. Mas alguns falam de terrores, de estranhas doenças e confusões na vida, de visitas desesperadas a médicos que acham difícil imaginar o que está acontecendo, muito menos os tipos de tratamento a serem recomendados. Alguns falam de ataques cardíacos e até morte.

Bob Boyd, de Greensboro, Carolina do Norte, fundou um website conhecido como *Kundalini Survival and Support*. Lá, ele falou de seu próprio despertar quando jovem e do pesadelo de ser incapaz de extinguir o fogo místico. As cegantes sensações, escreveu, "literalmente me debilitaram mentalmente em termos dos sucessos acadêmicos e realizações futuras que eu poderia ter tido". Pessoas em todo o mundo, disse Boyd, "amaldiçoam o dia em que entraram no anel de fogo da kundaliní".

Tais alertas recebem pouca atenção, ao passo que descrições populares tendem a ganhar ampla audiência. Elizabeth Gilbert, autora do best-seller de desenfreado sucesso *Comer, rezar, amar*, dá uma descrição tentadora de sua própria experiência num ashram indiano. "De repente, compreendi completamente como funciona o Universo", emocionou-se ela em seu livro. "Abandonei meu corpo, abandonei o recinto, abandonei o planeta e atravessei o tempo." De volta à Terra, ela descobriu que a kundaliní a deixara "mais safada que um marinheiro que estivesse em uma folga em terra firme de três dias".

Alguns empreendedores aproveitaram o erotismo cru como forma de lucrar, indo da austeridade do yoga para a ostentação do comercialismo. Seus produtos se concentram não na kundaliní total, mas numa variedade de excitações menores que parecem ter pouco a ver com misticismo ou cura. No geral, tem mais a ver com hedonismo. Nada surpreendente, foi a Califórnia — famosa pela busca por substâncias psicotrópicas, sexo e outras diversões — que começou a tendência e se tornou um de seus principais centros de acesso.

Uma das pioneiras foi a Universidade de More. Fundada em 1977, ela floresceu nas secas colinas a leste de São Francisco, oferecendo diplomas de doutorado em temas como sensualidade. Não tinha biblioteca nem campus, a não ser a residência das pessoas, mas um diploma de doutor custava cerca de 50 mil dólares. O que centenas de alunos aprenderam foi como estender seus orgasmos. Formados pela universidade, relataram um experimento no qual uma mulher manteve um orgasmo durante 11 horas. Ao enfrentar uma crescente pressão federal para que fechasse as fábricas de diplomas, a Califórnia acabou revogando a certificação da More.

Mas o conhecimento se espalhou. Um dos principais meios foram livros "como fazer", vários escritos por ex-alunos da More.

Patricia Taylor se formou pela Barnard College, em Manhattan, e recebeu um diploma de mestrado em administração de empresas da Wharton School, da Universidade da Pensilvânia. Trabalhou em Wall Street antes de se transferir para São Francisco, onde estudou o Tantra. Em 1988, sua vida mudou, quando um ex-aluno da More a levou a um estado de êxtase que durou cerca de vinte minutos.

"Eu estava soprando fogo pelas minhas mãos e pés", disse ela a mim. "Então, entrei na luz."

Depois de estudar na More, mudou o foco de sua vida para o ensino de como atingir longos orgasmos, chamando-os de "um portal para o divino". Em 2002, escreveu *Expanded Orgasm*. Seu expandedlovemaking.com, oferece livros, conselhos e cursos, incluindo intensivos para parceiros.

Taylor me falou que é casada e feliz há duas décadas. Seu orgasmo mais longo? Duas ou três horas, respondeu ela. Acrescentou que era difícil saber com exatidão por ser fácil perder a noção do tempo.

A ciência está se voltando a uma nova geração de máquinas de tecnologia de imagem desses estados incomuns em um esforço para aprender mais a respeito de suas características e compreender melhor a experiência sexual humana.

A MODERNA CIÊNCIA DO YOGA

Um dos pioneiros é Barry Komisaruk, um dos primeiros cientistas a analisar a neurofisiologia do orgasmo. O professor da Rutgers trabalhou com duas colegas para publicar, em 1992, o estudo sobre orgasmo espontâneo e, ao longo dos anos, buscou mapear os aspectos neurais da sexualidade, escrevendo mais de cem artigos. Seu longo interesse resultou num modesto livro, *The Science of Orgasm*, publicado em 2006 pela John Hopkins University Press. Àquela altura, Komisaruk não apenas fazia pesquisa e lecionava, mas também tinha sido nomeado reitor associado da pós-graduação.

Relativamente tarde em sua carreira, Komisaruk começou a usar novos métodos de investigação que iam muito além do EEG para revelar como os orgasmos iluminam o cérebro. A técnica, conhecida como Ressonância Magnética Funcional, mostrou alterações no fluxo de sangue cerebral e, portanto, atividade neural. Na década de 1990, a ressonância magnética funcional tinha passado a dominar o mundo do mapeamento cerebral por causa de sua fácil operação, ampla disponibilidade e dados claros. Suas imagens mostravam o cérebro em geral em tons de cinza e áreas de atividade aumentada acendiam em tons de laranja e amarelo.

A partir de seu laboratório em Nova Jersey, Komisaruk começou a usar o aparelho no final da década de 1990 para compreender melhor o funcionamento da neurofisiologia e do orgasmo. Em 2003, ainda fascinado com as mulheres dos orgasmos espontâneos de mais de uma década antes, começou um novo ciclo de experimentos com a intenção de explorar o que a ressonância magnética funcional poderia revelar a respeito dos orgasmos espontâneos delas, além de aspectos fundamentais da sexualidade humana.

Grande parte da boa ciência é feita ao se eliminar o emaranhado de confusas variáveis que envolvem a maioria dos aspectos da natureza. Foi o que Dostálek e os russos fizeram ao examinarem as repercussões fisiológicas de uma única postura de yoga. Komisaruk se sentia atraído pelas mulheres dos orgasmos espontâneos pelo mesmo motivo. Orgasmos espontâneos pareciam representar a experiência humana do clímax sem as confusas variáveis de informações sensoriais e contração muscular. Para as técnicas de imagem do cérebro, isso significava que o córtex sensorial e motor permaneceria em tons de cinza, assim como a maior parte das outras regiões do cérebro normalmente envolvidas na interação humana com o mundo externo. Em tese, a ressonância magnética funcional mostraria as partes puramente límbicas da experiência. Claro, mulheres que têm orgasmos sem tocar em si mesmas podem estremecer de prazer, como o estudo de 1992 mostrara. Mas a comoção podia começar relativamente tarde na excitação. Em tese, a nova linha de experimentos prometia produzir o que Komisaruk chamou de uma "imagem mais clara" do orgasmo e uma oportunidade de entender melhor sua natureza.

Em 2003, ao examinar as primeiras imagens, Komisaruk ficou satisfeito ao ver a confirmação das conclusões do estudo de uma década antes. O centro de prazer do cérebro das mulheres acendia de maneira mais ou menos idêntica, quer atingissem seu ápice orgástico por meio de estímulo físico ou simplesmente com o pensamento. Diferentes caminhos levaram ao mesmo resultado.

O desafio era conseguir voluntárias suficientes. Um bom estudo exigiria um considerável número de participantes — todas de posse de um raro talento amplamente desconhecido pela maioria no mundo. O trabalho para recrutá-las exigia sutileza, boas conexões e um pouco de conversa astuta de vendedor. Afinal, que mulher ficaria ansiosa por se deitar numa mesa dura, debaixo do brilho de lâmpadas fluorescentes e ter sua cabeça zapeada por um imenso ímã em forma de rosca enquanto tentava se soltar?

Na melhor das hipóteses, era uma proposta difícil — ou melhor, difícil, até Nan Wise aparecer. Nan Wise é uma atraente terapeuta sexual e professora de yoga que Komisaruk conheceu quando ela voltou a estudar na Rutgers depois de criar dois filhos. O estudo do yoga e o aprendizado de como prestar muita atenção às correntes de energia em seu corpo a tinham transformado em uma habilidosa praticante de orgasmo espontâneo, e ela concordou em fazer uma ressonância magnética funcional quando Komisaruk lhe pediu.

"É a coisa menos sexy do mundo", disse ela para mim. "Mas faço isso pela ciência."

No início de 2010, Komisaruk e Wise tinham sido bem-sucedidos na realização de varreduras preliminares em uma dúzia de voluntárias. O movimento da cabeça se mostrou um problema significativo. Os orgasmos que a própria Wise experimentava enquanto estava dentro do aparelho tinham resultado em praticamente nenhum movimento da cabeça e, portanto, imagens muito claras. Mas outras mulheres capazes de orgasmos espontâneos frequentemente se debatiam. Em um dos casos, Wise relembrou, "parecia que a máquina iria sair pulando pela sala". Como solução, os cientistas projetaram uma contenção para a cabeça que era aparafusada à máquina. Funcionou. Agora, a cabeça das mulheres ficava estável, ainda que seus corpos se agitassem.

Wise resolveu investigar esse enigma como parte de sua pesquisa de doutorado. O que ela e Komisaruk previram foi a documentação dos passos pelos quais diversos circuitos e redes neurais acendiam no orgasmo. Na essência, eles queriam fazer um filme de varredura cerebral, torcendo para que ele iluminasse as charadas fundamentais. Por exemplo, a pesquisa podia ajudar cientistas a aprender como distinguir as partes do cérebro que mediavam dor e prazer. O cérebro em um estado de orgasmo, relatou-me Wise, é basicamente o mesmo de quando ele experimenta a dor.

"Não entendemos muito a respeito do que constitui a diferença."

Para sua dissertação, Wise precisou de ao menos uma dúzia de voluntárias capazes de orgasmos espontâneos. Mas, agora, com o crescimento do Neotantra e da sexualidade alternativa, recrutá-las na cidade de Nova York se mostrou fácil. Wise sabia como lidar com os adeptos de sexo e espiritualidade e conhecia as pessoas certas para contatar em busca de voluntárias.

"Conheço alguém que conhece alguém", refletiu ela. "É assim que funciona." Um dos grupos que ela utilizou foi o One Taste. Seu fundador tinha adotado os métodos da Universidade de More e estabelecido um negócio em São Francisco e na área do sul de Manhattan que promovia relacionamentos sexuais abertos, além de meditação orgástica. As voluntárias de orgasmos espontâneos de Wise eram desde místicas Nova Era até feministas radicais que pregavam as virtudes de se aprender como atingir a satisfação sexual sem homens.

Quanto mais Wise aprendia, mais ficava maravilhada com a diversidade dos estados de euforia.

"Existem orgasmos e orgasmos", disse ela. "Para mim, o orgasmo espontâneo é como um orgasmo difuso. Agora que venho entrevistando pessoas que têm essa capacidade, algumas delas têm orgasmos incrivelmente intensos. Acho que algumas pessoas conseguem voltar o sistema nervoso nessa direção com bastante facilidade."

Perguntei a ela a respeito da duração.

"Já vimos todos os tipos de estilos diferentes", respondeu. "Parece haver algumas pessoas que conseguem criar um estado orgástico e mantê-lo. Nunca cronometrei. Mas existem pessoas que conseguem continuar sem parar."

Apesar de a ciência ter conseguido algum progresso ao longo das décadas no esclarecimento da relação entre sexo e yoga, ela lançou menos luz em uma questão esotérica que é ainda mais fundamental e importante. Durante muito tempo, esse assunto foi visto como relacionado quase exclusivamente à inspiração divina. Atualmente, ele é percebido como o cerne do que significa ser humano.

7
INSPIRAÇÃO

Paul Pond queria saber como o Universo tinha começado. Seu doutorado em física de partículas da Universidade de Northeastern, em Boston, abriu uma porta para um mundo de pensadores que buscavam identificar como os elementos básicos da natureza se juntaram nos primeiros instantes após o Big Bang, como coisas como mésons ganhavam forma e desapareciam em rajadas de outras partículas elementares. Ele publicou na *Physical Review* — o maior periódico do campo — e realizou pesquisas em lugares como Toronto e Londres, Paris e Viena.

Então, ele começou a passar pelo despertar da kundaliní. Em 1974, decidiu desistir da pesquisa em física.

Pond e seus amigos moravam no Canadá, nos arredores de Toronto. Mas ficaram apaixonados por um místico da Caxemira chamado Gopi Krishna, que morava do outro lado do mundo. No final do verão de 1977, Pond, juntamente com mais de 230 outros canadenses, embarcou num jumbo e voou para a Índia, para visitar o velho kundalita. Alguns o ajudaram a espalhar sua mensagem. Por sua vez, o sábio visitou Toronto em 1979 e novamente em 1983, um ano antes de falecer. Krishna desprezava o status de guru. Mas os canadenses o reverenciavam como um visionário e sentiam a obrigação de manter vivos os objetivos dele, especialmente sua paixão por estudar como a kundaliní podia estimular a intuição e a genialidade, a percepção e a criatividade.

Krishna me ensinou que o fogo místico "precisa" transformar uma pessoa comum em "um virtuose de alta ordem, com extraordinário poder de expressão, tanto em verso quanto em prosa, ou extraordinários talentos artísticos". Seus ensinamentos — descritos em *The Biological Basis of Religion and Genius* — faziam o movimento do potencial humano parecer um chá da tarde.

A MODERNA CIÊNCIA DO YOGA

Uma fazenda no sul de Ontário se tornou a sede de onde Pond, a esposa e amigos espalharam os ensinamentos. Em 1986, organizaram a primeira do que acabariam por se tornar décadas de conferências sob uma grande tenda. Chamavam seu grupo de The Institute for Consciousness Research. A pequena organização beneficente canadense com seus objetivos esotéricos se tornou um ímã para centenas de pessoas. Vendeu livros sobre a kundaliní, construiu uma extensa biblioteca, publicou um boletim informativo e buscou mostrar que o fogo místico poderia resultar em artistas e escritores, santos e inovadores. Ao longo dos anos, analisou figuras como Brahms, Emerson, Gandhi, Victor Hugo, Thomas Jefferson, Walt Whitman, Rudolf Steiner, Santa Hildegarda e São João da Cruz. Os resultados publicados eram tipicamente ricos em notas finais explicativas.

Pond passou por sua própria transformação. Tornou-se mais aberto às pessoas. O mesmo aconteceu com seus textos. Como cientista, ele se especializara em artigos que eram extremamente secos. Agora, encontrava prazer na poesia — algo que evitara anteriormente e no qual só se envolvera quando fora forçado a fazê-lo na escola. A meditação o compeliu a escrever:

> *Restless ego like a child*
>   *eating candy, running wild.*
> *I say ideas come from a higher source*
>   *but secretly wish they're mine of course.* ★

A vida contém poucos mistérios maiores que os relacionados às fontes de criatividade. Ao longo das eras, pensadores desenvolveram muitas teorias a respeito do que mantém essas fontes jorrando e o que faz com que sequem. Freud propôs uma das mais duradouras quando sugeriu que a sublimação da energia sexual fomenta o temperamento artístico e o impulso criativo. Mas negou que ele, ou a psicanálise, pudesse dar muito mais explicação além disso. "Antes do problema do artista criativo", ressaltou Freud em um estudo de Dostoiévski, "a análise deve se desarmar."

★ Ego irrequieto como uma criança/ comendo doces, incontida./ Digo que ideias vêm de uma fonte maior,/ mas, secretamente, desejo que sejam minhas, é claro. (*N. da T.*)

INSPIRAÇÃO

Apesar da durabilidade da questão, um considerável conjunto de evidências — grande parte de boatos, algumas coisas medíocres e certas partes robustas — emergiu ao longo das décadas para sugerir que o yoga pode ter uma função no despertar dessa fonte. E a kundaliní é apenas parte da história.

As evidências se acumularam apesar de a questão ser cientificamente desafiadora. Afinal, a criatividade está fundamentada na subjetividade humana, e até os melhores pesquisadores podem ter dificuldades para encontrar meios de explorar a natureza efêmera da inspiração. Por definição, é muito mais difícil fazer a pesquisa propriamente do que mensurar hormônios e tensão muscular, ondas cerebrais e pressão arterial.

Um fator de complicação é que a questão geral da criatividade do yoga tende a ser mal conhecida. Recebeu pouca atenção pública comparada a aspectos mais populares da disciplina. A discrição e a falta de badalação significam que os cientistas enfrentam sérios desafios ao tentar obter financiamento para seguir linhas de pesquisa incomuns.

Mesmo assim, o assunto é potencialmente muito importante. Artistas e pensadores criativos têm reputação de rebeldes. Mas, ao longo da história, eles estrelaram não apenas os anais da invenção, mas também as revoluções sociais que resultaram frequentemente em períodos de progresso civil. Se o yoga contribui para o avanço da arte, parece que a disciplina pode agir como uma força cultural com alguma relevância.

Este capítulo explora essa possibilidade e até que ponto a ciência, em seu estado atual de desenvolvimento, pode esclarecer o assunto.

Os potenciais vínculos entre yoga e criatividade frequentemente estão debaixo do nosso nariz e não os vemos. Por exemplo, Carl Jung utilizou os efeitos calmantes do yoga durante um dos períodos mais tumultuados e inspirados de sua vida, fazendo-o muito antes de ter dado seu aviso a respeito dos perigos da kundaliní.

O psiquiatra suíço (1875-1961) fundador da psicologia analítica recorreu à disciplina relativamente cedo em sua carreira enquanto lutava com duas crises. A primeira era pessoal. Na faixa dos 30 anos, como parte de suas pesquisas, Jung se envolveu numa furiosa batalha para abrir à força sua própria mente, de tal maneira que ele, com frequência, estremecia com alucinações e se agarrava a objetos próximos para evitar desmoronar.

Por fim, seu "confronto com o inconsciente", como ele chamava, resultou em um diário secreto encadernado em couro vermelho, que, quando publicado em 2009, foi reverenciado como a gênese do método junguiano.

A outra crise foi a Primeira Guerra Mundial. Ela foi travada além do psicanalista e do seu lar na neutra Suíça, ao estilhaçar a velha ordem europeia. Jung percebeu um vínculo enigmático entre os conflitos interno e externo. E, no interesse da ciência, usou essa relação para se forçar a ir ao que ele considerava a beira da loucura. "Frequentemente, eu ficava tão agitado", relembrou Jung, "que precisava fazer determinados exercícios de yoga para controlar minhas emoções." Ele o fazia de maneira parcimoniosa: "Eu fazia esses exercícios só até me acalmar o suficiente para retomar meu trabalho com o inconsciente."

Outro exemplo da ostensiva interação entre yoga e criatividade é centrado em Leopold Stokowski (1882-1977), um maestro renomado por sua exuberância, intuição e um estilo que desprezava a batuta tradicional por movimentos manuais. Ele é frequentemente lembrado por seu papel com a Philadelphia Orchestra no filme *Fantasia*, da Disney.

Cedo em sua carreira, Stokowski se tornou um confirmado entusiasta por saúde, lançando-se em um disciplinado regime de yoga, meditação e limites estritos sobre o que comia e bebia. Diziam que ele era capaz de relaxar completamente sempre que quisesse e, com seis horas de sono, suportar dias de trabalho que chegavam a até 18 horas. Antes de cada concerto, ele meditava para limpar a mente.

Stokowski também era um famoso conquistador. Em 1930, quando ele e Greta Garbo (1905-1990) descobriram que podiam, por assim dizer, fazer uma linda música juntos, viajaram até a Itália e, na antiga cidade de Ravello, alugaram uma *villa* com vista para o Mediterrâneo. Lá, ele ensinou yoga à atriz. Ela, por sua vez, adotou de coração a prática, estudando com professores como Devi — famoso por ser o primeiro professor de yoga das estrelas.

Garbo se tornou uma fã tão dedicada que não apenas espalhou a notícia em meio aos amigos e conhecidos, mas até bancou a professora. Gayelord Hauser, um guru da saúde da época que assessorava a atriz em questões de dieta, contou como Garbo o ensinou a fazer a Postura Invertida. Ele a achou rejuvenescedora. Mas Hauser também aprendeu que ela poderia machucar o pescoço. Por fim, ele recomendou que se evitasse a

INSPIRAÇÃO

postura em favor do relaxamento numa placa inclinada que baixava a cabeça e levantava os pés.

O mundo da música clássica forneceu outro possível exemplo de como o yoga pode fomentar o impulso criativo. Yehudi Menuhin (1916-1999) era um eminente violinista e maestro. Nascido na cidade de Nova York, ele se apresentou centenas de vezes para as tropas Aliadas durante a Segunda Guerra Mundial e, à medida que os soldados levavam a liberdade para os campos de concentração alemães, para os detentos que conseguiam sobreviver. Muitos eram pouco mais do que esqueletos. Em 1947, num corajoso ato de reconciliação, viajou a Berlim e se tornou o primeiro músico judeu a se apresentar na Alemanha depois do Holocausto.

Durante esse período, os esgotamentos devidos ao conflito e a natureza desestruturada do início de seu treinamento conspiraram para causar grandes dificuldades físicas e artísticas a Menuhin. No início da década de 1950, ele reclamava de dores, de tensão e uma profunda fadiga, da incapacidade de descansar. Sua arte sofria.

Então, em 1952, enquanto visitava a Índia, ele conheceu Iyengar. O yogi lhe ensinou como relaxar em *Shavásana*, a Postura do Cadáver. O músico caiu em um profundo sono. As lições de yoga que se seguiram deram a Menuhin sensações de profundo revigoramento, além de um melhor controle sobre seu violino. Menuhin se tornou um imenso fã. Em 1954, ele deu a Iyengar um relógio Omega com os dizeres gravados na parte de trás: "Para o meu melhor professor de violino." O músico logo estava apresentando Iyengar a plateias da Grã-Bretanha, França e Suíça. Foi Menuhin quem pôs o desconhecido yogi no palco mundial.

Em 1965, quando *A luz da ioga* foi lançado, Menuhin escreveu um prefácio de considerável graça e paixão. O astro da música clássica elogiava a prática como provedora de uma nova perspectiva "em nosso próprio corpo, nosso primeiro instrumento", ensinando a indivíduos como retirar o "máximo de ressonância e harmonia". E Menuhin, como testemunha da guerra, recomendou o yoga como caminho para a virtude.

"Qual é a alternativa?", perguntou ele. "Pessoas frustradas e deformadas que condenam a ordem das coisas, aleijados que criticam os eretos, autocratas que apoiam em esperançosas atitudes nobres o trágico espetáculo de pessoas que descontam seu próprio desequilíbrio e frustração nas outras." Por natureza, Menuhin concluiu, o yoga cultivava um respeito pela vida, pela verdade e pela paciência. Ele via suas qualidades civilizadoras como implícitas "na realização de uma respiração quieta, na tranquilidade da mente e na firmeza da vontade".

Mais recentemente, o astro do rock Sting (que toca não apenas guitarra, mas também alaúde) elogiou o yoga. Disse a um entrevistador que podia produzir um estado de calma interior no qual a música chegava até ele como se vinda de outra dimensão. "Não acho que uma pessoa componha músicas. Elas vêm através de você", disse. "O yoga é só uma rota diferente para esse mesmo processo."

O que inspira artistas como Sting e Menuhin, Stokowski e Garbo, Jung e muitas outras mentes inovadoras é impossível de se saber, assim como o é a maneira como o yoga pode ter influenciado a carreira deles. Ainda assim, vale a pena fazer a pergunta, dada a profunda ressonância da disciplina não apenas com celebrados artistas, mas também com uma variedade de praticantes modernos.

Um mercado caseiro surgiu nos anos recentes empregando o yoga como meio de inspiração. O yoga como fonte de inspiração é promovido em workshops, livros, retiros, turismo, aulas e artigos de revistas, além de instrutores e consultores. É um atestado pouco conhecido, mas cada vez mais comum, do yoga como um caminho para o talento artístico.

"O yoga não vai tornar a redação fácil", diz Jeff Davis, um professor, "porque, bem, escrever é difícil. Mas o yoga está ajudando milhares de escritores a facilitar e projetar seus próprios processos criativos, em vez de estarem à mercê de lampejos aleatórios de inspiração, humor ou picos de energia."

Linda Novick é uma pintora que chama as Berkshires de sua casa, mas gosta de viajar a Miami Beach no inverno, à Toscana na primavera e voltar às Berkshires para o verão e o outono. Ela também ensina yoga, e o usa para inspirar seus alunos de pintura. Seu yogapaint.com, anuncia suas aulas e filosofia. "Esqueça o medo e os bloqueios da criatividade", aconselha. O livro de Novick, *The Painting Path*, descreve leves exercícios de yoga e pensamentos edificantes que culminam em projetos artísticos, incluindo alguns em pastel, aquarela, batique, colagem e pintura a óleo.

INSPIRAÇÃO

Mia Olson, uma flautista, estava lecionando na Berklee College of Music, em Boston, quando se apaixonou pelo yoga. Matriculou-se num curso de treinamento de professores em Kripalu e começou a compartilhar dicas de yoga com seus colegas de Berklee. Ela logo ofereceu uma aula, Yoga dos Músicos, e recebeu um rápido pedido para abrir outra seção.

"Os alunos", recordou, "estavam ávidos por essa conexão da mente com o corpo."

O poder inspirador do yoga parece surgir — ao menos em parte — de nada mais complicado que a liberação da tensão psicológica e da tranquilização da mente. Ao longo dos séculos, muitos artistas buscaram a inspiração na tranquilidade, exibindo o que Emily Dickinson chamou de um "apetite pelo silêncio". A quietude permitia que eles vissem as coisas de maneira diferente.

Parece acima de qualquer dúvida que o yoga possa produzir esse estado. Em termos metabólicos, a tranquilização depende do esfriamento fisiológico e do tipo de reação de relaxamento que Benson documentou. Contudo, a experiência mostra que o caminho pode ser complicado.

A maioria dos professores de yoga, e muitos praticantes, sabe como uma rotina aparentemente tediosa pode explodir em súbitas demonstrações de revolta. Mel Robin, em um de seus livros, disse que não era incomum um aluno iniciante desabar em "soluços abafados e lágrimas copiosas" quando a aula estava chegando ao fim. Ele sugeriu que a redução da tensão pelo yoga pode resultar em surtos de emoção suprimida durante muito tempo.

Ao longo das décadas, vários tipos de psicoterapia popular buscaram usar a influência física como meio de liberar e neutralizar emoções tóxicas. Os métodos incluem Rolfing, massagem neorreichiana, respiração holotrópica e psicologia somática. Todos buscam desfazer a tensão corporal como meio de atravessar os bloqueios mentais.

Alguns estudos mostraram que o yoga pode destravar o inconsciente e libertar não apenas emoções enterradas há muito, mas outros sentimentos e pensamentos, imagens e lembranças. Apesar de o fenômeno geral ser bem conhecido, as implicações criativas raramente são exploradas.

Elmer Green, um psicólogo que estudou o *swami* Rama, mostrou-se uma exceção. Na Menninger Foundation, no Kansas, ele e a esposa, Alyce, analisaram as raízes do pensamento criativo em alunos universitários. Os cientistas treinaram os alunos em biofeedback, além de em métodos do *swami* Rama, incluindo respiração rítmica e relaxamento muscular progressivo do tipo feito em *Shavásana*. A parte principal do experimento se concentrou em alunos do penúltimo e do último anos da Universidade de Washburn, em Topeka, um local próximo. Os alunos faziam suas rotinas calmantes em um recinto fracamente iluminado e, em seguida, sentavam-se numa poltrona reclinável enquanto os cientistas mediam suas ondas cerebrais e gravavam em fita as respostas às perguntas. Por conta própria, os alunos também praticavam os métodos de relaxamento em dias de aula por cerca de uma hora, e voltavam ao laboratório uma vez a cada duas semanas para as sessões de gravação e entrevistas. No total, 26 alunos participaram do estudo.

Os cientistas relataram que os exercícios promoviam "um estado profundamente internalizado" que resultava em uma gama de percepções e humores benéficos.

Um aluno contou como tinha juntado material para um trabalho, mas, em seguida, ficado preocupado e tenso depois que uma gripe interrompera seus estudos e o deixara com a sensação de perda de concentração e impulso. O problema, relatou, parecia "insuperável". Então, uma sessão o deixou muito relaxado, e sua mente vagou por todo o material. De repente, "tudo simplesmente pareceu se encaixar".

Os Green propuseram que os benefícios serviam a um mecanismo universal. Se os alunos tivessem sido cientistas maduros, argumentaram, suas percepções talvez houvessem se centrado em problemas matemáticos ou químicos. Em vez disso, os alunos descobriram que o relaxamento levava a melhores relacionamentos, maior poder de concentração, mais confiança, habilidades de organização de material melhoradas e, no geral, melhoras para lidar com os desafios da vida. Artistas, concluíram os Green, não têm monopólio sobre soluções imaginativas. Os problemas da vida são "também passíveis de resolução por percepção, intuição e criatividade".

A indústria caseira utiliza métodos semelhantes. Em seu livro sobre como escrever, Davis recomenda posturas e tipos de respiração e consciência com a finalidade de aquietar o ruído cerebral e ajudar escritores a ter ideias novas. Fazer algo tão simples quanto manter os mesmos tempos

INSPIRAÇÃO

de inspiração e expiração, aconselha, pode se tornar "um rápido caminho para acalmar a tagarelice".

A ciência, na realidade, descobriu ao menos um fator bioquímico que promove a tranquilização. É o GABA, o neurotransmissor que visitamos no capítulo sobre humores. Incrivelmente, sua ação calmante tem muito em comum com um método muito mais famoso usado por artistas para desacelerar a mente para ajudar em suas explorações.

Faulkner, Hemingway, Capote e muitos outros escritores e artistas do século 20 encontraram não apenas conforto, mas também inspiração na garrafa. A embriaguez era tão disseminada que um livro, *Hemingway & Bailey's: Guia dos drinques dos grandes escritores americanos*, detalha as bebidas favoritas que a dupla literária consumia em sua busca por relaxamento e chama criativa.

O álcool é um depressor que funciona perfeitamente para desacelerar o cérebro. Mas seus efeitos colaterais são terríveis. No corpo, o álcool etílico é desmontado em toxinas que podem promover o câncer, além de danos ao fígado e ao cérebro, entre outros problemas.

O yoga é mais generoso. Contudo, sua habilidade de acalmar a mente — de produzir um "retardamento das funções mentais", como disse Behanan — compartilha uma base bioquímica comum com o álcool. Ambos realizam ao menos parte de sua manipulação do ritmo mental por meio do GABA, ou ácido gama-aminobutírico. O neurotransmissor ralenta o disparo de neurônios, tornando-os menos excitáveis e acalmando assim a mente. O álcool etílico faz o truque de maneira indireta. Sua ligação com os neurônios produz um ambiente químico que aumenta o poder do neurotransmissor inibidor.

Em contraste, a ação do yoga é direta. A equipe de Boston descobriu que praticar yoga fazia os níveis do potente neurotransmissor crescerem, quase dobrando em um dos casos. Como muitos praticantes de yoga podem afirmar, um dos resultados é uma sensação de tranquilidade física e mental, de relaxamento aumentado e ansiedade reduzida. Talvez seja também o que inspira a poesia.

Outro fator para a tranquilização da mente é centrado nas naturezas divergentes dos hemisférios do cérebro. Na vida cotidiana, o lado esquerdo domina. Ele se sobressai na lógica e na linguagem, além de no ruído da tagarelice cerebral. Mas uma emergente coleção de provas científicas sugere que o yoga pode ativar o hemisfério direito do cérebro — o que tende a reger intuição, criatividade, instintos, estética, pensamento espacial e o ato de sentir e expressar emoções. Assim, a disciplina pode agir como força inspiradora em parte por alterar o equilíbrio hemisférico na direção de um estado mental mais artístico.

Foram necessárias décadas para que os cientistas conseguissem começar a expor os segredos do caráter hemisférico e aprender como as duas metades do cérebro lidam com o mundo de formas incrivelmente diferentes. Quando os Green fizeram seus estudos nas décadas de 1960 e 1970, os detalhes eram obscuros. Mas, logo depois, o campo sofreu um rápido progresso, muito graças às investigações de Roger Sperry, um neurobiólogo da Universidade de Chicago e do California Institute of Technology. Em 1981, ele ganhou um Prêmio Nobel por seu esforço.

Sperry se concentrou em epiléticos que tinham se submetido a uma operação para aliviar os ataques. O procedimento consistia em cortar o corpo caloso — o amontoado de nervos que transmitem sinais entre os hemisférios cerebrais direito e esquerdo. Sperry e seus colegas deram tarefas especiais a esses pacientes. Os surpreendentes resultados mostraram que lados diferentes do cérebro deles tinham formas distintas de consciência. Na verdade, Sperry mostrou que cada indivíduo do planeta é dotado não apenas de um, mas de dois cérebros, cada um seguindo seu método particular de pensar, perceber, lembrar, raciocinar, desejar e sentir. Suas descobertas lançaram uma geração de neurocientistas no caminho da descoberta dos detalhes da especialização hemisférica.

Atualmente, considera-se que a diferença mais básica entre as duas metades seja a maneira como elas processam informações. O cérebro direito (que controla o lado esquerdo do corpo) faz seu trabalho de forma paralela — absorvendo simultaneamente muitos fluxos de informação vindos dos sentidos e criando uma impressão geral de cheiro e som, aparência e textura, sentimento e sensação. Por exemplo, o cérebro direito domina um modesto tipo de atividades sensoriais que o yoga busca desenvolver — a propriocepção, ou o conhecimento interno da posição dos membros. Em cima do tapete ou na vida, ela nos diz a posição de nossos braços e pernas — mesmo quando estamos de olhos fechados. A propriocepção, assim como outras funções corporais dominadas pelo cérebro

INSPIRAÇÃO

direito, funciona melhor quando retrata o quadro geral, quando fornece impressões. Ela produz o que é conhecido pela psicologia como *gestalt*, onde o todo é maior que a soma das partes. É holística.

Por sua vez, o cérebro esquerdo funciona de maneira sequencial. Ele é bom em lógica e linguagem, em matemática e ciência, em ler e escrever. O cérebro esquerdo se farta com detalhes, com o reconhecimento de padrões, com a realização de julgamentos de ordem social e com a organização das coisas na ordem de passado, presente e futuro.

Dificilmente o cérebro direito poderia ser mais diferente. Ele é atemporal e não verbal, lida com o eterno agora, com o universo da experiência sensorial e da emoção. Ele vê uma flor e se regozija com sua beleza e sua plenitude. O cérebro esquerdo vê as diferentes partes — o caule e as pétalas, os estames e pistilos. Ele prevê os passos necessários para se levar a flor para dentro de casa — a tesoura, o vaso, a água, a instalação para exibi-la. O cérebro direito vê a flor como um amante veria; o cérebro esquerdo, como um florista.

A falta de arregimentação do cérebro direito se atrapalha para definir requisitos, mas se sobressai quando o assunto é criatividade, ver coisas de novas formas, pensar fora do padrão. Explora as possibilidades do momento. Importa-se pouco com julgamentos sociais, mas se farta com espontaneidade e aventura. Ela vê o caos não como um problema, mas como uma oportunidade de percepções frescas e novos discernimentos. Ela celebra o novo.

A neurociência moderna considera que muitos aspectos da criatividade (como da maioria das tarefas complexas) exigem a contribuição de ambas as metades do cérebro e suas habilidades complementares. Um exemplo é o aprendizado de um instrumento musical. O cérebro esquerdo é bom em responsabilidades restritas, como a leitura de notas, a memorização do padrão de disposição de dedos num instrumento e a repetição de escalas por vezes sem fim. O cérebro direito acrescenta a energia. Ele introduz o tempero do improviso, de tocar de ouvido, de imbuir a trilha sonora com a cor da emoção e da interpretação pessoal.

Jill Bolte Taylor, uma cientista especializada em pesquisa do cérebro treinada em Harvard, detalhou muitas dessas descobertas em seu incrível livro *My Stroke of Insight*. De maneira teatral, ela contou como sofreu um AVC no cérebro esquerdo que transformou as abstrações da diferenciação hemisférica em um fascinante drama. Um coágulo do tamanho de uma bola de golfe destruiu seu poder de análise e linguagem, deixando-a ilhada no alegre, pacífico, intuitivo e sensorialmente farto mundo de seu cérebro direito.

"Eu me senti um gênio libertado de sua garrafa", escreveu ela. "A energia do meu espírito parecia fluir como uma grande baleia flutuando por um mar de euforia silenciosa." Pelo bem dos finais felizes e da autoria de livros, Taylor acabou por recuperar suas habilidades do hemisfério esquerdo com o tempo. Esse sucesso a levou a sentir o avassalador ímpeto de contar não apenas a respeito da surpreendente plasticidade do cérebro humano, mas também dos benefícios de aprender como dar poder ao lado direito dele.

Taylor descreveu o primeiro passo da mudança para a direita como uma disposição de viver o momento, o aqui e o agora. A mente precisa desacelerar para reduzir a fixação do cérebro esquerdo por análise e deliberação. Ela recomendou voltar a atenção à respiração, ao relaxamento, à concentração no constante fluxo de informações sensoriais e a sentir as sensações resultantes. Seu conselho lembrava a prática budista conhecida como consciência plena, e também o tipo de consciência que o yoga recomenda, especialmente em *Shavásana*. Também lembrava o tipo de relaxamento que os Green tinham pedido que os universitários fizessem.

Taylor mencionou incidentalmente o yoga como um dos meios pelos quais muitas pessoas "alteravam suas mentes". Mas ela não deu detalhes de como o yoga funciona e limitou suas considerações a observações gerais sobre o ato de prestar atenção como método de alterar o equilíbrio da dominância hemisférica.

A ciência recente sugeriu que yoga e meditação podem, de fato, estimular o funcionamento do cérebro direito. Os estudos tendem a ser pequenos e preliminares, mas, ainda assim, são intrigantes. Andrew Newberg, um doutor do University of Pennsylvania Medical Center, na Filadélfia, liderou grande parte da pesquisa. Na década de 1990, ele começou a estudar se meditadores experientes conseguiam alterar o funcionamento de seus cérebros. Em 2001, ele e seus colegas relataram que exames de varredura cerebral de oito meditadores mostraram um fluxo aumentado de sangue no tálamo direito. O par de pequenos órgãos acima do tronco encefálico e abaixo do corpo caloso envia mensagens sensoriais para o

INSPIRAÇÃO

cérebro externo e o hipotálamo — o centro de controle do sistema nervoso autônomo e termômetro metabólico do corpo.

Newberg e seus colegas apresentaram um panorama mais detalhado em 2007, utilizando-se de resultados com 12 meditadores e um grupo de controle. Também ali os cientistas encontraram atividade aumentada do tálamo direito.

Finalmente, o yoga chamou a atenção de Newberg. Ele fez um estudo preliminar que envolveu dois homens e duas mulheres com média de idade de 45 anos. Nenhum dos voluntários tivera experiências significativas com yoga ou meditação, e todos passaram por três meses de treinamento com Iyengar. Os participantes realizaram suas rotinas de yoga diariamente; inicialmente, com um professor e, no devido tempo, em casa com um DVD. A rotina durava cerca de uma hora e consistia em mais de uma dúzia de posturas, incluindo o Cachorro de Cabeça para Baixo (*Adho Mukha Svánásana*) e a Postura da Cabeça no Joelho (*Jánushírshásana*). Os alunos também faziam respiração rítmica na forma de *pránáyáma Ujjáyi*, além de relaxamento progressivo e meditação.

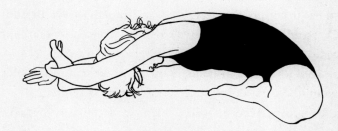

Postura da Cabeça no Joelho, *Jánushírshásana*

Os cientistas fizeram exames de varredura no cérebro dos voluntários no início e ao fim dos três meses. Em 2009, Newberg e seis colegas relataram os resultados. "Encontramos maiores ativações gerais no hemisfério direito, em vez de no esquerdo", escreveram os cientistas. As áreas de fluxo sanguíneo aumentado incluíam o lobo frontal, a sede da consciência superior, e córtex pré-frontal, a região bem desenvolvida do cérebro que diferencia humanos de outros mamíferos. Ambas as áreas são importantes para o estabelecimento e a realização de objetivos, como conseguir as precisas reorganizações de membros do yoga de Iyengar.

A MODERNA CIÊNCIA DO YOGA

Para encerrar, os pesquisadores acrescentaram que cientistas do futuro teriam de conduzir estudos mais minuciosos para aguçar sua compreensão e descobrir que partes da rotina típica de yoga mais influenciavam a mudança para o lado direito.

Ao longo das décadas, a ciência identificou outro aspecto da especialização hemisférica que parece ser fortemente relevante para a questão da criatividade e também do estilo de vida artístico — se é que isso existe. Os indícios sugerem que o hemisfério direito orquestra não apenas a emoção e o raciocínio espacial, mas também os sons guturais primitivos do sexo.

As pistas surgiram quando neurocientistas passaram dos encefalogramas para as técnicas de varredura que permitiram que eles vissem uma atividade aumentada nos profundos recônditos do cérebro. As pesquisas ligaram a excitação sexual à iluminação do hemisfério direito e, em especial, às suas áreas frontal e pré-frontal. Na busca por explicar as descobertas, cientistas propuseram que as regiões frontais do cérebro estavam produzindo imagens e pensamentos enérgicos que são básicos da excitação sexual — o brilho dos devaneios e do desejo, da memória e da fantasia. Os estudos indicaram que as regiões frontais tendiam a reter seu brilho mesmo quando os níveis de excitação sexual cresciam e (o que era consistente com a respiração rápida e outras acelerações físicas) o cérebro alterava sua ênfase geral do controle cortical para o límbico.

Apesar de a associação de sexo e talento artístico ser nova para a neurociência, ela é algo extremamente velho para o mundo em geral e antecede em muito as teorias de Freud sobre a energia sexual como um estímulo à criatividade. De fato, as descrições de artistas os mostram tão regularmente endividados com Eros que a imagem da promiscuidade chega a ser um clichê literário. A lista dos famosamente extravagantes inclui não apenas Garbo e Stokowski, mas Oscar Wilde, Modigliani, Dylan Thomas, Jack Kerouac, Goya, Picasso, Marlon Brando, Hemingway, Frida Kahlo e centenas de outros. Esses espíritos livres são vistos como acolhedores de tudo o que encontram, sejam amantes, comida ou paixões intelectuais.

A ciência abordou a questão e encontrou provas que apoiam o estereótipo devasso. Em 2006, o *Proceedings of the Royal Society of London*, um

INSPIRAÇÃO

dos periódicos mais venerados do mundo, relatou um estudo com 425 homens e mulheres britânicos. A pesquisa categorizou os níveis de criatividade entre os voluntários em quatro agrupamentos: nenhum, passatempo, sério e profissional. Os cientistas descobriram que os artistas e poetas sérios tinham, em média, o dobro de parceiros sexuais dos tipos menos criativos. Além disso, mais do que todos, os artistas profissionais tendiam a ter mais amantes.

O que tudo isso significa para o yoga não está claro. As complexidades do cérebro e do comportamento são inúmeras, assim como as dificuldades de se estabelecer causa e efeito. Mas a habilidade do yoga de promover uma alteração para a direita pareceria reforçar a ideia de que a prática pode agir como tônico sexual. No mínimo, a descoberta acrescenta as provas existentes sobre os efeitos estimulantes do yoga na sexualidade humana, como vimos no caso de hormônios e ondas cerebrais. E pode, enfim, esclarecer o comportamento humano. Por ora, a mudança para a direita sugere o que poderia se considerar uma possível pista de como a disciplina aumenta o impulso artístico.

As conexões entre sexo e criatividade se tornam mais evidentes com os kundalitas. Suas declarações de talento artístico inspirado, unidas ao novo ardor com relação ao papel da sexualidade, parecem oferecer, ao menos em tese, um intrigante complemento às ideias de Freud a respeito do papel da energia sexual. Se Freud tinha razão no que dizia respeito à criatividade e, se os yogis têm razão com relação à chama interna explodindo para se transformar num incêndio sexual, talvez a kundaliní forneça mesmo a base da expressão artística.

Um jeito de se investigar a questão é ver se paralelos criativos da experiência com a kundaliní surgiram e encontraram espaço nas deliberações da ciência. Na realidade, pesquisadores sérios estudaram classes inteiras de indivíduos cujas personalidades passaram por repentinas transformações.

Um incrível caso envolve Tony Cicoria, um ex-jogador de futebol americano universitário que se tornou cirurgião ortopédico. Numa tarde de outono de 1994, Cicoria estava numa reunião de família no norte do estado de Nova York quando saiu de uma casa no lago para telefonar para sua mãe. Ele tinha 42 anos e uma excelente saúde. O dia estava agradável. Mas Cicoria, enquanto se aproximava de um telefone público, percebeu nuvens escuras no horizonte. Enquanto falava, começou a chover. Ele ouviu trovões distantes. Cicoria tinha desligado e estava prestes a voltar para casa quando um raio foi disparado do telefone e o atingiu no rosto.

Ele caiu no chão. Certo de que estava morto, viu pessoas correndo na direção de seu corpo, viu seus filhos e teve a sensação de que eles ficariam bem, viu os pontos altos e baixos de sua vida. Ondas de alegria e de uma luz branco-azulada o atingiam enquanto ele sentia sua consciência disparar para cima. "É a sensação mais gloriosa que já tive", começou ele a pensar. E, naquele instante... *bam!* Estava de volta ao corpo.

Cicoria sobreviveu. De fato, logo se encontrou apto o suficiente para retomar o trabalho de cirurgião e seguir novamente com sua vida. Mas ele era um homem mudado — um homem profundamente mudado.

Em algumas semanas, um desejo por música clássica substituiu seu amor pelo rock. Ele adquiriu um piano e aprendeu sozinho a tocar. Sua cabeça logo se encheu de música vinda de lugar nenhum. Três meses depois do raio, Cicoria tinha pouco tempo livre para qualquer coisa que não fosse tocar e compor. Por fim, seu casamento desmoronou. Mas Cicoria prosseguiu. Em 2007, ele começou a fazer recitais. Em 2008, o Catskill Conservatory patrocinou sua estreia no Goodrich Theater, em Oneonta, Nova York, onde ele mora. A plateia, que esgotou os ingressos, era só sorrisos e aplausos. Também naquele ano, Cicoria lançou um CD de solos de piano clássico intitulado *Notes from an Accidental Pianist and Composer*. Em destaque entre os arranjos estava "The Lightning Sonata".*

Oliver Sacks, o ilustre autor e neurologista da Universidade de Colúmbia, detalha o caso de Cicoria em seu fascinante livro *Musicophilia*. Também discute outros exemplos de pessoas que vivenciaram uma súbita paixão por arte e música. Sacks cita uma coleção de indícios em desenvolvimento que imputa essas transformações a reorganizações traumáticas do cérebro, em particular, de seu sistema límbico e seus lobos temporais, lar do hipocampo e da memória de longo prazo, além do processamento auditivo.

Os surtos parecem semelhantes ao que acontece com os kundalitas. Se Cicoria experimentou um cegante clarão vindo de fora do seu corpo, os kundalitas parecem experimentar um choque parecido vindo de dentro. De fato, algumas autoridades em yoga comparam a corrente mística a um raio.

---

* *A Sonata do Raio.* (N. da T.)

INSPIRAÇÃO

Afinal, a kundaliní desperta a criatividade? Nenhum estudo científico abordou a questão. Mas a evidência das narrativas é farta.

Gopi Krishna (1903-1984), o caxemirense que inspirou Pond e seus amigos, relatou que a estabilização de sua própria chama interior coincidiu com o início de um infindável fluxo de poesia. O estudioso compôs versos não apenas em seu caxemirense nativo, mas também em urdu, punjabi, sânscrito, persa, árabe, francês, italiano, inglês e alemão. Foi um ímpeto que ele não foi capaz de extinguir.

Krishna — que frequentou a universidade durante dois anos em Lahore, mas foi reprovado no exame que lhe teria permitido continuar os estudos — alegou ter pouco ou nenhum conhecimento em vários desses idiomas. Em vez disso, disse que a poesia crescia de dentro dele, como se de uma fonte universal. Em determinados momentos, sua mente se rebelava quando a voz interna dele lhe dizia que um poema estava prestes a emergir numa língua estrangeira.

"Eu nunca tinha aprendido alemão", relembrou ele protestando num determinado momento, "nem visto um livro escrito no idioma, nem, até onde sei, ouvido a língua falada."

Carl von Weizsäcker (1912-2007), um eminente físico alemão cujo irmão foi presidente da Alemanha Ocidental, escreveu a introdução do livro de Krishna *The Biological Basis of Religion and Genius*. Ali, ele disse que achou a poesia em alemão rústica, mas inspirada, parecida com uma música folk. "É, por assim dizer, tocante", escreveu. Deu algumas de amostra, além da tradução:

Ein schöner Vogel immer singt
In meinem Herz mit leisem Ton

Um belo pássaro sempre canta
Em meu coração com uma suave voz

"O que torna possível esse fenômeno poético, e a que fim ele serve?", perguntou Von Weizsäcker. "Não sei. Respeite o incompreensível!" Vinda de outra pessoa, uma proposta como essa poderia ter soado irresponsável. Mas o físico alemão tinha descoberto coisas básicas, como a maneira como grandes estrelas como o Sol geravam sua energia.

A MODERNA CIÊNCIA DO YOGA

Incontáveis kundalitas passaram por renovações artísticas semelhantes à de Krishna. Franklin Jones, um guru da Califórnia que, na década de 1980, mudou-se para Fiji, produziu uma variada coleção de arte que ia de cartuns, passando por pinturas a nanquim, obras gigantes, até fotografias com múltipla exposição, incluindo muitos estudos do nu feminino. Seu livro de 2007, *The Spectra Suites*, exibiu alguns dos resultados. Quando ele morreu, em novembro de 2008, sua obra continha mais de 100 mil trabalhos.

Jana Dixon, uma kundalita que visitei em Boulder, argumentou que sua própria chama interna inspirara seu trabalho de artes plásticas. Seu biologyofkundalini.com, tem uma página dedicada a suas pinturas, e vi telas em diversos estágios de finalização espalhadas pelo apartamento dela. Suas imagens eram elétricas em cor e design, algumas beirando o psicodélico, outras, desavergonhadamente eróticas.

"Quando a minha kundaliní se eleva", disse-me Dixon, "é um pico de criatividade."

Foi no Canadá que encontrei os estudos mais ambiciosos da kundaliní e criatividade — o objetivo principal do Institute for Consciousness Research. Se o cultivo da chama mística representa uma realização perigosa, como avisou Jung, as investigações do grupo parecem sugerir que a kundaliní também tem um lado positivo fundamental.

Os kundalitas não pareciam nada místicos — alguns desgrenhados, outros ficando grisalhos, alguns magros e elegantes, todos, aparentemente, da classe média alta e felizes por estarem conversando um com o outro na porção rural de Ontário em um fim de semana de verão. Usavam sandálias e shorts, calças folgadas e camisas com estampa floral, tênis de corrida e vestidos de algodão. Todos tinham crachás de plástico com seus nomes. O grupo parecia dividido igualmente entre homens e mulheres. Estavam sentados de maneira atenta numa grande tenda branca preenchida com cinquenta ou sessenta cadeiras de plástico e ouviam os oradores recontarem algumas experiências muito pessoais, o apresentador parando ocasionalmente num tenso silêncio, a cabeça baixa, contendo as lágrimas. Faziam longos intervalos para jogar conversa fora e comer — comer muito. As refeições continham exuberantes pratos vegetarianos e saladas salpicadas com mirtilos. Grandes biscoitos apareciam nos intervalos para o café.

INSPIRAÇÃO

"Somos pessoas comuns", contou a mim uma organizadora, Dale Pond, durante um intervalo, a voz ligeiramente empolgada. "Fazemos festas de queijos e vinhos." De fato, toda noite, Paul e Dale Pond convidavam os kundalitas para a casa deles, a alguns quilômetros dali, para uma festa, no estilo de Ontário, com boa cerveja e petiscos.

Era o final do verão de 2009, e a ocasião era a 24ª conferência anual do Institute for Consciousness Research. O nome original do grupo capturava sua afabilidade inicial: Friends in New Directions,* ou FIND. O local da conferência era uma fazenda a cerca de duas horas ao norte de Toronto. O lugar era lindo e reservado. Grandes grupos de coníferas cercavam o velho celeiro, a casa de campo e o amplo gramado onde ficava a grande tenda. Logo depois da saída da estrada, para marcar o desvio, uma placa tinha sido posta temporariamente e apontava para uma longa estrada de cascalho. "FIND-ICR", dizia ela, dando boas-vindas a novos e velhos amigos. Apesar de os principais membros do grupo continuarem em Ontário, havia pessoas vindas de locais como Baltimore e São Francisco, Nova York e Pensilvânia. Nem todos eram kundalitas. Mas todos tinham desenvolvido um interesse pelo assunto e, mais especialmente, suas repercussões criativas.

Para aquela reunião anual, os organizadores tinham se concentrado em histórias pessoais, conforme sugerido pelo título da conferência: "Kundaliní: Mudando Vidas pelo Interior." Os palestrantes contavam como a chama mística os tinha tocado e exibiam os resultados na forma de canções e poemas, meditações e pinturas.

A pauta informal parecia igualmente importante. Uma mesa exibia livros de kundaliní que estavam à venda, incluindo quase uma dúzia escrita por Krishna. Talvez o mais importante de tudo, a atmosfera relaxada dava tempo para o estabelecimento de contatos e a comparação de anotações. Era um lugar tranquilo onde as pessoas podiam conversar sobre suas experiências, suas estratégias para lidar com as coisas, seus sonhos.

Teri Degler, uma escritora que tinha perfilado em seus livros vários dos kundalitas reunidos e que passara por seu próprio êxtase de excitação, fez uma piada sobre como a palavra "kundaliní", pronunciada de maneira

---

* Amigos em novas direções. (*N. da T.*)

parecida, podia ser transformar no tipo peculiar de loucura deles: "Kind of Loonies."★

Um homem de negócios me disse como gostava das reuniões e como achava impossível falar de sua experiência com a kundaliní no trabalho:

"O que eu diria? 'Ei, espere um segundo, gente. O vento está soprando nas minhas costas.'"

Paul Pond, um homem esbelto de 63 anos, abriu a programação e a administrou como um veterano. Brincou bastante e exibiu um estilo de humor impassível que manteve a plateia animada. Mas seu tour de introdução ao horizonte kundaliní era bem sério. Ele tocou em todas as questões principais — a natureza sexual da experiência, as alegrias, os perigos e as sutis repercussões. De pé num palanque branco debaixo da tenda inflada, falando num microfone, Pond disse que o despertar da kundaliní parece estar em alta e que essa onda podia se mostrar importante para estabilizar o vacilante planeta. "Precisamos de orientação", disse ele, "e isso vai vir de dentro."

Pond disse que pesquisadores históricos tinham mostrado que o despertar da kundaliní tendia a fomentar as chamas criativas e elogiou os oradores por concordarem em falar francamente sobre suas próprias experiências e lutas.

Sua esposa, Dale, descreveu a dela. Ela fora perfilada por Degler num livro, *Fiery Muse*. Dizia que Dale era uma mulher tímida, sem grande capacidade intelectual, quando, duas décadas atrás, ela passou pelo despertar da kundaliní, que a transformou em uma leitora séria, uma artista produtiva e uma exímia oradora.

No palanque, ela reiterou essas afirmações. "Fazia arte espontânea, poesia espontânea", contou Dale à plateia, falando de seus dias passados. "Todas as diferentes partes de mim estavam se abrindo." A chama interna, disse, alimentou um profundo senso de coesão interna e inspiração que — assim como as composições musicais de Tony Cicoria e a poesia de Gopi Krishna — parecia vir de lugar nenhum. "Eu chorava enquanto me via fazendo arte e dizia: 'De *onde* veio isso?'"

Sob a tenda, depoente após depoente abordavam temas relacionados. Neil Sinclair — presidente da CyberTran International, uma *start-up* de Richmond, Califórnia, que está buscando criar uma ferrovia para passageiros totalmente ecológica — subiu ao palanque de sandálias, meias

---

★ Meio lelés. (*N. da T.*)

INSPIRAÇÃO

brancas e uma camisa floral. Contou como a kundaliní o atingira em 1973, quando ele estava em seu primeiro ano na Universidade da Califórnia em Berkeley. O cenário foi uma festa de Halloween. Sinclair tinha se interessado por yoga e meditação durante muitos anos. Durante a festa, ele se recolheu a uma cama vazia enquanto sua mente começava a girar. Ele sentiu uma liberação na base de sua coluna, seguida por uma sensação de expansão para cima.

"Aquilo não parava", contou ele à plateia. "Uma onda surgiu, e eu perdi toda a sensação do meu corpo e me encontrei imerso numa esfera de êxtase em expansão." Ele chamou aquilo de "uma sensação orgástica" que parecia engolir o Universo.

Sinclair avisou aos não iniciados para que evitassem pensar na kundaliní como uma felicidade sem senões. "Por duas vezes, Gopi Krishna quase morreu", ressaltou. "Ele ficou à beira da insanidade. A sociedade não está lá torcendo por você. É muito desafiador."

Ele salpicou seu depoimento com leituras da poesia que tinha começado a escrever pouco depois de seu despertar. Disse que as palavras tendiam a aparecer como se caíssem em sua cabeça.

Um livro com a poesia de Sinclair tinha acabado de ser publicado, intitulado *The Spirit Flies Free: The Kundalini Poems*. Durante um intervalo, comprei um exemplar. Ele continha mais de cem poemas cujos assuntos variavam de guerra a macieiras, indo até a maneira de se tocar cravo. Vários abordavam temas da natureza. Reflexões místicas estavam espalhadas por todo o volume. Mas Sinclair mantinha as bases simples, como as linhas iniciais da coleção:

Beneath the surface of this world,
Invisible to the naked eye,
Exists an energetic framework,
The basis of both you and I.★

Ao longo dos anos, várias pistas intrigantes sobre o relacionamento entre yoga e criatividade vieram à tona. Parece que já constituem um significativo

---

★ Debaixo da superfície deste mundo,/ Invisível ao olho nu,/ Existe uma estrutura energética,/ A base para você e para mim. (*N. da T.*)

conjunto de provas. Ainda assim, as descobertas são relativamente modestas. Outros assuntos mais centrais da disciplina — saúde, condição física, segurança — receberam maior atenção.

Um forte motivo para o avanço relativamente lento é a absoluta complexidade. Por definição, a criatividade se relaciona a profundas questões de psicologia e, por fim, do que significa ser humano — áreas que a ciência sempre teve dificuldade de investigar. A ciência tende a fazer as coisas mais fáceis primeiro. É o mais prático. Esse fato da vida científica sugere a magnitude do desafio que os pesquisadores enfrentam.

Mesmo assim, a importância do assunto e a potencial riqueza dos retornos o tornam atraente. Grandes riscos podem render grandes recompensas. É o tipo de assunto que pode florescer nas próximas décadas.

O mercado caseiro pode crescer e se transformar em escolas. Talvez possa surgir a cura para a paralisia criativa. Bloqueios de criatividade podem ser extintos. Talvez muitas pessoas aprendam a, como Menuhin disse de maneira tão eloquente, extrair sua "ressonância máxima". Talvez líderes mundiais adotem o yoga como auxílio para suas deliberações, formalizando o tipo de tranquilidade reflexiva que Larry Payne apresentou em Davos.

Talvez o yoga voe alto.

Epílogo

Adiante o relógio um ou dois séculos. Como está o yoga? Para mim, parece que, com base nas tendências atuais, dois cenários muito diferentes são possíveis. Ambos giram em torno da ciência, também conhecida como a busca da verdade sistematizada.

Em um dos cenários, a névoa ficou mais espessa com os grupos e corporações concorrentes lutando por uma fatia de mercado em meio aos incautos. As grandes redes oferecem estilos próprios, enquanto grupos espirituais oferecem os deles, com peritos de vários campos entrando em conflito a respeito de diferentes alegações. Diz-se que a imortalidade está no horizonte. As contestações lembram as antigas discórdias religiosas. Mas o sectarismo disparou. Enquanto no final do século 20 o yoga começou a se dividir em várias marcas — todas alegando virtudes únicas e frequentemente contraditórias —, há centenas agora. No entanto, mesmo com toda a atividade, o yoga pouco contribui para o cuidado mundial com a saúde, pois a maioria das alegações não é provada no tribunal da ciência médica. O grande público vê o yoga como uma espécie de culto que as corporações buscam explorar.

No outro cenário, o yoga se tornou amplamente difundido e desempenha um papel importante na sociedade. Um abrangente programa de estudo científico no início do século 21 criou um forte consenso a respeito de onde o yoga fracassa e onde obtém sucesso. Faculdades de ciência do yoga já são abundantes. Médicos de yoga são membros aceitos do sistema, suas terapias naturais, frequentemente consideradas mais leves e mais confiáveis do que comprimidos. Aulas de yoga são dadas por instrutores credenciados cujo treinamento é tão rigoroso quanto o de fisioterapeutas. Retiros de yoga fomentam a arte e a inovação, a resolução de conflitos e complexas negociações. Enquanto isso, a Associação Internacional de Centenários do Yoga faz lobby por um extenso programa de pesquisa sobre novos meios de se melhorar a qualidade de vida dos extremamente idosos. Seu presidente, Sting, embarcou recentemente numa turnê mundial para conseguir apoio político para a iniciativa.

Em suma, vejo que a prática chegou a um ponto crucial. Ela alcançou não apenas uma massa crítica de praticantes, mas também um estágio crítico de desenvolvimento.

O yoga pode crescer ou continuar sendo um bebê — um perigoso bebê com uma quedinha por armas de fogo. Tradicionalistas podem achar isso repulsivo. Mas crescer, nesse caso, significa que o yoga precisa se alinhar mais intimamente com a ciência, acelerando o processo iniciado por Gune, Iyengar e os outros pioneiros. A imagem atemporal é uma miragem. O yoga mudou muitas vezes ao longo dos séculos e precisa mudar novamente.

Há muita coisa em jogo, e não apenas para os milhões de praticantes que esperam uma experiência segura. De fato, a enorme questão é ajudar a disciplina a pôr seu potencial em prática.

Vislumbrei o futuro naquela noite de sexta-feira em Kripalu, quando Amy Weintraub disse: "Ele salvou mesmo a minha vida." O testemunho dela ainda ecoa nos meus ouvidos, e me dá esperança por melhores formas de combater as angústias.

Na Antiguidade, os gênios da Índia forjaram um tipo radicalmente novo de relacionamento entre humanos e seus corpos. Agora, estamos à beira de aprender a aplicar as tais descobertas de maneiras incrivelmente inovadoras, de dar ao mundo novas dádivas de cura e renovação emocional, saúde e vitalidade, energia pessoal e inspiração criativa. Pense em Loren Fishman levantando seu braço curado. Pense em Amy Weintraub fazendo a Respiração da Felicidade. Médicos falam de avanços em medicina personalizada e farmacogenética — do uso das informações do mapa genético de uma pessoa com o intuito de criar medicamentos para sua necessidade particular. Mas o yoga já pode fazer isso. Pode transformar nossos corpos em plantas medicinais personalizadas que produzem hormônios feitos sob medida e impulsos nervosos que curam, saram, melhoram o humor, baixam o colesterol, induzem o sono e produzem um milhão de outros benefícios. Mais ainda, o yoga pode fazer isso com um custo extremamente baixo e pouco ou nenhum risco de efeitos colaterais. Ele tem o potencial para inaugurar uma genuína nova era, não apenas uma que só existe na nossa imaginação.

EPÍLOGO

A ciência ocidental tende a visualizar o corpo como algo fixo com componentes e funções imutáveis. Mas o yoga parte de uma premissa diferente. Ele vê um bolo de argila. Nessa visão, o corpo está esperando a aplicação de mãos habilidosas.

Uma convicção de alguns hindus e yogis espiritualizados é a de que vivemos na Kali-Yuga (Era de Kali) — um momento sombrio no qual as pessoas estão distantes de Deus e a civilização entrou em declínio. Eles veneram o passado. Com todo o devido respeito, vejo os melhores momentos do yoga ainda por vir. Podemos transformar a disciplina que está prestes a alçar voo em um melhor torno modelador de argila.

Se o yoga jogasse para ganhar, se atingisse um novo tipo de maturidade, poderia se tornar uma força na abordagem da crise global de saúde, que, nos Estados Unidos, já consome mais de 2 *trilhões* de dólares por ano. Ele pode se tornar a base de um novo e barato mundo de serviços de saúde e prevenção de doenças, de cura e bem-estar disciplinado. Pode ser o trunfo que muda o jogo. Michelle Obama está se esforçando para conseguir esses tipos de benefícios para os jovens.

Mas, para ter esperança de exercer maior influência na organização dos serviços de saúde globais, o yoga deve se alinhar intimamente à ciência — com testes clínicos e credenciamento profissional, com autoridades governamentais e suas avaliações detalhadas, provavelmente até com companhias seguradoras e sua temida burocracia. O yoga pode se tornar uma grande força. Ou pode ficar à margem, uma busca secundária, perdida em mitos, olhando para o passado, propensa à adoração de gurus, se fragmentando em ainda mais linhagens, cada vez mais isolada enquanto o mundo segue em frente.

Realizar até mesmo uma pequena fração do potencial do yoga vai exigir trabalho — trabalho duro.

Precisamos obter avanços em duas linhas complementares de pesquisa que, como este livro demonstra, coexistem desde o início da investigação científica da prática. Precisamos entender melhor não só o que o yoga pode fazer, mas principalmente o que o yoga pode ser. Esta última questão vai para o "melhor yoga" de Robin.

Chamemos a disciplina postural que os yogis começaram a praticar nos tempos medievais de Yoga 1.0. A variedade moderna que se formou no início do século 20 sob a influência da ciência pode ser chamada de Yoga 2.0.

Agora, o Yoga 2.5 ou até 3.0 parece estar sendo preparado, a julgar pelo advento de muitos estilos vigorosos e os amplos esforços de profissionais de yoga para tornar sua disciplina mais segura. No futuro, o Yoga 4.0 ainda pode emergir, bem diferente de qualquer coisa que possamos imaginar atualmente.

Um primeiro passo do desenvolvimento mais amplo do yoga é centrado na abordagem da ameaça que os praticantes enfrentam hoje em dia — a falta de informações confiáveis a respeito dos prós e contras da disciplina. Cada vez mais, parece que a algazarra dos estilos concorrentes, o crescimento de novos empreendimentos comerciais e a natureza inacabada do Yoga 3.0 só estão aumentando a confusão. Eu me esforcei ao máximo para esclarecer a situação com este livro. Mas ainda há um longo caminho a percorrer — e muito mais pode ser feito — para ajudar a tornar informações confiáveis mais amplamente disponíveis.

Um problema é a natureza difusa da ciência existente. Ela parece bastante singular por ter sido trabalhada em tantos lugares ao longo de um período de tempo tão longo. Nas minhas viagens, fiquei impressionado com a quantidade de livros e artigos reunidos por especialistas. Os Pond no Canadá, Sat Bir Khalsa em Boston, Mel Robin na Pensilvânia, o ashram de Gune ao sul de Mumbai e o PubMed em Bethesda reuniram muitas e relevantes informações sobre a ciência do yoga. Mas todos eles parecem ter peças diferentes do quebra-cabeça. E suspeito de que haja muitas mais por aí, esperando para serem descobertas, examinadas e moldadas num conjunto de conhecimento abrangente.

Se eu pudesse estalar os dedos e fazer isso acontecer, estabeleceria uma Sociedade de Educação de Yoga que assumisse o trabalho de reunir todas as informações e torná-las disponíveis ao público. A SEY (YES em inglês) poderia se tornar não apenas um repositório central, mas também uma voz imparcial que resumisse as informações, dando a praticantes um bom lugar ao qual recorrer para avaliações confiáveis. A SEY também poderia agir como uma força para contra-atacar as crescentes ondas da tendência comercial e ajudar a aumentar a visibilidade dos benefícios do yoga que parecem receber relativamente pouca atenção, como a promessa da disciplina de ser um antidepressivo, uma terapia sexual e um estímulo à criatividade.

Se fui duro demais com a comercialização do yoga, foi porque a tendência levanta questões fundamentais que raramente são abordadas.

EPÍLOGO

Atualmente, como sempre, o yoga não tem mecanismo social para filtrar as inúmeras alegações de afirmação da verdade, e o turbilhão comercial com suas metas dinâmicas e pauta competitiva parece tornar esse ponto fraco ainda mais gritante. Imagine se os laboratórios não tivessem nenhuma agência reguladora como a Food and Drug Administration (FDA) olhando por cima de seus ombros. O mercado de doenças falsas e curas fictícias — que já é uma vergonha multibilionária, apesar de todo o escrutínio burocrático — seria muito pior.

O yoga parece estar caminhando na direção de um tipo de comportamento predatório à medida que cresce e se transforma numa agitada indústria. É claro, empreendimentos comerciais também podem realizar maravilhosos atos de serviço público. Veja só o famoso evento aberto ao público com todos os yogis no Central Park. Mas o que eles fazem de melhor é promover seus próprios interesses, além do bem-estar.

Para mim, a grande esperança de melhoria está centrada em expansões de pesquisa científica e no surgimento dos tipos de indivíduos atenciosos perfilados neste livro. Eles estão ocupados combinando yoga e ciência, deixando para trás a ambivalência de décadas recentes e olhando para a frente. O grupo representa uma vanguarda de pensadores inovadores com diplomas sérios, interesses sérios e — talvez o mais importante — a credibilidade séria e necessária para elevar a posição da disciplina. Eles estão mudando tanto o que é o yoga quanto a nossa compreensão do que ele pode fazer.

As décadas entre a fundação do ashram de Gune e a publicação de *A luz da ioga* testemunharam uma mudança radical em perspectiva. O yoga, em vez de recorrer a gurus e à Antiguidade como forma de orientação, recorreu à ciência. Mas esse vínculo enfraqueceu ao longo dos anos. Como resultado disso, as atitudes primitivas do yoga se reafirmaram com frequência.

Atualmente, parece que o relacionamento entre ciência e yoga está pronto para se revitalizar. Tenho esperança não apenas pela nova geração de yogis científicos, mas também pelas declarações de autoridades respeitadas, como o Dalai-Lama, o líder espiritual tibetano. Em seu livro *O universo em um átomo*, ele escreve que "a espiritualidade deve ser temperada pelas percepções e descobertas da ciência". Incrivelmente, ele até afirma que, se a ciência descobrir que alguns princípios do budismo são falsos, "devemos aceitar as descobertas da ciência e abandonar essas afirmações".

A MODERNA CIÊNCIA DO YOGA

Outro sinal encorajador é o fato de autoridades governamentais dos Estados Unidos e de outros países terem começado a financiar a ciência do yoga, em geral, como meio de avaliar o potencial da disciplina para prevenção e tratamento de doenças. A meta é documentar os verdadeiros benefícios. Em Bethesda, Maryland, o National Institutes of Health (NIH), está gastando dinheiro e elevando os padrões. Começou a financiar a pesquisa do yoga em 1998 e já arcou com dúzias de estudos, incluindo investigações da capacidade do yoga de tratar artrite, insônia, diabetes, depressão, fadiga e dor crônica. Muitos desses estudos surgiram desde que comecei minha investigação em 2006, sugerindo que o ritmo da pesquisa científica está acelerando. A tendência é de alto nível, ajudando a aumentar a credibilidade social do yoga.

Tais investimentos públicos estão começando a dar retorno em termos de tratamentos e ideias, conforme sugerido por alguns dos relatórios mais interessantes deste livro. O NIH financiou o estudo da hipertensão na Pensilvânia, o estudo cardiovascular na Virgínia, o estudo dos telômeros na Califórnia, o estudo da aeróbica em Nova York, o estudo de neurotransmissores em Boston, o estudo do cérebro direito na Filadélfia e o estudo dos músicos em Massachusetts, entre outros projetos. Pesquisas como essas estão revelando os verdadeiros caminhos para um futuro melhor.

Em 2011, o NIH iniciou um novo ciclo de trabalhos científicos, apesar dos orçamentos cada vez mais apertados. Incluiu yoga para sobreviventes de câncer, para adultos que sofrem de depressão persistente e para idosas com risco de doenças cardiovasculares.

Opositores da pesquisa federal adoram rebaixar as pesquisas de yoga como extravagantes desperdícios de dinheiro do contribuinte. Em 2005, o *Human Events*, um periódico conservador, ridicularizou os estudos de yoga ao considerá-los sintomáticos da "síndrome da burocracia inchada". É provável que esse tipo de crítica cresça nos próximos anos enquanto batalhas políticas sobre como reduzir o déficit no orçamento federal esquentam em Washington.

Por conseguinte, é improvável que, sem uma defesa organizada, o financiamento público da pesquisa sobre yoga veja algum aumento significativo em breve. Onde quer que você more — nos Estados Unidos ou em

EPÍLOGO

qualquer outro lugar —, parece uma boa hora para escrever aos deputados ou tomar outras medidas com o fim de chamar a atenção dos gestores públicos sobre os méritos das pesquisas sobre o yoga. Em 2011, a quantia de dinheiro que o NIH gastou em pesquisa de yoga somou cerca de 7 milhões de dólares. É pequena demais para ser chamada até de uma gota no balde de Washington. É quase invisível. Um investimento muito maior parece algo sábio, dado que as capacidades de prevenção de doença demonstradas pelo yoga podem resultar em economias de bilhões de dólares em custos de serviços de saúde tradicionais. O dispêndio é altamente recompensado, como gostam de dizer os atuários.

Como sociedade, estamos aprendendo que uma terceira idade estendida pode significar dor e debilitação estendidas, com órgãos desgastados e demências incapacitantes que transformam os anos do crepúsculo em tragédias. O yoga parece oferecer a promessa de aumentar não apenas nossas expectativas de vida, mas também nossas expectativas de saúde. Ele pode fazer parte da resposta para melhorar não apenas a quantidade de vida, mas sua qualidade, para nos ajudar a permanecer saudáveis durante um período mais longo de tempo, tornar nossos últimos anos mais vitais e produtivos. Essa promessa parece um maravilhoso assunto para um programa de pesquisa sério.

O que está em jogo vai muito além das questões práticas. Uma das fronteiras mais interessantes tem pouco ou nada a ver com a utilidade e tudo a ver com a simples compreensão.

E se Paul tivesse sido capaz de realizar alguns exames de varredura cerebral e outras medições enquanto o yogi do Punjab estava sentado em seu transe semelhante à morte? Que nova ciência poderia ter emergido? A felicidade inanimada é um direito humano? O transe eufórico é seguro? Ele pode sair do controle e virar loucura? Ele torna você uma pessoa melhor? Pode melhorar a forma como tratamos um ao outro?

A ficção científica, com suas representações de longos voos espaciais que exibem freezers que parecem caixões e astronautas congelados, pode estar ultrapassada. Talvez a hibernação humana — como Paul a descreveu há mais de um século e meio — seja o caminho certo a seguir. Talvez futuros astronautas realizem o Lótus Completo ao viajar entre as estrelas.

Ainda não chegamos a abordar cientificamente — muito menos a desvendar — essas questões. No mínimo, uma compreensão mais profunda do yoga tem implicações humanitárias que vão de terapias práticas para pessoas presas nas espirais da kundaliní até percepções psicanalíticas de um tipo que Jung teria adorado.

As evidências sugerem que a habilidade consideravelmente profunda do yoga de reduzir o metabolismo humano pode funcionar como um fósforo para acender a chama sexual. Com frequência, o estado resultante é ardente, e o yogi, animado (se não estiver meditando ou imobilizado no tipo de catalepsia do yogi do Punjab). Como foi dito no capítulo 6, chamo essa inversão de o paradoxo do yoga. Até onde sei, ela não recebeu nenhuma atenção explícita de profissionais de yoga, nem do mundo da biomedicina. A equipe de Corby em Stanford viu lampejos da transformação. O sintoma principal é uma mudança radical da homeostase — o equilíbrio metabólico do corpo — de fria para quente. Uma das minhas esperanças para este livro é a de que ele incentive a comunidade científica a estudar atentamente esse e outros aspectos da hipersexualidade do yoga.

A ciência do yoga apenas começou. No meu julgamento, o assunto tem tamanha profundidade e ressonância que a viagem de descoberta continuará durante séculos, talvez milênios. O que começou com Paul e estudos da fisiologia respiratória se espalhará para investigações ainda mais centrais à vida e à vivência, a questões de percepção e êxtase, do ser e da consciência. Por fim, a compreensão social que se segue à descoberta científica abordará questões de evolução humana e do que decidimos nos tornar como espécie.

Ainda assim, como mencionei no prólogo, é importante lembrar que a ciência não tem monopólio sobre a verdade.

Como jornalista especializado em temas científicos, dediquei minha carreira a escrever sobre ciência e tentar iluminar descobertas e métodos. A ciência é incrivelmente dura na prática, apesar da imagem moderada e glamorosa. Por natureza, ela busca limitar o papel da fé, presumir o mínimo possível e pôr contundentemente em dúvida as informações que reúne e as relutantes descobertas que faz. Um sinônimo para "ciência" é "ceticismo organizado". O processo pode ser intelectualmente brutal. O lado construtivo é que a ciência, feita de maneira correta, também funciona para suspender o julgamento, para coletar, testar e verificar antes de chegar a conclusões firmes. Em tese, ela consegue enxergar sem parcialidade. Isso a torna uma coisa rara no mundo das instituições humanas.

EPÍLOGO

Mas a ciência — mesmo em seu auge, mesmo com seus incríveis poderes de discernimento e descoberta — continua sendo extraordinariamente rudimentar. Ignora muito da realidade para se concentrar nos aspectos da natureza que ela pode quantificar e compreender. O que é deixado de lado pode ser considerável — as maravilhas da Capela Sistina, entre outras façanhas. Por vezes, a ciência, apesar de todos os seus triunfos ao longo dos últimos quatro séculos, não vê o óbvio. Fica cega com a individualidade de um floco de neve e com as convulsões do mercado de ações, sem falar na ética. Nenhuma equação vai superar Shakespeare.

Meu livro *The Oracle* teve seu último capítulo dedicado a esboçar as limitações do conhecimento científico. Os argumentos são de natureza filosófica, mas se resumem à grande dificuldade que a ciência enfrenta ao tentar fornecer uma visão de mundo abrangente.

O que sei com certeza é que a ciência não tem como abordar, muito menos responder, muitas das perguntas mais interessantes da vida. É apenas um dedo da mão, como disse uma vez um sábio. Tenho apreço pelo método científico, por suas percepções e descobertas, sem contar a riqueza de confortos e avanços sociais que ele nos deu. Mas questiono o valor do cientificismo — a crença de que a ciência tem autoridade sobre todas as outras interpretações da vida, incluindo a filosófica e a espiritual, a moral e a humanística.

Então, ao passo que a ciência do yoga pode ser comprovadamente verdadeira — ao passo que suas descobertas podem ser reveladoras e mostrar que conceitos populares são falsos ou enganosos —, o campo, por natureza, fracassa fragorosamente na produção de uma história completa. Sem dúvida, muitas das verdades do yoga vão além das verdades da ciência.

O yoga pode enxergar mais longe, e seus praticantes avançados, até onde sei, podem se fartar em campos de consciência e espiritualidade dos quais a ciência nada sabe. Ou talvez seja tudo uma baboseira delirante. Não faço ideia.

Mas, ainda que a visão sobrenatural tenha seu mérito, este livro e os longos estudos da comunidade científica mostram o preponderante. A felicidade transcendental começa com o disparo de neurônios e neurotransmissores, com surtos de hormônios e ondas cerebrais.

É a moderna ciência do yoga.

Agradecimentos

Meus agradecimentos são, acima de tudo, para os cientistas e outros especialistas que tornaram este livro possível. A gentileza e paciência deles — em alguns casos, ao longo de muitos anos — ajudaram a iluminar um tema tão obscuro e complicado que por vezes me desesperei para compreender. Embora hoje eu questione muito a cultura do yoga moderno, espero que qualquer pessoa que se sinta incomodada com meu ceticismo veja meu relato como completo e justo. Como sempre, em se tratando de autoria, somente eu sou responsável por quaisquer erros ou omissões significativas.

Inicialmente, vi este livro como um encantamento de nove meses em que eu colheria o fruto que estava pendurado baixo e seguiria alegremente meu caminho. Cinco anos depois, acumulei um grande número de dívidas.

Por conselhos e incentivos iniciais, agradeço profundamente a Joseph S. Alter, Charlotte Bacon e Brad Choyt, R. Barker Bausell, Carolyn Marks Blackwood e Greg Quinn, Ingrid e Walter Blanco, William C. Bushell, John Eastman, Jack England, Owen Gingerich, Ann Godoff, Daniel Goleman, John Horgan, Alan Lightman, Gary Rosen e Patricia L. Rosenfield.

Em Kolkata, devo muito a Ashim Mukerji, da Biblioteca Nacional, a P. Thankappan Nair, o jornalista mencionado no capítulo 1, a Binoy Roy, o ex-bibliotecário da Universidade de Calcutá, e aos prestativos funcionários da Sociedade Asiática e da Academia de Literatura de Bengala.

Em Mumbai, enfrentei enchentes na monção e táxis paralisados para rir muito com Madan Kataria e seus bons amigos.

Em Lonavla, agradeço especialmente a Subodh Tiwari e Swati Deshpande, do Instituto de Yoga Kaivalyadhama (ashram de Gune), e a Manmath M. Gharote, do Instituto de Yoga de Lonavla, e seus colegas. Em Bangalore, H.R. Nagendra apareceu para me salvar. Em Washington, na embaixada indiana, Nikhilesh M. Dhirar e seus colegas trabalharam duro para encontrar um fato que não estava acessível.

Ao longo dos anos, Priscilla Walker generosamente emprestou seus arquivos e ofereceu seu conhecimento para desembaraçar a história de Yogananda e Basu Kumar Bagchi. Também Katharine Webster me ajudou com *swami* Rama. Randi Hutter Epstein elucidou a história americana do yoga.

Pela assistência para aprender alguma coisa de Tantra e kundaliní contemporâneos, muitíssimo obrigado a Bob Boyd, Michael Bradford, Joan Bridges, Jennifer Clark, Jana Dixon, Judy Harper, David Lukoff, Stuart Sovatsky e Lisa Paul Streitfield. Tenho muita gratidão também a Ilse Mohn por um insight

AGRADECIMENTOS

comercial e a Mary Roach por informações gerais sobre a relação entre o sexo e o yoga moderno.

Gene Kieffer emprestou seus recursos consideráveis para me ajudar a compreender melhor a kundaliní, em geral, e Gopi Krishna, em particular.

Walter Blanco e James Anderson ajudaram a inspirar o capítulo Inspiração com sua intensa discussão sobre Sonny Rollins.

Por atos de gentileza e ajuda, agradeço a Angela Babb, da Academia Americana de Neurologia, a Lynn Butler, Laura Tatum, Nancy Lyon e Angelyn Singer, da Universidade de Yale, Dennis Campbell e Patricia Gallagher, da Academia de Medicina de Nova York, Linda Cuthbertson e Pamela Forde, do Royal College of Physicians, Daniel DeBehnke e Terry Modrak, do Medical College de Wisconsin, Janet Faubert e Myrna Filman, do Institute for Consciousness Research, a Daisy Franco, da Associação Médica Americana, a Emil Frantík, do Instituto Nacional de Saúde Públicaem Praga, a Sharon Gardner, da Universidade de Michigan, a Diane Gray-Reed, da Biblioteca de Pesquisas do Pacifica Graduate Institute, a Mary Guillemette, dos *Archives of Physical Medicine and Rehabilitation*, a Stephanie Hawthorn, da British Medical Association, a Derek Johnson, do Berkshire Medical Center, a Cindy Kuzma, do *Journal of the American Medical Association*, a Robert Love, da Escola de Jornalismo da Universidade de Colúmbia, a John McKenzie, da Sumner McKenzie, a Renate Myles, do National Institutes of Health, a Natalya Podgorny, do Himalayan Institute, a Melanie Walker, da Universidade de Washington, e a Susan Weill, da revista *Time*.

Tranquilidade no centro da tempestade? Sim, graças a Ellen Patrick, do Yoga Sanctuary em Mamaroneck, Nova York, a Athina Pride, do Infinite Yoga Center em Larchmont, Nova York, e a Jessica Thompson, do Yoga Loft em Bethlehem, Pensilvânia. Franklin Shire foi também uma brisa fresca como instrutor de yoga.

Bons amigos praticaram a disciplina do forte incentivo e da boa torcida. Obrigado a Jane Elkoff e Peter Gregersen, Rima Grad e Neil Selinger, Abby Gruen e Bob Graubard, Marnie Inskip e Dan O'Neill, Sophie e Tom Kent, Martha Upton e Peter Davis, Catherine e Stuart Wachs e Sarit e Harry Wall.

Amigos da Biblioteca Pública de Larchmont — ícones de gentileza e da discrição — suportaram anos de atormentações. Muitas vezes obrigado a Frank Connelly, Paul Doherty, Nancy Donovan, Liam Hegarty e June Hesler, bem como a muitas mãos não vistas do Wetchester Library System.

Colegas do *New York Times* ofereceram conselhos, apoio e uma ajuda considerável para reunir artigos e outros materiais. Obrigado a Lawrence K. Altman, Pam Belluck, Toby Bilanow, Benedict Carey, Laura Chang, David Corcoran, Henry Fountain, Denise Grady, Erica Goode, James Gorman, Leslie Kaufman, Soo-Jeong Kang, Gina Kolata, Mireya Navarro, Tara Parker-Pope, David Sanger, Elaine Sciolino, Barbara Strauch e Nicholas Wade. Obrigado também, Gina, por *Ultimate Fitness*.

Muitos especialistas, colegas e membros da família dedicaram seu tempo a comentar todo o manuscrito ou parte dele, e ajudaram a aprimorá-lo de maneiras incontáveis. Muitas vezes obrigado a Chris Arrington, Brenda Berger, Carole Anne Broad, Charles A. Broad Jr., Mary Broad, Christina Bryza, Bobby e Lindsey Clennell, Jane Elkoff, Daniel Goleman, Randi Hutter Epstein, Jane Keogh Kelly, Sharon Maier, Jarl Mohn, Luis Parada, Franklin Shire, Mark Singleton, Stuart Wachs e Nicholas Wade. Obrigado especialmente a Jarl e Nicholas por sua atenção e sugestões.

Minha ilustradora, Bobby Clennell, ensina yoga em Nova York, estudou com Iyengar na Índia e é autora de dois livros de yoga — *The Woman's Yoga Book* e *Watch Me Do Yoga*, para crianças. Ela e sua modelo, Lisa Rotell, fizeram a mágica de transformar abstrações em esclarecedoras imagens instrutivas e elegantes.

Meu agente, Peter Matson, ofereceu incentivo, bons conselhos e um infalível bom humor durante os altos e baixos do livro. Devo muito a você, Peter. Obrigado.

Não tenho palavras para minha gratidão a Alice Mayhew, minha editora na Simon & Schuster. Suas sugestões e seu entusiasmo permanente deram à luz este livro. Fizemos outros projetos juntos, mas este exigiu uma habilidade e sensibilidade incomuns. Obrigado, Alice — e obrigado a seus muitos colegas talentosos na Simon & Schuster, mais especialmente a Roger Labrie. Obrigado também ao publisher Jonathan Karp, a Irene Kheradi, Nancy Inglis, Renata Di Biase, Julia Prosser e Rachel Bergmann. Não há como expressar a profundidade de minha gratidão.

Ao longo de décadas, aprendi a contar com Tanya Mohn, minha esposa, e meus três filhos, Max, Isabelle e Juliana, pelo incessante apoio, tolerância e amor neste processo louco de escrever um livro. Obrigado, gente. Vocês são meu *prána*. E obrigado especialmente a você, Tanya. Você é não apenas minha energia vital, mas minha especialista em ética e meu guru — entre outros papéis. Seu aconselhamento e sua sabedoria tipicamente se tornam as melhores partes de mim. Namastê.

Por fim, gostaria de homenagear a memória de Nancy, uma irmã muito amada, perdida para o câncer. Há mais de quarenta anos ela teve um papel importante em fazer com que eu me interessasse pelo yoga e buscá-lo como uma disciplina da vida. Por isso, Nancy, você sempre terá um lugar especial em meu coração.

William J. Broad
Larchmont, Nova York
1º de novembro de 2011